• 古代经典名方丛书

# 半夏白术天麻汤

主编　王育勤　王云亭　刘树权

中国中医药出版社
·北 京·

**图书在版编目（CIP）数据**

半夏白术天麻汤/王育勤，王云亭，刘树权主编．—北京：中国中医药出版社，2020.4

（古代经典名方丛书）

ISBN 978 – 7 – 5132 – 6137 – 1

Ⅰ.①半…　Ⅱ.①王…②王…③刘…　Ⅲ.①中草药 – 汤剂 – 验方　Ⅳ.①R289.5

中国版本图书馆 CIP 数据核字（2020）第 028217 号

**中国中医药出版社出版**

北京经济技术开发区科创十三街 31 号院二区 8 号楼
邮政编码　100176
传真　010 – 64405750
山东百润本色印刷有限公司印刷
各地新华书店经销

开本 880×1230　1/32　印张 12.25　字数 270 千字
2020 年 4 月第 1 版　2020 年 4 月第 1 次印刷
书号　ISBN 978 – 7 – 5132 – 6137 – 1

定价　49.00 元
网址　www.cptcm.com

社 长 热 线　010 – 64405720
购 书 热 线　010 – 89535836
维 权 打 假　010 – 64405753

微信服务号　zgzyycbs
微商城网址　https://kdt.im/LIdUGr
官 方 微 博　http://e.weibo.com/cptcm
天猫旗舰店网址　https://zgzyycbs.tmall.com

如有印装质量问题请与本社出版部联系（010 – 64405510）

# 古代经典名方丛书
## 编委会

顾　　问　孙光荣　李佃贵　孟　如　祝之友　王凤岐
　　　　　吴大真　刘景源

总 主 编　唐祖宣

执行总编　杨建宇

编　　委（以姓氏笔画排序）

王　鹏　冯　利　朱庆文　邬晓东　刘　刚

刘华宝　刘冠军　刘海燕　许　滔　农泽宁

李彦知　李海霞　杨　燕　杨志旭　吴智兵

何本鸿　沈卫东　宋红旗　张　炜　张华东

张勤修　罗宏伟　郑佳新　柳红芳　钟丹珠

姜丽娟　姚卫海　徐国良　徐学功　高　武

高　泉　海　霞　涂华新　崔松涛　逯　俭

翟兴红　熊　露　冀文鹏　魏丹霞　魏素丽

学术秘书（以姓氏笔画排序）

王　晨　王丽娟　王朝阳　李　丽

主编单位　中国中医药研究促进会唐祖宣医学工作委员会
　　　　　中国中医药研究促进会仲景医学研究分会
　　　　　中国中医药研究促进会仲景星火工程分会
　　　　　中国中医药信息学会人才信息分会

中华中医药中和医派杨建宇京畿豫医工作室

中关村炎黄中医药科技创新联盟

世界中医药协会国际中和医派研究总会

北京中联国康医学研究院

古代经典名方丛书
《半夏白术天麻汤》编委会

**总主编** 杨建宇

**主　编** 王育勤（河南省中医院）

王云亭（内蒙古自治区赤峰市松山区中蒙医院）

刘树权（辽宁省沈阳市第二中医医院）

**副主编** 王艳菊（辽宁省血栓病中西医结合医疗中心）

王　懿（辽宁省沈阳市第二中医医院）

杨雨民（内蒙古自治区中医医院）

刘元喜（湖南省桃江县人民医院）

车　戡（辽宁中医药大学附属医院）

周　伟（重庆市沙坪坝区曹均芳中医诊所）

**编　委**　（按姓氏笔画排序）

卢　通（义乌市第二人民医院）

杨洪英（山东省济南市历城区七里堡社区）

杨洪志（北京市宣武中医医院）

张佰东（长春市张佰东中西医结合医馆）

陈文滨（惠州市第一人民医院）

陈忠秋（平阴县中医医院）

赵　玉（湖北省襄阳市中医医院）

梁　丽（吉林省四平市肾病医院）

## 论文作者

| | | | | |
|---|---|---|---|---|
| 黄景泉 | 廖思维 | 周红伟 | 屈 杰 | 张丽艳 |
| 孙宜孔 | 孙凌志 | 刘 宾 | 荆功军 | 肖清清 |
| 孔红霞 | 海 英 | 杜立建 | 芦 玥 | 李丰雨 |
| 文 魁 | 杜立建 | 芦 玥 | 卢延荣 | 宋远瑛 |
| 李晓芳 | 林韵忠 | 陈利群 | 成建国 | 母相聪 |
| 李晓芳 | 李耀辉 | 吕慧玲 | 曹卓青 | 苏 明 |
| 陈 彦 | 李小方 | 陈国中 | 袁菊花 | 张广金 |
| 董明会 | 胡志强 | 赵玉刚 | 叶剑鹏 | 王辛坤 |
| 张海瑞 | 卢延荣 | 井柳柳 | 张晓艳 | 张亚琴 |
| 周桂荣 | 朱文峰 | 鲍淑娟 | 曹利利 | 汤宏涛 |
| 汪宁波 | 郭彦军 | 史中州 | 傅 健 | 陈宗胜 |
| 黄 梅 | 李文茹 | 温 宁 | 何大平 | 王福良 |
| 杜立建 | 邵留英 | 杨秀婷 | 吴 哲 | 方永奇 |
| 孙美玉 | 杨健成 | 李彦知 | 姚建新 | 胡敦伦 |
| 陈 娟 | 钱卫冲 | 朱 明 | 庞英华 | 周红梅 |
| 熊湘平 | 沈秋生 | 张 肃 | 胡晓阳 | 冯志博 |
| 陈锦汝 | 刘周婷 | 马云鹏 | 潘立文 | 熊 翔 |
| 高甜甜 | 刘金阳 | 李艳平 | 章铨荣 | 李致远 |
| 霍翠兰 | 凌家艳 | 吴 俊 | 张 帆 | 毕艳平 |
| 张德新 | 乔 平 | 吕崇山 | 苑 丽 | 周其才 |
| 严战涛 | 陈扬声 | 朱圣兵 | 直彦亮 | 曲玉梅 |
| 朱晓萌 | 王淑珍 | 孙莲雄 | 张旭德 | 唐志鹏 |
| 段兆洁 | 邬裕琼 | 高 华 | 刘 蓬 | 吕 艳 |
| 毕华剑 | 刘巧平 | 郝俊岭 | 李 丽 | 莫宗权 |
| 陈冰冰 | 庞香平 | 王光明 | 张理平 | 郑小吉 |

| 付 玲 | 张 敏 | 陈伟康 | 田武生 | 陈 红 |
|---|---|---|---|---|
| 王 姝 | 吴国泰 | 尹 华 | 陈 文 | 王 峰 |
| 王 蕾 | 孙 全 | 张严方 | 封宇飞 | 仇 雪 |
| 方东军 | 车 爽 | 李 钊 | 毕荣璐 | 任守利 |
| 刘香南 | 赵 颖 | 张雪红 | 杨 洋 | 曹 峰 |
| 李凤华 | 李 明 | 沈广志 | 袁叶飞 | 郤 文 |
| 李爱萍 | 邓元龙 | 李丰雨 | 沈晓明 | 樊幼林 |
| 吕崇山 | 洪杰斐 | 张蓓蓓 | 李雪松 | |

# 王育勤简介

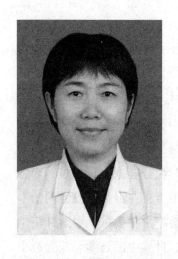

　　王育勤，女，河南省中医院名医堂副主任，国家中医药管理局第三批全国优秀中医临床人才、第四批全国老中医药专家学术经验继承人。中国中医药信息研究会干支象数医学研究分会常务理事，世界中医药学会联合会脑病专业委员会理事。擅长中医药治疗中风及其后遗症、头痛、眩晕、睡眠障碍、癫痫、抑郁症、焦虑症、痿证、内科杂病等。主张辨证合理应用中药注射液，从营血分辨证治疗顽固性失眠、焦虑症、癫痫等疑难杂症，采用经络辨证治疗各种常见病、疑难病，取得了良好的疗效。微创手术治疗出血性脑血管病，擅长颈椎侧方脊髓蛛网膜下腔穿刺术、小脑延髓池穿刺术、脑脊液置换术治疗急性脑积水。近年应用耳贴技术治疗各种疼痛性疾病，及头痛、眩晕、失眠、肢体麻木、偏瘫、言语不利、面瘫、三叉神经痛、面肌痉挛、帕金森病等，显示出良好的疗效。

# 王云亭简介

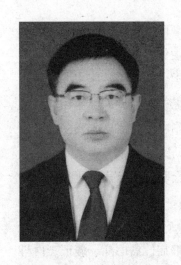

王云亭，副主任医师，脑病科主任，学术带头人，第五届赤峰市名中医。毕业于内蒙古医科大学。从事临床工作近 30 年，任内蒙古自治区中医药学会赤峰络病分会副主任委员，内蒙古自治区中医药学会仲景学说分会副主任委员，内蒙古民族卫生事业促进会脑心同治专业委员会副主任委员，中国针灸学会会员，世界中医药学会联合会中医辨证思维专业委员会常务理事，世界中医药学会联合会温病专业委员会理事，中国中医药信息学会研究会温病分会第一届常务理事。获内蒙古自治区人民好医师称号。松山区卫生系统突出贡献奖，松山区中医学科带头人。

# 刘树权简介

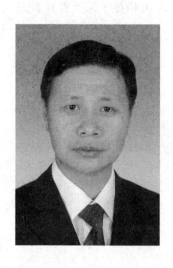

刘树权，男，中医内科学博士、主任中医师、教授。全国杰出青年中医，沈阳市名中医，沈阳市第二中医医院暨辽宁省血栓病中西医结合医疗中心副院长。

在学术方面提出多项理论创新，采用开窍通腑化浊法治疗中风病急性期——开上窍，通下窍，相互呼应，浊邪去，正气安。具醒脑开窍、通利浊邪、标本兼治、邪去正安之功。采用舒肝理脾，活血通络法治疗中风病恢复期及后遗症期；运用分经辨证治疗各种头痛；以舒肝理脾，清利头目法治疗眩晕；采用舒肝理脾、清心解郁法治疗郁病，在临床中疗效显著。对中国传统文化、传统中医药有独到见解。在临床实践中，积累了丰富的临床经验，撰写并发表《开窍通腑化浊法治疗急性缺血性中风的机理探讨》等国家和省级论文20多篇。研制"天龙药枕"，该药枕由天然纯中药组成，是治疗中风病重要手段，操作简便且无副作用，获国家发明专利。

主持和参与多项课题及项目的研究。"中药与骨髓间充质干细胞移植技术治疗缺血性脑血管病的基础和临床研究"获中华中医药学会科学技术三等奖。

在工作中，精益求精，尽心尽力，尽职尽责，突出中医特色，提高综合服务水平。获得沈阳市优秀医师、沈阳市中医先进个人、沈阳市优秀科技工作者、沈阳市"创争"知识型职工先进个人等荣誉称号。以良好的医德医风和技术深受群众欢迎和信赖，享誉东北三省。

# 编写说明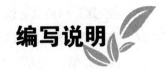

　　为了配合中国中医药信息学会人才信息分会"全国千家中医医院万名经方人才提升工程"的顺利开展，促进"全国中和医派经方精方进社区工程"的深入拓展，围绕"京津冀豫国医名师专病专科薪火传承工程""国际中医药一带一路经方行活动"等相关项目的实施，中医药"经方热""经药热"再次推向新的热潮，为了更广泛更扎实地引领"经药热""经方热"的学术拓展，我们组织相关专家编撰了《古代经典名方丛书》。

　　本书分"经典温习""临证新论""现代研究"上、中、下三篇，共9章。上篇"经典温习"重点围绕经方的溯源、经方论述、类方简析、药证与方证等进行系统论述，旨在活用经方，准用经药，致敬经典，应用发展经药经方！

　　中篇"临证新论"紧紧围绕本经方的临床诊疗技巧及临床各科有效的优势病种进行介绍，从单方妙用到多方并用，从本方临证到类方鉴别，从方证对应到临证变通思考，从诊疗单一病症到复杂证候，从大内科到妇、产、儿、外、心理、五官，凡是临证所见，本方所涉之优效者，尽囊括其中。经典"经方经药"与临床紧密结合，是经典"经方""经药"理论与实践的完美呈现，是提高"经方""经药"临床拓展应用的典型模板，对提高广大"经药""经方"爱好者临床疗效尤为实用。这是本书的核心，也是本书的精华之篇，以期对临床医生有所帮助，推动经典经方的应用。

　　下篇"现代研究"借鉴现代科技手段，再次证实、实证本

"经方"的药效，以及所诊"经药"的药理，再次证实，实证中医经典的实践指导意义和中医药理论的系统性与博大精深。同时，给"经方""经药"现代手段的科学研究、临床拓展应用以新的启迪！他山之石，可以攻玉，中医药学之开放包容必将在现代科技手段之技术助力下得到新的发展，创造新的辉煌！

"美丽中国有中医"！伟大中医有"我你"！让我们携手共进，为中医"经方""经药"的临床拓展应用而努力，为中医药服务能力的提升和临床疗效的提高而努力，为中医药明天之辉煌努力！

《半夏白术天麻汤》编委会

2020 年 1 月

本书是关于中医经典著作《医学心悟》所载半夏白术天麻汤临床与研究的专著，分上、中、下三篇。

上篇"经典温习"，是对半夏白术天麻汤原文学习研究的见解，包括对原意的理解和作者的认识；中篇"临证新论"，介绍了半夏白术天麻汤加减化裁在临床常见疾病与疑难杂症中的应用；下篇"现代研究"，选编了近年来半夏白术天麻汤的实验研究成果，另附有当代名医对半夏厚朴汤的理论阐释和医案。

全书对半夏白术天麻汤的理论认识研究成果颇具创新性，更侧重临床指导作用，适合中医药工作者阅读。

内容提要

# 目 录

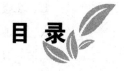

中篇 临证新论

## 下篇　现代研究

上篇

经典温习

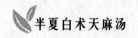

# 第一章　概　述

## 第一节　溯本求源

### 一、经方出处

清·程国彭《医学心悟·卷三·眩晕》："眩，谓眼黑；晕者，头旋也……有湿痰壅遏者，书云，头旋眼花，非天麻、半夏不除是也，半夏白术天麻汤主之。"《医学心悟·卷四·头痛》："痰厥头痛者，胸膈多痰，动则眩晕，半夏白术天麻汤主之。"

### 二、方名释义

本方由二陈汤加白术、天麻所组成，方以夏、苓、橘、草燥湿化痰，理气和中，加白术健脾燥湿、天麻平肝息风，生姜、大枣和胃调中，全方配伍严谨，选药精当，法以健脾、燥痰、息风三者结合，使脾土运而痰湿化，肝风息而头痛、眩晕宁。方中半夏、天麻二药善于祛痰息风是为主药，诚如程氏所指出的："有湿痰壅遏者，书云：头眩眼花，非天麻、半夏不除是也。"故本方用以治疗因痰浊夹肝风上逆头目所致的头痛、眩晕证，疗效颇佳而为临床所常用。

——黄景泉.半夏白术天麻汤考略［J］.广州中医学院学报，1986（Z1）：145－146.

## 三、药物组成

半夏一钱五分，天麻、茯苓、橘红各一钱，白术三钱，甘草五分，生姜一片，大枣二枚。

《医学心悟·眩晕》

半夏一钱五分，白术、天麻、陈皮、茯苓各一钱，炙甘草五分，生姜二片，大枣三个，蔓荆子一钱。

程国彭《医学心悟·头痛》

## 四、使用方法

水煎服。

# 第二节　医圣论方

**金·李杲《脾胃论》**：此头痛苦甚，谓之足太阴痰厥头痛，非半夏不能疗；眼黑头旋，风虚内作，非天麻不能除，其苗为定风草，独不为风所动也；黄芪甘温，泻火补元气；人参甘温，泻火补中益气；二术俱苦甘温，除湿补中益气；泽、苓利小便导湿；橘皮苦温，益气调中升阳；曲消食，荡胃中滞气；大麦蘖面，宽中助胃气；干姜辛热，以涤中寒；黄柏苦大寒，酒洗以主冬天少火在泉发燥也。

**清·徐大椿《医略六书》**：脾气大亏，痰食滞逆，不能统运于中，故厥逆头痛眩晕不已焉。苍术燥痰湿以强脾，白术健脾元以燥湿，人参扶元补气，黄芪补气固中，天麻祛风湿以豁痰，泽泻泻浊阴以祛湿，神曲消食积开胃，麦芽化湿和中，茯苓渗脾湿，半夏燥湿痰，橘红利气和胃，生姜快膈散痰，黄柏清湿热，干姜温中气也，使气健脾强，则自能为胃行其津液，而痰厥自平，食远温服，俾痰化气行，则胃气融和而清阳上奉，头痛眩晕无不保矣。此温凉并济，补泻兼施之剂，为气虚痰厥头痛眩晕之专方。

冉先德《历代名医良方注释》：诸风掉眩，皆属于肝。肝风内动，痰浊上扰，故眩晕头痛；痰阻气滞，故胸膈痞闷。痰厥头痛，非半夏不能疗；眼黑头晕，风虚内作，非天麻不能除。故方中以半夏燥湿化痰，天麻息风止眩晕，二药合用为主药，以治风痰眩晕头痛；白术、茯苓健脾祛湿，以治生痰之源，为辅药；橘红理气化痰，甘草、生姜、大枣调和脾胃，均为佐使药。诸药相合，方简力宏，共同体现化痰息风、健脾祛湿之功。

# 第三节　类方简析

## 一、二陈汤

**来源**：二陈汤源于宋代《太平惠民和剂局方》。

**原文**：治痰饮为患，或呕吐恶心，或头眩心悸，或中脘不快，或发为寒热，或因食生冷，脾胃不和。

**组方**：半夏（汤洗七次）、橘红各五两，白茯苓三两，甘草（炙）一两半。

**用法**：上为㕮咀。每服四钱，用水一盏，生姜七片，乌梅一个，同煎六分，去滓，热服，不拘时候。

**功效**：燥湿化痰，理气和中。

**主治**：湿痰为患，脾胃不和。症见胸脘痞闷、呕吐恶心、头痛眩晕、心悸嘈杂或咳嗽痰多者。

**方证药证**：方中半夏辛温性燥，善能燥湿化痰，且又和胃降逆，为君药。橘红为臣，既可理气行滞，又能燥湿化痰。君臣相配，寓意有二：一为等量合用，不仅相辅相成，增强燥湿化痰之力，而且体现治痰先理气，气顺则痰消之意；二为半夏、橘红皆以陈久者良，而无过燥之弊，故方名"二陈"。此为本方燥湿化痰的基本结构。佐以茯苓健脾渗湿，渗湿以助化痰之力，健脾以杜生痰之源。鉴于橘红、茯苓是针对痰因气滞和生痰之源而设，故二药为祛痰剂中理气化痰、健脾渗湿的常用组合。煎加生姜，既能制半夏之毒，又能协助半夏化痰降逆、和胃止呕；复用少许乌梅，收敛肺气，与半夏、橘红相伍，散中兼收，防其燥散伤正之虞，均为佐药。以甘草为佐使，健脾和中，调和诸药。

## 二、温胆汤

**来源**：《三因极一病证方论》卷八。

**原文**：温胆汤治胆虚寒，眩厥足痿，指不能摇，不能起，僵仆，目黄失精，虚劳烦扰，因惊胆慑，奔气在胸，喘满浮肿，不睡。

**组方**：半夏（汤洗去滑）、麦门冬（去心）各一两半，茯苓二两，酸枣仁（炒）三两，甘草（炙）、桂心、远志（去心，姜汁合炒）、黄芩、萆薢、人参各一两。

**功效**：理气化痰，和胃利胆。

**主治**：胆郁痰扰证。症见胆怯易惊、头眩心悸、心烦不眠、夜多异梦或呕恶呃逆、眩晕、癫痫、苔白腻、脉弦滑。

**方证药证**：本方多因素体胆气不足，复由情志不遂，胆失疏泄，气郁生痰，痰浊内扰，胆胃不和所致。胆为清净之府，性喜宁谧而恶烦扰。若胆为邪扰，失其宁谧，则胆怯易惊、心烦不眠、夜多异梦、惊悸不安；胆胃不和，胃失和降，则呕吐痰涎或呃逆、心悸；痰蒙清窍，则可发为眩晕，甚至癫痫。治宜理气化痰，和胃利胆。方中半夏辛温，燥湿化痰，和胃止呕，为君药。臣以竹茹，取其甘而微寒，清热化痰，除烦止呕。半夏与竹茹相伍，一温一凉，化痰和胃，止呕除烦；陈皮辛苦温，理气行滞，燥湿化痰；枳实辛苦微寒，降气导滞，消痰除痞。陈皮与枳实相合，亦为一温一凉，而理气化痰之力增。佐以茯苓健脾渗湿，以杜生痰之源；煎加生姜、大枣调和脾胃，且生姜兼制半夏毒性。以甘草为使，调和诸药。

## 三、小陷胸汤

**来源**：张仲景《伤寒论·辨太阳病脉证并治》

**原文**：小结胸病，正在心下，按之则痛，脉浮滑者，小陷胸汤主之。

**组成**：黄连（苦寒）一两，半夏（洗，辛温）半升，栝蒌（苦寒）实大者一个。

**功效**：和解清热，涤痰宽胸。

**主治**：邪陷少阳，痰热结胸证。寒热往来，胸胁痞满，按之疼痛，呕恶不食，口苦且黏，目眩，或咳嗽痰稠，苔黄腻，脉弦滑数。

**方证药证**：本方原治伤寒表证误下，邪热内陷，与痰浊结于心下的小结胸病。痰热互结心下，气郁不通，故胸胁痞满，按之疼痛。治宜清热涤痰，宽胸散结。方中全瓜蒌甘寒，清热涤痰，宽胸散结，用时先煮，意在"以缓治上"，而通胸膈之痹，为君药。黄连苦寒泄热除痞，半夏辛温化痰散结，二药相伍，一苦一辛，辛开苦降，散结消痞，共为臣药。

# 第二章　临床药学基础

## 第一节　药证与方证

本方由半夏、天麻、茯苓、橘红、白术、甘草、生姜、大枣组成，用量最大的是白术。

## 一、主药药证——白术

### 1. 白术气味升降浮沉

《素问·阴阳应象大论》曰："气味，辛甘发散为阳，酸苦涌泄为阴。"《临床中药学》提出，白术，苦甘温，归脾胃经，但笔者认为白术以入脾经为要，脾喜温喜燥恶湿，白术苦温之性正和脾脏喜好，气虚者，补之以甘，白术味甘，以补脾气之虚，以上共达健脾燥湿之功。胎动不安属脾虚气陷于下者，白术自当健脾益气，恢复脾主升清功能，达到安胎作用。《灵枢·决气》说："上焦开发，宣五谷味，熏肤、充身、泽毛，若雾露之溉，是谓气。"肺卫之气固护体表、抵御外邪，卫气虚而腠理开，汗自泄，白术健脾气助上焦卫气宣发，间接达到止汗效果。脾胃同属中焦，为三焦之枢，脾升胃降，发挥受纳、腐熟的消化功能。胃为腑，以降为顺，白术味苦以助胃降。以上则将白术气味、升降沉浮与其功效对应联系，避免盲目用药。

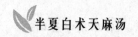

## 2. 治水饮之白术

《伤寒论·辨太阳病脉证并治中》曰:"太阳病,发汗,汗出不解,其人仍发热,心下悸,头眩,身𥆧动,振振欲擗地者,真武汤主之。"此条即太阳病发汗过多,阳随汗泄,伤及肾阳,肾阳不足以镇水,致邪水泛溢。笔者认为,文中"心下悸"可理解为中焦脾胃所居之处悸动不安,即临床上一些患者反映的胃脘部无法言语描述的不适感,此时邪水侵及中焦,方中白术培补中土,利用中焦之力行水利水,并将人体所需之水通过脾气散精输布于肺达全身。《伤寒论·辨太阳病脉证并治上》曰:"服桂枝汤,或下之,仍头项强痛,翕翕发热,无汗,心下满微痛,小便不利者,桂枝去桂加茯苓白术汤。"本太阳病,发汗不当或不得法而下之伤阳,表邪未去反伤中阳,此人或体内本有饮邪,加之伤阳,小便不利,饮更无从去,致心下满痛,表里同病,表证为缓,里证为急则先治其里,因此仲景桂枝汤去桂枝之辛散,以免更耗中气,加用白术、茯苓两味药,加强利水之功,饮去则满痛解,且有饮去正复而表邪自解的可能。

## 3. 治饮邪夹逆气之白术

《伤寒论·辨太阳病脉证并治中》曰:"发汗后,其人脐下悸者,欲作奔豚也,茯苓桂枝甘草大枣汤主之。""伤寒,若吐若下后,心下逆满,气上冲胸,起则头眩,脉沉紧,发汗则动经,身为振振摇者,茯苓桂枝白术甘草汤主之。"两条提示患者起病都有表证,发汗后前者出现脐下悸动不安,病位主要在下焦,饮邪欲动,中土尚可抵御水气上冲之势,因此主要以茯苓引水下行,桂枝平冲降逆,而未加白术,用大枣、甘草培土;后者自觉中焦满闷且有气上冲心胸。病位主要在中焦,伤寒误治使脾胃功能失职，运化水液不力，且有气为饮抑表现，《金匮要略·痰饮咳嗽病脉证并治》则谓："心下有痰饮，胸胁支满，目眩，苓桂术甘汤主之。""夫短气有微饮，当从小便去之，苓桂术甘汤主之。"因此除了茯苓、桂枝利水降逆之外，佐白术增强健运中焦效果，饮去满除。

4. 白术甘能助壅，脾虚夹气滞去白术

《伤寒论·辨霍乱病脉证并治》曰："霍乱，头痛发热，身疼痛，热多欲饮水者，五苓散主之。寒多不用水者，理中丸主之……腹满者，去术，加附子一枚。"霍乱、吐泻并作，脾胃升降功能异常，病位主要在中焦，除此之外，此条亦有头痛发热、身疼痛的表证，细分寒热，热胜于寒出现渴欲饮水，则用五苓散利水泄热；寒多于热，中焦阳虚不觉渴者则用理中丸温阳建中，阳复吐泻止，外寒散。后文附有加减八法，其中提到除了表证、吐泻，尚有腹满一症，去理中丸中白术，加附子一枚。考虑此处腹满非饮停中焦所致，亦不是食积、大便不下，结合前文应理解为中焦阳虚不运，《素问·阴阳应象大论》提到："清气在下，则生飧泄，浊气在上，则生䐜胀。"脾不升清，泄利不止，浊气上扰，腹胀难休。文中所指腹胀当属中焦阳虚气滞不行，白术健脾益气，但恐其甘味助气壅，温阳之力亦不足，加用附子辛热之性，配伍干姜温中之力，气得辛则行，浊阴得阳则散，佐以人参、甘草扶正，恐辛散耗气。仲景用药精当，实当赞叹。因此针对脾气虚或脾阳虚，因虚致满者，白术的应用当谨慎，避免健脾不成，满闷更甚。

——廖思维，闵瑶，徐一冰，等. 从仲景法识白术临床运用 [J]. 光明中医，2017，32（2）：174－175.

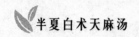

## 二、半夏证

半夏——可以用散、下、润、和四字概之。

其一，半夏味辛善行，散而开郁结化饮邪，亦能散血而治破伤跌仆。《证治准绳·杂病·五绝》记载："治五绝。一自缢，二摧压，三溺水，四魇魅，五产乳。用半夏一两末之，为丸豆大，内鼻中愈。心温者，一日可治。"

其二，半夏下气而为止呕要药，尤善治气逆之由水气相激者。其下气的特点是可以使气不自中焦而上，这与杏仁、旋覆花等的降肺气，即降上焦之气不同。

其三，半夏之润乃由其体滑而味辛，时珍谓其涎滑能润，辛温能散亦能润，故能行脾湿而通大便，利窍而泻小便。《素问·脏气法时论》言："肾苦燥，急食辛以润之。"成无己云："半夏辛而散，行水气而润肾燥。又局方半硫丸，治老人虚秘，皆取其润滑也。"这里的半硫丸即硫黄与半夏等份，生姜糊丸。王好古亦云："（半夏）疏脾湿而润肾燥。"古书言辛能化液。

半夏的"润肾燥"有两个方面：一是脾易留湿，湿困中焦，水入即被遏成邪，不得化生阴津精血。先天肾精不得后天所补，故成此所谓之肾燥。半夏引阳入阴，阳入阴而化之散之，气得行，水得利且为人身之用，肾燥得解。二是肾藏一身元阴元阳，阴阳互根互用，阳得阴精之充盛而有所依附，阴得阳气之温煦而不滞不泥。半夏辛温助阳，使肾阴化生有源有力，故曰润肾燥。

现在药房中有的半夏饮片是装成6g一小袋的，说明现在许多大夫开方的常用剂量是6克，甚至更少，最多用10g，然仲景方中半夏多用半升，折算当时标准为五两，即现今之15g，其中必有道理。正像王好古所言，半夏乃疏脾湿，其以治湿见长，但并非源其性燥，而是以疏为用。脾苦湿，必得味辛气温以为之燥，此燥乃指湿去则土燥，即脾的生理之燥，而非半夏之性燥也。至于古人谓"阴虚劳损"不宜用，是因其人本非湿热之邪，而用利窍行湿之药，重竭其津液，成无己谓此乃"医之罪也，岂药之咎哉？"也正因为如此，朱丹溪以其滋阴大家，尚言："二陈汤能使大便润而小便长也。"

半夏之和，既可助柴胡和阴阳以调寒热，又可和胃建中，且大小半夏汤以配伍之功使和之轻重有所不同。《本经疏证》妙言："小半夏汤是耕耘顽矿而疏通之，使生气得裕；大半夏汤是沃润不毛而肥饶之，使生气得通。"半夏乃足太阴脾、足阳明胃、足少阳胆经之要药。少阳枢机不利，半夏为柴胡之使以和解少阳，且小柴胡汤中取柴胡由阴而达阳，半夏由阳而化阴，可以说是绝妙之配伍。大小半夏汤同主呕而谷不得下，小半夏之胃反呕吐，是饮停胃逆，可见胃犹有权；而大半夏汤之朝食暮吐、暮食朝吐，宿谷不化，胃几近无权，故小半夏汤用一升半夏八两生姜，而大半夏汤则用二升半夏加人参三两、白蜜一升。药之轻重分明，和之力量亦迥然有别。

在上述四点当中，散、下之力为众人熟而惯用，而润、和二功今人则未能尽用之。深而究之，此四性关键可为一"和"字可统。盖人之生为阴平阳秘，协调为用，人之病必有阴阳不和。半夏二月生苗，长于夏之半，得一阴之气而枯，即生于阳，成于阴；其气化于阳盛之候，遇一阴初生，以阳之极而归阴，故能引阳入阴，且更可使人身正气自阳入阴，能不使人身邪气自阳入阴。《本草备药·半夏》载："《灵枢》曰：阳气满不得入于阴，阴气虚故目不得瞑。饮以半夏汤，阴阳既通，其卧立安。"这就是使人身正气自阳入阴的例子，其中的半夏汤即半夏秫米汤。伤寒寒热心下坚、胸胀咳逆为阴阳不和；头为诸阳之会，阳为阴格则眩；咽喉为群阴之交，阴为阳搏则肿痛；肠鸣者阴已降而不得入；气逆者阳方升而不得降；汗出者，阳加于阴，阴不与阳和。半夏功在使阴不拒阳，阳能入阴，故《本经疏证》云："半夏非能散也，阴不格阳，阳和而气布矣；半夏非能降也，阳能入阴，阴和而饮不停矣。"此处的"非"并不是否定，而是将其散与降的机理用人体阴阳变化加以阐明。

半夏的禁忌，古人概括为三，即血家、渴家、汗家；又仲景方中可见，虽云若渴者去半夏、心中烦者去半夏，但从整个组方来看，这并不是绝对的，基本上是半夏合于温燥队中见烦则不用，见渴则不用，如小青龙汤；而合于清润队中偏为烦渴之良剂，如竹叶石膏汤、麦门冬汤，二方原文中虽未说有烦渴，但从其用了大量凉润生津除烦药物可以推知。另外，《别录》言半夏可堕胎，但《金匮要略》中有干姜人参半夏丸治妊娠恶阻，此正是《黄帝内经》中所言"有故无殒，亦无殒也"。

——周红伟. 浅谈半夏之功用 [J]. 赤峰学院学报（自然科学版），2011，27（4）：69 - 70.

## 三、橘红证（陈皮证）

### 1. 橘红证

此处橘红指橘类橘红。历代主流本草大部分将橘红列于陈皮或者橘皮下论述，很少单独阐述其功效。清代贾所学著《药品化义》创立"药母学说"，将陈皮列于"气药"，橘红列于"痰药"，认为陈皮"味辛则散，散则分解，故泄逆气而快膈。用治膈痰呕逆、谷食酒毒，功在苏梗、枳壳之上"；认为橘红

"入肺、脾，主一切痰病，功居诸痰药之上"。从临床来看，陈皮、橘红使用也有较大差异。如清代名医叶天士在《临证指南医案》中治痰多用橘红，而下气宽膈多用陈皮或者广陈皮。笔者认为，古代医家橘红"性稍烈于陈皮"的观点十分准确，从炮制学角度讲，去掉非药用部位的筋膜，增加了橘红与水的接触面积，有效成分溶出会增强，所以效果可能会增加。清代中期以后，随着化州橘红兴起，橘皮橘红的化痰止咳的地位受到了严重的挑战。本草记载越来越少，临床供给越来越少，目前市场上已经没有橘皮橘红的供给，《中药学》教材也没有橘红的功效记载。可以说橘皮橘红已经退出了临床。古代名方"二陈汤""平胃散"中原方用橘红，目前多用陈皮代替。

——屈杰，王宝家，孔文霞，等．橘红及化橘红的本草考证［J］．中华中医药杂志，2016，31（11）：4434－4436.

2. 陈皮证

陈皮古云橘皮，在《本草经》中，橘皮为橘柚的别称。橘柚"主胸中瘕热，逆气，利水谷。久服去臭，下气通神"。《名医别录》续增："止呕咳，除膀胱留热，下停水、五淋，利小便，治脾不能消谷，气冲胸中，吐逆，霍乱，止泄，去寸白。"此后，《药性论》补充："治胸膈间气，开胃，主气痢，消痰涎，治上气咳嗽。"《本草拾遗》认为，朱柑、乳柑、黄柑、石柑、沙柑橘之类，"此辈皮皆去气调中"。《食疗本草》以其"止泄痢。食之，下食，开胸膈痰实结气，下气不如皮"；干皮"治下焦冷气"。《日华子本草》述："消痰止嗽，破癥瘕痃癖。"这与前述《药性论》的"消痰涎，治上气咳嗽"大同小异。《药性赋》明确指出陈皮"留白者补胃和中，去白者消痰泄气"。《本草纲目》首提陈皮疗"疟疾，大肠秘塞"。《药鉴》

谓其"解酒毒"。《景岳全书》称其"尤消妇人乳痈,并解鱼肉诸毒"。《本草备要》将陈皮"调中快膈,导滞消痰。利水破癥,宣通五脏,统治百病",归结为"理气燥湿之功"。《本草发挥》云:"理胸中滞气。"

综合诸家本草,陈皮功用主要有:①化痰止咳(消痰涎、治上气咳嗽、消痰止嗽、痰实结气、消痰泄气);②理气宽胸(胸中瘕热逆气、气冲胸中、胸膈间气、胸中滞气、快膈、理气);③降逆止呕(逆气、下气、呕吐、胸中吐逆);④健胃消食(开胃、脾不能消谷、补胃和中、调中、导滞、燥湿);⑤止泄止痢(霍乱、止泄、气痢);⑥利水通淋(膀胱留热,下停水、五淋,利小便、利水);⑦通便(大肠秘塞);⑧活血消癥(癥瘕、疝癖、破癥);⑨解毒(消乳痈、解酒毒、解鱼肉诸毒);⑩截疟(瘴疟);⑪驱虫(去寸白)。陈皮古今功用比较分析:《药典》一部确认:陈皮"理气健脾、燥湿化痰。用于脘腹胀满,食少吐泻,咳嗽痰多"。与由历代本草提炼出化痰止咳、理气宽胸、降逆止呕、健胃消食和止泄止痢功能大体相吻合;也与古代含陈皮复方治疗气滞、呕吐、脾虚食积、泄痢、咳嗽、痰饮等病症相照应,进而说明《药典》继承了陈皮传统的主流功能。

(1)化瘀消癥

《日华子本草》以其"破癥瘕疝癖";《本草备要》用来"利水破癥"。古代含陈皮复方用于治疗积聚心腹胀满、久积癥癖、食癥等,提示陈皮具有化瘀消癥的功能,这一功能未能得到《药典》的确认。

(2)止痛

历代本草并无陈皮止痛和治疗诸痛的著录,清代《本草崇原》始有"橘核主治肾痎腰痛，膀胱气痛"的记载，但未提橘皮止痛。但古代含陈皮复方则大不相同，竟有 221 首治疗包括腰痛、诸痹、小肠气、虚劳心腹痛、伤寒头痛、脚痹等多种疼痛，提示陈皮或能止痛。《药典》未能收录这一功能。

（3）利水消肿

《名医别录》最早明确陈皮有逐水之功，《开宝本草》则用来"下停水，利小便"。后世本草补充除膀胱留热、利水、五淋；而古代含橘皮、陈皮复方，广泛治疗诸肿：水肿、水气遍身肿满、水气、脚气肿满、虚劳浮肿、小便不通、咳嗽面目浮肿、十水等，组方高达 230 首，说明陈皮"利水消肿"早已得到古代医家的普遍认同。《药典》未能收录这一功能。

（4）止泄痢

《药性论》谓其"主气痢"，《开宝本草》中有"止泄"的论述。古代含陈皮复方，广泛治疗诸泻：冷痢、泄痢、诸痢、下赤痢白痢、下痢、濡泻、气痢和泄泻，说明陈皮有止泄痢功能。《药典》未能收录这一功能。

（5）通便

《本草纲目》首提疗"大肠秘塞"。古代含陈皮复方广泛治疗大便秘涩不通、风秘、大肠实、伤寒大便不通、大便不通，说明陈皮或有通便潜在功能。《药典》未能收录这一功能。

——张丽艳，梁茂新．论陈皮潜在功用的发掘与利用［J］．中华中医药杂志，2017，32（1）：107－110.

## 四、茯苓证

于彩娜、窦德强在《茯苓性味与效用源流考证》中，通过从《神农本草经》《吴普本草》等医书总结茯苓的效用主要在利水渗湿、健脾、养神宁心等。陈晔在《茯苓的医著分析及不同产地质量研究》中对《肘后备急方》中使用药物频次进行统计，茯苓被使用 27 次，列第 18 位，茯苓在各药方中的功效，主要为利水渗湿、健脾、宁心及美白。

从《伤寒论》《金匮要略》《外台秘要》中对关于含茯苓的药方的功效记载进行分析，隋唐时期茯苓的医用效果与《神农本草经》所辖定范围基本相同而略有发展。《伤寒论》中所列含有茯苓的药方主要有小青龙汤方、茯苓桂枝甘草大枣汤方、茯苓桂枝白术甘草汤方、桂枝去桂加茯苓白术汤方、茯苓四逆汤方、五苓散方、茯苓甘草汤方、五苓散方、猪苓汤方。

《金匮要略》中所提及病症中用茯苓治疗的主要有百合狐惑阴阳毒病、中风历节病、血痹虚劳病、奔豚气病、胸痹心痛短气病、腹满寒疝宿食病、五脏风寒积聚病、痰饮咳嗽病、消渴小便利淋病、水气病、黄疸病、呕吐哕下利病、妇人妊娠病、妇人杂病。而这些药方所治疗的范围多是在《神农本草经》中所列实际茯苓的治疗范围，不同的是在《神农本草经》中位列于后的"利小便"效果，在《伤寒论》中所用甚多。

关于茯苓的美白功效，在《肘后备急方》："治面皰发秃身臭心惛鄙丑方第五十二"中有美白方，"茯苓、白石脂等份。蜜和涂之，日三度"。可以说，《肘后备急方》中把茯苓应用在妇人面药是对茯苓使用范围的新拓展，这是从临床医疗救治到日常生活的扩展。

隋·巢元方的《诸病源候论》中对茯苓的使用仅限于茯苓的安神功效，并没有新的拓展，"时气病"中有"若得病无热，但狂言烦躁不安，精神语言与人不相主当者，勿以火迫，但以猪苓散一方寸匕，水和服之"。

孙思邈的《千金翼方》中对茯苓的药用效果做了新的补充，"味甘，平，无毒。主胸胁逆气，忧恚惊邪，恐悸，心下结痛，寒热烦满，咳逆，口焦舌干，利小便，止消渴，好唾，大腹淋沥，膈中痰水，水肿淋结，开胸腑，调脏气，伐肾邪，长阴，益气力，保神守中。久服安魂养神，不饥延年。一名伏菟，其有木根者名茯神"。

但在细察《金匮要略》与《肘后备急方》中使用茯苓的药效范围，孙思邈的《千金翼方》在《神农本草经》的基础上所做新补充的"开胸腑，调脏气，伐肾邪，长阴，益气力"，在《金匮要略》中"百合狐惑阴阳毒病""五脏风寒积聚病""胸痹心痛短气病"等病症医治药方中已经有所使用，且《千金翼方》中有茯苓入药的"妇人面药"之"面脂方"，"主面及皱䵟黑奸，凡是面上之病悉皆主之方"，即黑痣、皮肤干枯等均可适用此方，而此"妇人面药"在上文《肘后备急方》中已经提及有美白方，其医治效果类似。因此《千金翼方》中所做之新补充，基本是在前代医方经验基础之上的总结和归纳。在敦煌文献中还发现含有用于滋补肝肾的药方。此外，《外台秘要》中有"《救急》疗疟瘴病，经百日或一年以上，诸药不能瘥，进此方无不损者，蜀漆汤方"。《救急方》的作者应为唐高宗、武则天时期的人，因此也可说唐代使用茯苓治疗疟疾，是对茯苓功效进一步拓展。

关于茯苓在食疗方面的应用，在孙思邈《千金要方》的"食治"、孟诜的《食疗本草》中并未发现有关食用茯苓的记载，至少可以说在孙思邈及孟诜对茯苓的认知中，还没有把茯

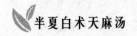

苓归纳到"食疗药"一类。

——孙宜孔. 汉至唐对茯苓的认识与使用 [J]. 西安文理学院学报（社会科学版），2017，20（1）：60－64.

## 五、天麻证

目前中医药界一般认为天麻的主要性能功效在于"祛风"，其中包括息内风和驱外风两个方面的作用。根据性能分类时该品被列入祛风药物之内，临床主要用于肝风内动及外风侵袭所致的眩晕惊痫、肢体痉挛、筋骨痹痛之症。

实际上天麻的功效并非仅仅能"祛风"。在《神农本草经》中天麻（是书称其为赤箭）被列为上品，所谓上品，其中大多都是对人体具有补益强壮作用而又没有毒性，可以长期服食的药品。书中明确记载该品"久服益气力，长阴肥健"；《本草别录》亦记载服用天麻可"轻身延年"；《大明本草》载明天麻能"助阳气，补五劳七伤"，可见天麻对人体的补益强壮作用甚佳。据一些医师的临床经验实践，均能证实以上文献论述是正确的，同时也证明天麻的应用范围也是十分广泛的。如用于慢性肾炎之尿蛋白持久不清者有之，用于冠心病之心绞痛有之，用于神经衰弱之失眠多梦者有之，或用于慢性肝炎，或用于慢性气管炎，均有良好效果。经过分析后可以看到：天麻用途甚广，但却具有一个明显的特点，不论治疗何种疾病，皆用于虚证，特别是对肝肾精血亏虚之证疗效更佳。

该品之功效实为补益肝肾，使精血充足，肝木得养，虚风自然能够平息不起。其所以善驱外风者，在于补肾而骨坚，养肝而筋强，筋骨强健故不受风邪之害而能止痹痛。可见若专以祛风而论天麻之性能功效是只知其然而不知其所以然，是只知其表面现象而未能洞察这一现象的本质。天麻性质温和，不腻不滞，不燥不热，副作用极少极小，用之较其他滋补药物更为温驯顺柔，实为补中之上品，以其治疗各种虚证屡建异功。

——孙凌志. 浅谈天麻的性能功效［N］. 中国中医药报，2004 - 09 - 09.

## 六、甘草证

甘草的"主作用"为补中土，而其他的作用都是在其补中土的基础上发挥的"余作用"。

### 1. 甘草作用的脏腑

《本经逢源》云甘草"能和冲脉之逆。"说明甘草当有降冲脉逆气的作用。如何理解"冲脉之逆"？《素问·骨空论》云："冲脉者，起于气街，并少阴之经，夹脐上行，至胸中而散。"《难经·二十八难》云："冲脉者，起于气冲，并足阳明之经，夹脐上行，至胸中而散。"可见冲脉与肾、胃二经联系密切。对于冲脉上逆，张锡纯认为，"肾虚气化不摄，则上注其气于冲，以冲下连肾也。夫冲为血海，实亦主气，今因为肾气贯注，则冲气又必上注于胃，以冲上连胃也。由是，冲气兼夹胃气上逆"。可见，冲脉上逆与胃、肾之气上逆同时发生，而冲脉上逆的原因为肾虚气化不摄，即在内之正气不足，虚浮之气上逆，则降冲逆即降胃、肾之逆气也。由此可见，甘草的作用关键即在于肃降虚浮之逆气，这个气应当包括少阴肾气和阳明胃气。

### 2. 甘草的作用机制

人体是一个有机的整体，一切生命活动都要依赖气的运动来实现。如人体正气不足，就会出现两种情况：一是正气不足，则不能外达肌表以发挥温养作用，只得虚藏于内，这样就会出现在表恶寒、汗出等症；二是正气不足，不能通过正常的途径外达以温养肌表，而是虚而外浮，不寻常路，逆而上行，这种虚浮之逆气，不但不能发挥正常的温养肌表的作用，还会化热伤津耗气。这两种情况与阳气虚弱相似。阳气虚弱，出现的两种情况：一为虚寒；一为阳虚阴盛格阳，反见热象。而正气不足的两种情况较阳气虚弱的两种情况相比为轻。甘草就是通过肃降这种虚浮之气，使气收蕴于内，重新回到正常的外达以温养肌表的途径上，发挥正常的生理作用。甘草通过以降为补，恢复脏腑阴阳之正气。

3. 甘草在《伤寒论》中的配伍运用

甘草肃降阳明胃气的作用可见于甘草干姜汤中，即防止干姜温中生热，热而妄行，不循正常途径外达，而通过甘草的肃降，先封塞不正常的路径，使热循常路，以更好地发挥干姜温中散寒的作用。肃降少阴肾气的作用可见于麻黄附子甘草汤方中，即防止附子温肾，麻黄生热，而热气不循常路，用甘草肃降之，以更好地发挥附子温肾的作用。甘草同时肃降胃、肾之气，可见于四逆汤方中。

4. 甘草在"甘温除热"治法中的作用

脾胃为后天之本，气血津液生化之源，故宜养而不宜伤。若饮食劳倦，损伤脾胃，一方面可使水谷之气不得升浮，则中焦之阳因而下陷，阳陷于下，中焦转为虚寒，随之可使虚阳外浮而成热象；另一方面，内伤脾胃，则导致谷气下流而蕴为湿热，此时少阴肾水受困，进而可导致少阴的阴火上冲，而少阴之经上系于心，心尊不受邪，有邪则心包代受。因此心包络代心受阴火上冲之侵袭乃有大热，烦渴，脉洪大等热证出现。针对以上两方面的病理变化，李东垣制定了以补中益气汤为代表的甘温除热的治法，而方中的甘草即用来肃降胃、肾虚浮之气。

——刘宾，郑明常，王付. 对甘草汤功用认识的探讨［J］. 中国实验方剂学杂志，2011，17（23）：285－287.

## 七、生姜证

生姜性微温味辛，入肺、胃、脾经。功效：解表散寒，温中止呕，化痰止咳。因其辛温宣散可解表散寒，治疗感冒风寒，头痛鼻塞，温中祛湿可除虚痰而止咳，化湿浊而除痞满；其辛味能刺激胃液分泌而促进消化；所含挥发油既能促进外围血液循环，服后自觉全身温暖并引起发汗，又能反射性地增加胃液分泌，增强胃肠蠕动，调整胃肠功能，祛除秽气。并且充分利用其主要成分姜烯对胃黏膜细胞的保护作用而健胃止呕，故有"呕家圣药"之称。概括其在临床中的应用主要有：

1. 治疗外感风寒

生姜与桂枝、苏叶、防风等解表药同用，能增强这些药物的发汗作用。《本草纲目》姜生用发散，熟用和中。朱丹溪云：留皮则冷，去皮则热。非皮之性本冷也，盖留皮则行表而热去，去皮则守中热存耳。若用于预防受寒、受湿后的感冒，用生姜煮红糖水热饮即可。

2. 治疗胃寒呕吐

胃寒呕吐（由感冒或某些消化不良等引起的呕吐），常用生姜汁3~5滴服用。《中医学入门·治寒门》："姜，产后必用者，以其能破血逐瘀也。今人但知为胃药，而不知其能通心肺也。心气通则一身之气正而邪气不能容，故曰去秽恶，通神明。"与半夏、黄连同用，更能加强止呕效果，方如《伤寒论》生姜泻心汤。与竹茹同用则温清相济，益胃清热，增强降逆止呕的功效。

3. 解毒

用于解天南星、半夏之毒。遇有喉舌肿痛、灼热等中毒症状时，即用姜汁少许加醋 50～100mL 内服或含漱。

——荆功军. 生姜与大枣的临床应用 [J]. 求医问药（下半月），2012，10（10）：547.

## 八、大枣证

性温味甘，入脾、胃经。功效：补脾益气，生津养血。本品甘温、质润、性暖，既能补脾气，又能滋营阴，为补脾胃不足的常用药。因其甘缓不峻常作为佐使药，入补益剂，以益气养血；入攻逐剂，以保护胃肠；入发散剂，以和营卫。现代药理研究证实，本品含蛋白质、脂肪、糖类、钙、磷、铁及维生素 A、维生素 $B_2$、维生素 C 等成分，具有补脾胃、益气、生津、解除挛急兼有缓和药性和矫味作用。临床观察有镇静和利尿作用，对过敏性紫癜、慢性胃炎有一定疗效，遇湿盛脘腹胀满者不宜应用。其临床应用主要有：

1. 用于脾胃虚弱，常作为辅助药。入补气方剂中，常与生姜同用。

2. 用于妇人脏躁（相当于更年期综合征、癔症等），常与甘草、浮小麦、麦冬等配伍，如甘草大枣汤加味。此方滋阴降火润燥，可通过其镇静作用而取得疗效。

3. 利用其"甘以缓之"解除挛急。配伍麻黄、熟附子等祛风散寒药，治疗风寒痹痛（风湿性关节炎），方如大枣汤。

4. 缓和药性，与作用较猛烈的药物（芫花、甘遂）配伍，能缓和其峻烈之性，不致伤脾胃。此外，近年来报道，以枣配芹菜根水煎服，能降低血清胆固醇。通常入药的品种较多，有黑枣、红枣、南枣、蜜枣等。《本草逢原》："古方中用大枣，皆是红枣，取生能散表也。"

——荆功军．生姜与大枣的临床应用［J］．求医问药（下半月），2012，10（10）：547.

# 第二节　功效与主治

## 一、全方总括

半夏白术天麻汤为祛痰剂，具有化痰息风、健脾祛湿之功效。主治风痰上扰证。症见眩晕、头痛、胸膈痞闷、恶心呕吐、舌苔白腻、脉弦滑。临床常用于治疗耳源性眩晕、高血压病、神经性眩晕、癫痫、面神经瘫痪等属风痰上扰者。

## 二、单药功效

### 1. 白术

味甘苦，性温，归脾、胃经，具有益气健脾、燥湿、利水、止汗、安胎之功效。《本草通玄》云："补脾胃之药，更无出其右者。土旺则能健运，故不能食者，食停滞者，有痞积者，皆用之也。土旺则能胜湿，故患痰饮者，肿满者，湿痹者，皆赖之也。土旺则清气善升，而精微上奉，浊气善降，而糟粕下输，

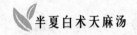

故吐泻者，不可阙也。"现代药理研究表明，本品具有调节肠胃、治疗溃疡、提高免疫、保肝、利胆、利尿、降血糖、抗凝血、抗肿瘤功能。白术的挥发油具有镇静作用。

2. 半夏

味辛，性温，有毒；归脾、胃、肺经。功能燥湿化痰，降逆止呕，健脾开胃，消痞散结，消肿止痛，主降逆气，调畅气机，为燥湿化痰、降逆止呕、消痞散结之良药。《医学启源·药类法象》记载："治寒痰及形寒饮冷伤肺而咳，大和胃气，除胃寒，进饮食。治太阴痰厥头痛，非此不能除。"《主治秘要》云："燥胃湿，化痰，益脾胃气，消肿散结，除胸中痰涎。"现代药理研究认为，其块茎内含挥发油；具有多种氨基酸、少量脂肪、直链淀粉等，可抑制呕吐中枢而镇吐，各种炮制品对实验动物具有明显的止咳作用，能抑制消化液分泌，抑制蛋白酶、抗生育、抗癌、降血压、凝血等。

3. 天麻

天麻性味甘平，归肝经，有息风止痉、平抑肝阳、祛风通络的功效。临床多用于眩晕、头痛、惊痫抽搐、肢体麻木、手足不遂、风湿痹痛等症。《本草新编》曰："天麻，能止昏眩，疗风祛湿，治筋骨拘挛瘫痪，通血脉，开窍，余皆不足尽信。然外邪甚盛，壅塞于经络血脉之间，舍天麻又何以引经，使气血攻补之味，直入于受病之中乎？"《用药法象》云："疗大人风热头痛，小儿风痫惊悸，诸风麻痹不仁，风热语言不遂。"《本草汇言》记载："主头风，头痛，头晕虚旋，癫痫强痉，四肢挛急，语言不顺，一切中风，风痰。"现代药理研究发现，天麻对中枢神经系统有镇静、安眠的作用，能降低外周血管、脑血管和冠状血管的阻力，并有降压、减慢心率及镇痛抗炎作用。

——肖清清. 半夏白术天麻汤加减方治疗痰湿中阻型颈性眩晕的临床观察［D］. 成都中医药大学，2015.

**4. 茯苓**

本品性味甘、淡，平。归心、脾、肾经。《本草纲目》记载其可以"健脾胃……去风湿"；《本草再新》曰："祛湿热，利筋骨"。其具有健脾、利水、渗湿的作用。现代药理研究表明，茯苓具有利尿、抗菌、抗肿瘤、提高免疫力等作用。

**5. 陈皮**

本品性味温、辛、苦，归脾、胃、肺经。《泊宅编》云："橘皮消痰饮极有殊功。"《本草汇言》云其为"健胃和脾者也"。其具有理气和中、燥湿化痰、利水通便作用。现代药理研究表明，陈皮中的果胶能够改善脂质沉积，对动脉硬化具有较好疗效；陈皮中的橙皮苷还能够降低胆固醇，防止血栓形成。

**6. 甘草**

本品性味甘，平；归心、脾、肺、胃经。《本草汇言》言其为"和中益气，补虚，健脾胃"之药，具有补脾益气、缓和药性等作用。现代药理研究表明，甘草中的有效成分甘草次酸和甘草黄酮都可以防治动脉粥样硬化，对心脑血管均有保护作用。

**7. 生姜**

本品性味辛，微温，归肺、脾经，具有发汗解表、温中、温肺作用。现代药理研究表明，生姜可有效改善血液循环；生姜提取物对家兔的血脂质量有较明显的改善，从而改善动脉粥

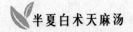

样硬化。

8. 大枣

本品性味甘，温，归脾、胃经。《本草纲目》中说，枣能补中益气、养血生津，故其具有养血，缓和药性的作用。现代药理研究表明，大枣中重要的有效成分是大枣环磷酸腺苷，它可以扩张冠状动脉，还有保护肝脏的作用。

——孔红霞. 半夏白术天麻汤合祛风化痰贴治疗缺血性中风恢复期（风痰瘀阻型）的临床研究［D］. 长春中医药大学，2017.

# 第三章　源流与方论

## 第一节　源　流

　　半夏白术天麻汤是治疗痰厥头痛、眩晕的主方之一。据有关古医籍记载，同名方有李东垣方与程国彭方两首，前者载于《脾胃论》，后者载于《医学心悟》。而今一般多指程氏的《医学心悟》方，如中医学院试用教材《方剂学》（1978、1985年版）、《内科学》（1978年版），以及近年来出版的方剂学专书如《中医方剂学》（浙江科技出版社，1981年）、《中医方剂与治法》（四川科技出版社，1984年）等均如是。唯《中医大辞典·方剂分册》（人民卫生出版社，1983年）并载了东垣与程氏二方。

　　程国彭，字钟龄，清代名医，著有《医学心悟》（1732年）。该方分载于"头痛"及"眩晕"门，谓："痰厥头痛者，胸膈多痰，动则眩晕，半夏白术天麻汤主之。"组方为：半夏一钱五分、天麻、茯苓、橘红各一钱、白术三钱、甘草五分、生姜一片、大枣二枚，水煎服。《头痛》门所载，方中白术减为一钱、大枣为三个，尚有蔓荆子一钱，并附"虚者，加人参"语。考本方即由二陈汤加白术、天麻所组成，方以夏、苓、橘、草燥湿化痰，理气和中，加白术健脾燥湿，天麻平肝息风，生姜、大枣和胃调中。全方配伍严谨，选药精当，法以健脾、燥痰、息风三者结合，使脾土运而痰湿化，肝风息而头痛、眩晕宁。方中半夏、天麻二药善于祛痰息风是为主药，诚如程氏所指出的："有湿痰壅遏者，书云：头眩眼花，非天麻、半夏不除是也。"故本方用以治疗因痰浊夹肝风上逆头目所致的头痛、眩晕证，疗效颇佳而为临床所常用。

《医学心悟·吴序》称程氏之学，自《灵》《素》《难经》而下，于先贤四大家之旨，无不融会贯通。故追溯本方之来源及其演变，借"一斑"以窥"全豹"，不仅可明程氏制方学有所宗，化裁有据，也可就古方今用问题，使我们从中受到启迪。

李东垣乃金元四大家之一，其所著《脾胃论》（约成书于1249 年）中有半夏白术天麻汤。原方为：黄柏二分，干姜二分，天麻、苍术、白茯苓、黄芪、泽泻、人参以上各五分，白术、炒曲（神曲）以上各一钱，半夏、大麦芽面、橘皮以上各一钱五分。上为粗末，每服半两，水二盏煎至一盏，去渣食前热服。主治痰厥头痛。证见："素有脾胃之证……复添吐逆。食不能停，痰唾稠黏，涌出不止，眼黑头眩，恶心烦闷，气短促上喘……目不敢开，如在风云中，头苦痛如裂，身重如山，四肢厥冷，不得安卧。"缘东垣立方之旨，重在调理脾胃，用参、芪、二术、茯苓补中益气、健脾化湿，陈、夏燥湿化痰，曲、麦理脾消食，干姜温中，大麻息风，泽泻利水，黄柏制燥。候脾胃健运，清气既升，痰浊得降得化，肝风亦自平息，则头痛、眩晕诸证得愈。其中对半夏、天麻二药评价甚高，李氏赞曰："足太阴痰厥头痛，非半夏不能疗；眼黑头眩，风虚内作，非天麻不能除。"间见上文所引程氏语"书云：头眩眼花，非天麻、半夏不除是也"乃源于此。两方比较，东垣方用药较繁杂，不若程氏方简练功专，但已基本具备了二陈汤加白术、天麻这个方底。由此可见，二陈汤实为治疗痰厥头痛、眩晕证的基本方。

二陈汤乃出自宋代《太平惠民和剂局方》，原方药用半夏、茯苓、橘红、炙甘草、生姜、乌梅（后二味现多不用；或只加生姜，或以生姜与大枣同煎），为针对痰湿为病而设。主治痰厥为患，或呕吐恶心，或头眩心悸，或中脘不快，或发为寒热，或因食生冷，脾胃不和。因痰湿的生成，主因脾土虚弱，运化失权，水湿不化，聚而为痰。当痰湿形成之后，随气而行，全身上下、内外无所不至，便产生种种痰湿的病证。然均可以本方为基础随症加减治疗，故本方作为一首化痰和中的基本方剂，受到历代医家的重视，运用甚广。四大家之一的朱丹溪就是其中的佼佼者。

丹溪为元代名家，善治杂病，故后世有"杂病用丹溪"之誉。其对杂病的辨治以气、血、痰、郁为纲，而对痰病尤多具匠心。如《丹溪心法·痰》程充按曰："丹溪治病，以痰为重。诸病多因痰而生。"对痰证的治疗，则主张"治痰法，实脾土，燥脾湿，是治其本也"，所选用的治痰主方就是二陈汤。丹溪对该方十分欣赏，推崇备至，并善于化裁，谓："二陈汤一身之痰都能管，如在下，加下引药，如在上，加上引药……脾虚者，清中气。二陈加白术之类，兼用提药"（《金匮钩玄·痰》）。基于上述认识，丹溪论眩晕、头痛的病因病机乃突出一个"痰"字。如在《丹溪心法·头眩》提出了著名的"无痰不作眩"的病机观，对其治疗便主张："湿痰者，多宜二陈汤……夹气虚者，相火也。治痰为无，夹气药降火。如东垣半夏白术天麻汤之类。"同理，在《丹溪心法·头痛》也认为"头痛多主于痰"，亦是选用东垣此方，主治"痰厥头痛"。缘丹溪从学于罗知悌，罗"得金·刘完素之再传，而旁通张从正、李杲二家之说"（见戴九灵《丹溪翁传》）。故丹溪对调治脾胃，颇受东垣的影响，因而选中东垣此方作为治疗痰厥头痛、眩晕的主方，则自在情理之中了。

现反观《医学心悟·序》所称，程氏治学"于张（仲景）、刘（河间）、李（东垣）、朱（丹溪）四大家，贯穿融会，一编入手，必有所折中"。折中者，谓损益得中也。此处是指既能继承前人之说，又有所变通、发挥。故可以说，程氏所制半夏白术天麻汤，追溯其源，乃受丹溪学说的启发，复从东垣之同名方化裁（保留原方中茯苓、半夏、橘皮、白术、天麻，增入甘草、生姜、大枣）而成。此中，就包含着一个继承、发扬的过程。

在程氏之前后，以二陈加白术、天麻这个方底加减化裁制成新方者，亦多有其人，各有千秋。如明·王三才《医便·卷二·春月诸证治例》中，有清阳除眩汤，就是加入旋覆花、槟榔、人参而成，治眩晕之证，因虚痰火炎上所致。又如清·梁中材《不知医必要·卷一·眩晕》（成书于1890年）中，有天麻六君子汤，便是只加党参一味（即成陈夏六君子汤加天麻之剂），主治"眩晕兼有痰或呕者。"

至于以二陈汤加味主治痰厥头痛、眩晕证，在前人的医案中更不乏范例。如与程国彭同时代的温病大家叶天士（约1666—1745年），擅长杂病论治。于四大家之说潜心钻研，锐意发挥。在《临证指南医案》（由其门人华岫云等整理，刊于1766年）"中风""肝风""眩晕"诸门中，倡导"阳化内风"说，认为肝风内动的产生，除因肝肾阴亏，阴不潜阳；心血亏虚，血不濡肝；肺燥金衰，金不平木等以外，尚可因脾气虚弱，土衰木横所致。针对土衰木横的病机，则提出了"土衰木横，培中可效""治痰须健中，息风可缓晕"的大法，就是选用二陈汤加味治疗的。现摘录几例，与诸君共赏析。

1. 某阳明虚，内风动。右肢麻痹，痰多眩晕。天麻、钩藤、半夏、茯苓、广皮。(《中风》)。

2. 孙氏胃虚，肝风内震。呕痰咳逆，头痛，眩晕，肢麻，汗出寒热。二陈汤加天麻、钩藤 (《肝风》)。

3. 某酒客中虚，痰晕。二陈加术、白蒺藜、钩藤、天麻。(《眩晕》)。

以上三案，其病本在脾胃虚弱，标在痰浊夹肝风上逆头目，故以二陈汤为底，酌加天麻、钩藤、白蒺藜等平肝息风药治之。特别是在第三案例中，所拟处方就已含有程氏半夏白术天麻汤，可谓二人所见略同。叶氏对该病证的具体治法，华氏在"眩晕"门按语中总结为："眩晕者……痰多者必理阳明……二陈汤之类……至于天麻，钩藤、菊花之属，皆系息风之品，可随症加入。"言简意赅，尤有画龙点睛之妙。

临证中对痰厥所致头痛、眩晕证，亦喜选用程氏此方。使用本方的指征，主要有：

1. 头痛、眩晕 (以重、胀为主)，甚则伴目不敢睁、恶心作呕。

2. 脘腹痞满，胃纳呆滞，口腻不渴。

3. 苔白滑腻。

4. 脉弦滑。

唯方中天麻一味，平肝息风是为主药，但药陈较缺。予学习前人医案加减用药，在二陈加术的基础上，酌加钩藤、白蒺藜、蔓荆子、白芷等，亦多能获效。随症用药如：脾气虚甚者

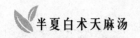

宜加参、芪补之；脘腹痞满甚者可加佛手行气散满；胃纳呆滞者可加神曲消食和胃。

金·张元素曾叹曰："古方新病，不相能也。"此说有失偏颇。明·张景岳在《景岳全书·新方八阵》中说得好："药不执方，合宜而用，此方之不必有也；方以立法，法以制宜，此方之不可无也……必善于知方者，斯可以执方，亦可以不执方。能执方能不执方者，非随时之人不能也。此方之不可废者，正欲以启发其人耳。"临床实践证明，古方经过前人长期的临床检验而流传至今，是祖国医药学的宝贵遗产。我们有责任好好加以继承、整理，在临床运用中要善于变通化裁，更好地做到古方今用，让古方发出新的光和热，为保障人民健康做出新的贡献。

——黄景泉. 半夏白术天麻汤考略［J］. 广州中医学院学报，1986（Z1）：145－146.

## 第二节　古代医家方论

冉小峰在《历代名医良方注释》言："诸风掉眩，皆属于肝。肝风内动，痰浊上扰，故眩晕头痛；痰阻气滞，故胸膈痞闷。痰厥头痛，非半夏不能疗；眼黑头晕，风虚内作，非天麻不能除。故方中以半夏燥湿化痰，天麻息风止眩晕，二药合用为主药，以治风痰眩晕头痛；白术、茯苓健脾祛湿，以治生痰之源，为辅药；橘红理气化痰，甘草、生姜、大枣调和脾胃，均为佐使药。诸药相合，方简力宏，共同体现化痰息风，健脾祛湿之功。"

程国彭《医学心悟》记载："眩，谓眼黑，晕者，头旋也，古称头旋眼花是也。其中有肝火内动者，经云'诸风掉眩，皆属肝木是也，逍遥散主之。'有湿痰壅遏者，书云'头旋眼花，非天麻、半夏不除是也，半夏白术天麻汤主之。'有气虚夹痰者，书曰'清阳不升，浊阴不降，则上重下轻也，六君子汤主之。'亦有肾水不足、虚火上炎者，六味汤。亦有命门火衰，真阳上泛者，八味汤。此治眩之大法也。"

## 第三节　现代医家临证方论

闫咏梅：本方出自《医学心悟》，为治疗风痰头痛、眩晕的常用方，临床疗效显著，备受医家推崇。风痰为病，多素有痰浊，引动肝风，风痰上扰所致。本方主症多因脾虚生湿，湿聚生痰，引动肝风，肝风夹痰上扰清空。肝风内动，风痰上扰而见眩晕、头痛；痰阻血瘀，经脉不畅，则见肢体麻木、口眼㖞斜；痰浊内阻，胃气上逆，则见恶心呕吐；痰阻气滞，故胸膈痞满；舌苔白腻、脉弦滑皆为风痰上扰之证。方药组成乃二陈汤去乌梅，加天麻、白术、大枣而成。方中半夏燥湿化痰，降逆止呕；天麻平肝息风而止眩晕，二者配伍，长于化痰息风，共为君药。白术健脾燥湿；茯苓健脾渗湿，以治生痰之本，与半夏、天麻配伍，加强化痰息风之力，共为臣药。橘红理气化痰，使气顺痰消，为佐药。使以甘草调和诸药，加姜、枣以调和脾胃。诸药合用，共奏化痰息风、健脾祛湿之效。主治风痰上扰证之眩晕、头痛、胸膈痞闷、恶心呕吐、舌苔白腻、脉弦滑等。临床常用于治疗高血压、梅尼埃综合征、血管性头痛、中枢性眩晕、前庭神经元炎等属风痰上扰者。另有《脾胃论》之半夏白术天麻汤，方中运用人参、黄芪健脾益气，黄柏引热下行，苍术健脾燥湿，重点以益气健脾燥湿为主，兼有化痰息风之功，为治疗气虚痰厥头痛之要方。在临床中，应注意辨证以合理运用。痰由湿生，湿与脾肾相关。《景岳全书》云："五脏之病，虽俱能生痰，然无不由于脾肾。"痰随气升降，气滞则痰聚，气顺则痰消。本证临床治疗中在辨证的基础上注意风痰并治，标本兼顾的原则，以化痰息风为标，健脾祛湿为本，适当运用调补脾肾、行气之品以奏良效。

——海英，闫咏梅．闫咏梅教授应用半夏白术天麻汤经验[J]．中西医结合心血管病电子杂志，2016，4（19）：197-198.

王淑玲：王教授认为，半夏白术天麻汤能治疗耳源性眩晕、高血压病、神经性眩晕、癫痫、颈椎性眩晕、面神经瘫痪等多种疾病，由于这些疾病的病因病机相同，或处于同一疾病的病变阶段，因而采用相同的处方，都达到了治愈疾病的目的，这体现了中医学"异病同治"的治则。故凡属脾虚湿盛、风痰上扰之证，不可拘泥原方主治范围，只要辨证准确，灵活运用半夏白术天麻汤标本兼治，常可去除沉疴。

——杜立建．王淑玲运用半夏白术天麻汤经验[J]．现代中西医结合杂志，2014，23（3）：305-306.

贾跃进：半夏白术天麻汤方中半夏燥湿化痰、降逆止呕，天麻平肝息风、止头眩为君药；白术运脾燥湿，茯苓健脾渗湿为臣药；陈皮理气化痰；生姜、大枣调和脾胃为佐药；甘草调和诸药。诸药共奏燥湿化痰、平肝息风之功。贾跃进在临床中，灵活运用此方来治疗多种疾病，均取得显著疗效。究其原因，归结为治病求本。当前人们生活日渐富裕，饮食偏于肥甘厚腻，脾虚之人颇多，故由脾虚痰湿壅盛引起之疾病日渐增多。半夏白术天麻汤燥湿化痰、平肝息风之力强，在治疗不寐、口僻、呃逆、眩晕、头痛等疾病中有优势。临床上应打开思路，更好地"因时、因地、因人"治疗疾病。

——芦玥，陈燕清，吴秋玲，等．贾跃进运用半夏白术天麻汤的经验［J］．中国民间疗法，2016，24（1）：10－11．

黄俊卿：半夏白术天麻汤疗效确切，学者对其研究颇多。如张建堂研究表明，天麻对肾上腺素所致的大鼠障碍有显著的预防作用，还具有对抗大鼠血栓形成的作用，其机制在于能抑制血小板黏附功能。这充分说明了天麻对微循环的影响，同时该研究还说明天麻具有抗缺血、缺氧的作用。这为天麻防治缺血性头晕提供了理论基础。王丽等在与功效、毒性相关的半夏化学成分研究进展中证实，生物碱类物质是半夏药理活性的主要物质，现代药理研究表明其具有止呕、镇咳、祛痰、抗炎以及抗肿瘤和提高记忆的作用。归纳功效即为化痰、止呕、消痞散结。临证治疗眩晕临床疗效突出，关键在于整体观念与辨证论治，半夏白术天麻汤广泛用于各系统疾病治疗，临证之际，凡因脾湿生痰，引动肝风，风痰上扰清窍所致皆可灵活用之。

——李丰雨，黄俊卿．黄俊卿教授运用半夏白术天麻汤经验举隅［J］．中国民族民间医药，2017，26（12）：86－87．

# 临证新论

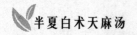

# 第四章　临证概论

## 第一节　古代临证回顾

### 一、痰厥头痛

　　范天騋之内，素有脾胃之证，时显烦躁，胸中不利。大便不通，初冬出外而晚归，为寒气怫郁，闷乱大作，火不得伸故也。医疑有热，治以疏风丸，大便行而病不减，又疑药力小，复加70～80丸，下两行，前证仍不减，复添吐逆，食不能停，痰唾稠黏，涌出不止，眼黑头旋，恶心烦闷，气短促上喘，无力不欲言，心神颠倒，兀兀不止，目不敢开，如在风云中，头苦如裂，身重如山，四肢厥冷，不得安卧。余谓前证乃胃气已损，复下两次，则重虚其胃而痰厥头痛作矣，制半夏白术天麻汤主之而愈。

### 二、不寐

　　丁某，男，46岁。失眠已三月余，精神恍惚，头晕乏力，心悸气短，胸闷脘胀，嗳气泛恶，纳谷无味，大便不爽，舌质红，苔腻微黄，脉滑数。治拟和胃宁心，用半夏白术天麻汤加减：天麻10g，清半夏、白术、枳壳、黄连、橘皮各7.5g，茯苓、远志、麦芽、瓜蒌、枣仁、竹茹各15g，水煎服。共进24

剂，能正常入睡，追访至今，未见复发。

## 三、梅尼埃综合征

张某，女，70 岁。冬月冒寒，头昏头痛，视物旋转 10 天。西医诊为梅尼埃综合征，服药罔效。刻下眩晕未减，泛恶干呕吐涎沫，心悸气短，胸痞纳差，口中黏腻，舌尖发麻，屡欲更衣，大便量少而细软，形体丰腴，舌苔白腻，六脉濡弱，诊为风痰上犯，中气素匮。处方：法半夏、天麻、陈皮各 10g，白术 12g，茯苓、党参、山楂各 15g，吴茱萸 5g，生姜 6g，炙甘草 3g。服药 3 剂，诸症大减，已不泛恶，继服 3 剂而愈。

——李东垣，脾胃论［M］．文魁，丁国华整理．北京：人民卫生出版社，2005.

# 第二节　现代临证概述

## 一、单方妙用

**病案 1**

女，56 岁，2012 年 6 月 14 日就诊。主诉：脑鸣十余年，加重两天。患者十余年前因情绪激动后出现头部嗡嗡作响，头晕，情绪稳定或休息后症状缓解，未进行诊治，后症状加重，发作频繁，到当地医院就诊，查头颅 CT、脑动脉血流图及经颅多普勒均未见异常，服用眩晕宁、谷维素、维生素 $B_{12}$ 等药物症状未见缓解，两天前因生气后症状进一步加重，为求明确诊治来诊。现主症：脑鸣，头晕，头蒙，心烦，痰多，恶心，四肢沉重，纳差，体质偏胖，舌质淡胖，苔黄腻，脉濡缓。中医诊断为：脑鸣。辨证为：痰浊内阻，上扰清窍。治疗大法为健脾化湿，消鸣止眩。处方：半夏白术天麻汤加减。组方：清半夏10g、天麻10g、炒白术10g、泽泻10g、蔓荆子10g、川芎15g、青蒿10g、五味子10g、石斛10g、山萸肉15g、莲子心10g、葛根40g、荷叶6g、麦冬10g。7剂，水煎服，每日1剂，分2次温服。二诊，脑鸣、头晕症状减轻，无心烦，前方去莲子心，继服14剂，症状痊愈，继续巩固1个月停药，至今未复发。

**按语：**脑鸣系中医学病名，最早见于《医学纲目·肝胆部》，脑鸣症属于中医顽症之一，是患者自觉脑内鸣响的一种疾病，多为持续性，影响思维，注意力不能集中，非耳鸣，亦非癫狂患者之妄闻（精神患者的幻听），甚者痛苦不堪，难以入眠。常伴有头痛、眩晕、耳鸣、失眠、健忘、乏力等症状，影响睡眠、生活、工作等，给患者带来极大痛苦。《杂病源流犀烛·头痛》如此论述脑鸣症："有头脑鸣响，状如虫蛀，名曰天蚁者，以茶子末吹鼻，效。"历代医家治疗脑鸣症多从火热、痰湿论治。方中清半夏、炒白术、泽泻健脾利湿；蔓荆子、葛根消眩止鸣；莲子心、石斛、荷叶滋阴益胃，养心安神。王淑玲主任医师根据病情，以半夏白术天麻汤加减治疗脑鸣取得了较好的疗效。

**病案2**

女，56岁，左侧耳中嗡嗡作响，耳鸣两个月，听力丧失1天。既往有高血压病史20年。曾到医院查头颅CT、核磁均未见异常，颈部彩超：左侧颈动脉斑块形成。住院输液治疗症状未见好转，经人介绍到王主任门诊就诊。现主症：左耳听力丧失，耳中胀闷，头昏头重，咳嗽，咳痰，舌质淡，苔白腻，脉弦滑。中医诊断：耳聋。辨证：肝肾阴虚，风痰上蒙。治疗以滋阴益肾，化痰息风为治疗大法。处方以半夏白术天麻汤加减治疗。组方：清半夏10g、炒白术10g、泽泻20g、钩藤20g、羚羊角粉2g（冲服）、浙贝母10g、生地黄20g、桑叶10g、菊花10g、茯神15g、天麻10g、夜交藤30g、莪术10g、蔓荆子10g、葛根30g，7剂，水煎服，每日1剂，分两次温服。二诊，症状较前好转，听力有所好转，效不更方，在原方基础上加减治疗两月余，两耳听力已基本一致。

**按语：** 突发性耳聋是指突然发生的，原因不明的感音神经性听力损失，通常在数分钟、数小时或数天内（一般不超过3天），患者听力下降到最低点，可伴耳鸣、眩晕和耳堵塞感，且多为单耳发病。中医学中耳鸣、耳聋为同一病名，只是程度的不同。临床表现：耳鸣听力下降，甚可全聋，并可伴耳闭、耳胀、头昏等。中医学认为，突聋属"暴聋"范畴，《黄帝内经》云"暴聋属实，久聋属虚"，因此推断此病病因病机为风痰相搏于耳，湿邪侵入，风痰湿邪阻塞经脉，气血不得流通，乃生瘀血，加重阻塞，同时气血不能流通无以充养耳窍而致暴聋。肾藏精而主骨生髓，上通于脑，开窍于耳。肾气充沛，髓海充足则听力敏锐。《景岳全书》曰："耳为肾窍，乃宗脉之所聚，若精气调和，肾气充足，则耳目聪明。"在治疗致病原因基础上加用益肾药物，疗效较好。

**病案3**

男，75岁，主因：头晕，头痛来诊。既往高血压30年，青光眼手术病史1年。现主症：头晕，头痛，休息不好时症状加重，恶心，全身沉重无力，小便可，大便干，舌质淡，苔黄腻，脉濡缓。查头颅CT：脑梗死。血压：155/85mmHg（1mmHg＝0.133kPa）。中医诊断：眩晕；西医诊断：腔隙性脑梗死。辨证：痰浊内盛。治疗以化痰泻浊为治疗大法。处方以半夏白术天麻汤加减治疗。组方：清半夏10g、天麻10g、泽泻20g、化橘红10g、炒蔓荆子10g、炒白术10g、黄芪20g、葛根20g、桑枝20g、荆芥穗10g、首乌藤30g、丹参20g、牡蛎30g（先煎）、龙骨30g（先煎）、煅珍珠母30g（先煎），7剂，水煎服，每日1剂，分2次温服。二诊：全身无力症状好转，血压：140/80mmHg，原方去牡蛎、龙骨，继服14剂，休息不好时仍有轻度头晕，继用14剂，症状完全消失。

**按语：**腔隙性脑梗死的病变基础是高血压所致的动脉粥样硬化和/或微血栓的形成，一般多责之于瘀血阻络，治以活血化瘀。此例属中医学"眩晕"范畴，《素问》曰："诸风掉眩，皆属于肝。"《丹溪心法》谓："无痰不作眩。"半夏白术天麻汤是治疗痰浊上扰的主要方剂之一。基于此，王淑玲主任从风痰论治，风痰阻络型是脑梗死常见的中医证型，其病因是由于痰浊上扰，阻滞经脉，经脉失养。痰具有黏滞难去的特点，治疗有一定难度。现代药理研究表明，化痰药具有抗凝、降血脂的作用；活血药具有改善血流动力学、增加脑血流量、改善血液流变学、抗血栓形成、改善微循环、降低血脂等作用。

**病案4**

女，58岁，2012年9月18日来诊。主因面部向右侧㖞斜3天。患者于3天前受凉后出现左侧面部麻木，流涎，口角及面部向右侧㖞斜，头痛，嗜睡，轻微活动后心慌，自觉心率加快。既往有额叶脑膜瘤病史，拒绝手术治疗。症见左侧面部表情肌瘫痪，额纹及鼻唇沟变浅，左眼裂扩大，闭眼不能，口角下垂，面部向右侧㖞斜，舌质淡红，苔白腻，脉弦滑。中医诊断：面瘫；西医诊断：面神经麻痹。辨证：气血亏虚，风痰阻络。治疗以益气活血，祛风化痰为治疗大法。以半夏白术天麻汤加减治疗。组方：清半夏 12g、炒白芍 20g、天麻 10g、炒蔓荆子 10g、川芎 15g、炒芥子 6g、丹参 20g、檀香 10g、郁金 10g、党参 20g、天冬 10g、五味子 10g、炙甘草 10g、首乌藤 30g、化橘红 10g、浮海石 20g。7 剂，水煎服，每日 1 剂，分 2 次温服。翳风、牵正、下关穴用歪僻贴（王淑玲研究，已临床应用多年，疗效较好）穴位贴敷。二诊时左侧面部麻木感觉好转，左眼已能闭合但闭不严，头痛，头晕，睡眠，心慌症状好转，上方去檀香、首乌藤，加龙骨 30g、牡蛎 60g、海藻 15g、山慈菇 10g 以软坚散结治疗额部脑膜瘤。三诊时，面瘫症状已痊愈。继续服用中药治疗额部脑膜瘤至今。

**按语：** 面神经麻痹或称 Bell 麻痹，是因茎乳孔内面神经非特异性炎症所致的周围性面神经麻痹，确切病因未明。长期以来认为本病与嗜神经病毒感染有关。面神经炎属于中医学"口僻"范畴，一般起病较急，多属风痰阻络所致。足阳明之脉夹口环唇，足太阳之脉起于目内眦。本病多因正气虚弱，脉络空虚，风寒之邪乘虚而入，侵袭阳明、少阳、太阳经脉，以致经气阻滞，筋脉失养，气血不和，肌肉迟缓不收而发病。太阳外中于风，阳明内蓄痰浊，风痰循经阻于头面经络，则经隧不利，筋肉失养，《诸病源候论·偏风口歪候》说："偏风口歪是体虚受风，风入于夹口之筋也。足阳明之筋，上夹于口，其筋偏虚，而风因乘之，使其经筋急而不调，故令口喝僻也。"治疗应以补益气血、祛风化痰为治疗大法。

**病案5**

女，53 岁。主因：迎风流泪 5 年，加重伴后背凉、失眠、眼睛干涩、大便排无力 3 天来诊。患者 5 年前无明显诱因出现迎风流泪，初期不重，未引起注意，后症状加重，春秋尤甚，风吹和光刺激后加重，以致影响户外活动，曾到多家医院就诊，查泪管无器质性病变，泪管冲洗通畅，屡治收效甚微。经人介绍到王淑玲门诊寻求中医治疗。现主症：双眼迎风流泪，后背凉，失眠，眼睛干涩，纳差，大便排出无力，排出时大便成形，质不硬，小便正常，舌质淡胖，边有齿痕，苔白腻，脉濡细弱。中医诊断：泪溢。辨证：脾肾亏虚，风痰上扰。治疗以健脾化痰，补益肝肾为治疗大法。组方：清半夏10g、天麻10g、炒白术10g、泽泻10g、炒蔓荆子10g、陈皮10g、川芎10g、葛根30g、黄芪30g、羌活10g、炒苍耳子10g、炒桃仁10g、细辛3g、牡蛎30g、当归12g、首乌藤30g、密蒙花10g、预知子15g、枸杞子20g、龙骨30g。7剂，水煎服，每日1剂，分2次温服。二诊时患者双眼干涩、后背凉已无，迎风流泪、失眠症状明显好转，大便仍排出无力，但有所减轻。上方去羌活、炒苍耳子、预知子，加巴戟天10g、淫羊藿10g、黄柏6g、白芷30g，考虑患者老年，肾阳亏虚，致排便无力，故加用温阳益肾药物。三诊时，患者症状明显好转，继续服用14剂痊愈，随访至今未复发。

**按语：**泪溢症是眼科中常见病之一，眼泪常不自主流出眼外，无风自下，迎风更甚，拭之又生。中医又称迎风流泪，充风流泪，目泪出不止等病名。多发于40岁以后。脾胃乃后天气血津液生化之源，气机升降的枢纽。化源不足则精血不足，不能充养肝肾；肾主藏精，精能生髓，脑为髓之海，目系上属脑，肾中之精气旺盛，髓脑丰满，则目光敏锐。《素问·逆调论》云："肾者水脏，主津液。"津液在目化泪及神水，以泽其目。肾精亏损，气虚则津液不摄。泪为肝液，血旺以束泪液，故肝血不足，则泪窍不密，泪腺失束而流泪。泪道窍窦失养，则泪液循行无序。本病病位在目，涉及脏腑主要是脾、肾、肝。治疗以健脾化痰，补益肝肾为大法。王淑玲运用半夏白术天麻汤加减治疗属于此病机的泪溢症，故而取得了较满意的疗效。

——王淑玲运用半夏白术天麻汤经验 [J]．现代中西医结合杂志，2014，23（3）：305－306.

**病案6**

患者，女，42岁，2014年6月11日初诊。患者于1月前无明显诱因引起口角㖞斜，右眼闭合不全，在县医院诊断为"特发性面神经麻痹"并入院治疗，效果不明显，故来我院就诊。现症见：口角歪向左侧，右侧额纹消失，右眼闭眼不全，露睛，右侧鼻唇沟变浅，鼓腮右侧漏气。饮水时水由右侧口角漏出，进食时食物滞留在右腮处，面部无红肿热痛等不适。时头晕、头蒙，右耳鸣。自觉头枕部拘急。纳眠可，二便正常，喜冷饮，舌胖，边有齿痕，苔白，脉沉。证属风痰化热。方选半夏白术天麻汤加减，拟方：清半夏9g，陈皮10g，茯苓15g，天麻10g，僵蚕10g，蜈蚣1条，浙贝10g，天竺黄10g，薄荷10g（后下），秦艽10g，鸡内金15g，夏枯草15g。7剂，水煎服。2014年6月19日复诊时，患者诉服药后，自觉头晕、头蒙好转。右侧面部自觉较前灵活。右侧稍见额纹，右眼仍闭眼不全，露睛，右侧鼻唇沟浅，鼓腮右侧漏气。再以上方加地龙10g，服用10剂。2014年6月30日三诊，患者经治疗已痊愈，额纹、鼻唇沟、闭眼、鼓腮等均两侧对称。未见头晕、头蒙。纳眠可，二便调。嘱患者注意劳逸结合，避风寒，饮食清淡，不适随诊。2015年1月回访，患者口僻未复发。

**按语：**贾跃进对于口僻的治疗重视邪正的强弱，他认为口僻分为急性期（7天之内），恢复期（8天至两个月），后遗症期（两个月以上）。急性期，风寒之邪，初入脉络，经气阻滞较盛，但正气未伤。此期患者以祛邪为主，重用虫类药物，如僵蚕、蜈蚣、全蝎等；恢复期，邪气入络较深，邪正交争剧烈，此期扶正祛邪同等重要。本例患者属恢复期，脾虚痰湿壅盛，与风邪相兼，日久化热成风痰化热证型。半夏白术天麻汤加减以补脾燥湿，化痰息风；僵蚕、蜈蚣以祛风通络；后遗症期，由于疾病迁延日久，邪气渐衰，但正气受损亦较重，故此期以补益正气为重点，同时由于病久，患者多有瘀血，所以在此期可添加活血化瘀的中药，如川芎、红花、桃仁等。另外，在口僻治疗中，为了加强疗效，贾跃进常添加引经药，如白芷。

**病案7**

患者，男，40岁，2014年5月8日初诊。3年前无明显诱因引起间断性呃逆，饮凉及饮水多后甚，体型偏胖，饭后易胃胀，时头蒙，眠可，大便量少，小便黄。苔白脉沉。2012年5月做胃镜，提示为浅表性胃炎。辨证属脾虚痰盛，气机不利。治以健脾化痰，疏利气机。方用半夏白术天麻汤加减：清半夏9g，炒白术15g，天麻10g，香附10g，砂仁8g，党参15g，陈皮10g，茯苓30g，丁香6g，枳实12g，厚朴15g，木香10g，炒莱菔子20g。5剂，水煎服。2014年5月14日复诊，服药后症状明显改善，故守上方，再服5剂以巩固疗效。2014年12月1日回访，未见疾病复发。

**按语：**贾跃进对于呃逆的诊治，抓住气机不利，胃气上逆动膈为主因。调治气机的通利是本病的关键。脾胃为后天之本，气血生化之源。脾主升清，胃主降浊。如脾胃阳虚，升降失常，客气上逆动膈，则发为呃逆，该患者间断性打嗝，饮凉后及饮水多后甚，体型偏胖，饭后易胃胀，时头蒙。大便量少，苔白脉沉。综合辨证，患者脾胃阳虚使痰湿壅盛，从而导致气机不利，胃气上逆动膈。贾跃进在半夏白术天麻汤健脾祛湿的基础上添加香砂四君子以增健脾之力。丁香、木香均为辛香温通之药物，以调理气机。"小大不利治其标"，贾跃进在临证中十分注重患者大便的通利与否，枳实、厚朴、炒莱菔子是通利大便的常用药对。

**病案8**

患者，女，50岁，2014年6月12日初诊。3天前无明显诱因引起失眠，入睡困难，每夜仅睡2~3小时，睡前多烦躁、身热。自服加味逍遥丸无效，故来就诊。现症见：入睡困难，时心慌，多思虑，纳可，大便不畅、黏，每日2~3次，小便频数，乏力，口干，身形偏胖，苔白脉沉。辨证属脾虚痰阻，治以健脾化痰。方用半夏白术天麻汤加减：清半夏9g，炒白术10g，天麻10g，党参15g，茯苓20g，瓜蒌10g，天竺黄10g，莪术10g，远志10g，合欢皮10g，芦根15g，陈皮10g，生麦芽20g。7剂，水煎服。2014年6月20日复诊，患者服药后，入睡好，每夜可睡5~6小时。睡前烦躁、身热、心慌、多思虑、乏力、口干症状好转，纳可，大便每日1~2次，小便频，苔白脉沉。为巩固疗效，守上方服用10剂，渐愈。

**按语：** 中医对不寐的认识，早在《难经》就有记载。不寐的病因很多，但总与心、脾、肝、肾及阴血不足有关。跃进在临床上治疗不寐，多从肝、脾入手。《症因脉治》曰："肝火不得卧之因，或因恼怒伤肝，肝气怫郁。或尽力谋虑，肝血有伤。肝主藏血，阳火扰动血室，则夜卧不宁矣。"肝郁化火、肝血不足均可导致不寐，多用龙胆泻肝汤、酸枣仁汤、逍遥散等治疗。《素问·逆调论》有"胃不和，则卧不安"。饮食不节等多种原因致脾胃受损，胃失和降亦可引起不寐，本例患者即属此种类型。脾虚痰湿壅盛致心神不宁，思虑过伤，从而致不眠。贾跃进在半夏白术天麻汤的基础上，加莪术以消食化积、行气活血；远志、合欢皮以宁心、安神、助眠；瓜蒌、天竺黄以祛痰、利湿。诸药合用，共奏健脾化痰安神之功。

——芦玥，陈燕清，吴秋玲，等. 贾跃进运用半夏白术天麻汤的经验 [J]. 中国民间疗法，2016，24（01）：10-11.

**病案 9**

患者张某，男 37 岁。主诉：颈部不适伴头晕 3 年，加重两周。现病史：3 年前患者无明显诱因致颈部不适伴头晕。曾在当地医院诊断为颈椎病（椎动脉型），给予牵引等物理疗法，静脉点滴甘露醇，口服倍他司汀胶囊，效差。刻诊：颈部不适，口苦，头晕，纳呆，眠差，小便可，大便干，舌红，苔黄腻，舌体胖大，脉滑数。中医诊断：眩晕，证属风痰上扰。治以化痰息风，健脾祛湿。给予半夏白术天麻汤加减。具体方药如下：法半夏 18g，麸炒白术 20g，天麻 18g，茯苓 30g，泽泻 20g，柴胡 15g，黄芩 15g，枳壳 18g，陈皮 18g，白芍 20g，葛根 30g，生姜 6g，大枣 6g，炙甘草 9g。7 剂，水煎温服，日 1 剂。二诊，诉头晕、大便干、纳呆等症状明显缓解，守上方 7 剂，服后症状完全消失，临床治愈。

**按语：**本患者从纳呆等临床症状及舌脉不难看出为脾虚生湿化痰，湿痰壅遏，引动肝风，风痰上扰清空故见头晕；另患者口苦、眠差说明肝经有热故加黄芩；清气不升，浊气不降，故见大便干，枳壳、泽泻等降浊气而促进清气上升，患者颈部不适加葛根舒筋，生津。全方标本兼治，故临床疗效显著。

**病案 10**

患者李某，男，30岁，主诉：头晕伴耳鸣两周。两周前患者无明显诱因出现中耳炎，在当地诊所静脉点滴抗生素，效差，后出现头晕耳鸣。CT示：膜迷路积水。刻诊：头晕，如坐舟船，口苦，耳鸣，小便可，大便干，舌红，苔厚，脉滑涩。中医诊断：眩晕，证属风痰上扰。治以化痰息风，疏肝解郁。给予半夏白术天麻汤加减。具体方药如下：法半夏18g，麸炒白术20g，天麻18g，炒车前子20g（包煎），泽泻20g，柴胡15g，黄芩15g，枳实12g，白芍20g，生姜6g，大枣6g，炙甘草9g。7剂，水煎温服，日1剂。7剂毕，自诉症状完全消失，临床治愈。

**按语：** 该患者头晕、耳鸣，从中医经络上属于足少阳胆经循行部位，且符合伤寒论少阳经辨证特点，故用柴胡、黄芩和解少阳。另，舌脉可知患者素有脾虚，日久生湿化痰，加车前子、泽泻、枳实为降浊气。西医学认为，梅尼埃病为膜迷路积水所致，车前子、泽泻具有利水渗湿作用，故临床疗效确切。

**病案 11**

患者王某，女，48岁。主诉：晨起头晕、眼黑蒙4小时。患者既往有高血压病史5年，口服降压药不规律。现血压：185/110mmHg（1mmHg = 0.133kpa）。刻诊：头晕，口苦，心烦，纳可，眠差，舌红，苔黄腻，脉弦。中医诊断：眩晕，证属风痰上扰，兼肝经有热。治以化痰息风。给予半夏白术天麻汤加减。具体方药如下：法半夏18g，麸炒白术20g，天麻18g，柴胡15g，黄芩15g，枳实12g，白芍20g，栀子12g，厚朴9g，生姜6g，大枣6g，炙甘草9g。7剂，水煎温服，日1剂。7剂毕，自诉症状明显好转，嘱其遵医嘱口服降压药。

**按语：**中医把高血压病归属于"眩晕"范畴，口苦、心烦、眠差等症状说明肝经有热，故给予柴胡、黄芩、栀子清肝经之热；舌脉可知湿热蕴脾，日久生痰，痰湿与肝经之火相合上升上扰清窍故见头晕，该方标本兼治，故临床效果好，但黄俊卿教授在坚守中医的同时并不排斥西医，同时肯定西医之降压效果。

——李丰雨，黄俊卿．黄俊卿教授运用半夏白术天麻汤经验举隅［J］．中国民族民间医药，2017，26（12）：86-87.

**病案 12**

患者王某，女，23 岁。患者头痛 3 年余，每于考试前或生气后出现双侧额部紧绷样疼痛，呈持续性，休息后和自行服用止痛药后可以缓解。头部昏沉如裹，纳食不香，食后腹胀，夜间睡眠差，二便尚可，舌质淡，苔白腻，脉弦滑。中医诊断：头痛（风痰上扰），西医诊断：血管性头痛。选方半夏白术天麻汤加减：半夏 15g，天麻 10g，茯苓 12g，陈皮 8g，炒白术 12g，生姜 5g，大枣 3 枚，甘草 3g，每日 1 剂，水煎400mL，分早晚 2 次温服。嘱其注意头部保暖，保证睡眠充足。服药后头痛症状明显改善，发作频率降低，疼痛持续时间明显缩短。

**按语：**紧张性头痛多为情志抑郁，气机郁滞聚而不发所致，属于中医"郁证""头痛"范畴。郁怒伤肝，肝气不舒，人体上下气机不调畅，肝气郁结，故胸闷，善太息；气郁津液不畅聚而成痰，忧思伤脾，脾运化功能失常，水湿日久成痰，故头重如裹，纳食不香，食后胃脘胀闷不适；气郁化火伤阴，阴不制阳，阴虚则导致阳亢日久，阳亢化风夹痰而上，所以出现头痛，睡眠差。结合舌脉，中医辨为风痰上扰，运用原方加生姜、大枣健脾和胃化痰。现代药理研究表明，天麻中含有天麻素，具有重镇安神、促进受损脑组织恢复、缓解神经性头痛的功用。

**病案 13**

孙某，男，47 岁。头晕、头昏两月余。平素嗜酒，肥胖体质。患者诉近两个月来无明显原因出现头晕眼花，站立不稳，重者如乘船晕车，颈项僵硬不适，活动受限，时伴恶心，呕吐，发作时常自觉胸闷如石，心慌，全身乏困无力，睡眠差，不易入睡，二便尚可。舌淡苔薄白，舌体微胖，边有齿痕，脉滑数。血压 170/100mmHg，既往有高血压病史 5 年余，最高血压可达182/108mmHg。中医诊断：眩晕（痰湿壅盛，夹肝风上扰清窍）。西医诊断：高血压病 3 级（重高危）。方选半夏白术天麻汤加减。方药为：天麻25g、半夏15g、茯苓15g，钩丁25g，石决明15g，炒白术25g，佛手10g，陈皮15g，制远志10g，枇杷叶15g，川芎15g，蔓荆子25g，夜交藤30g，茯神15g，粉葛根30g。10 剂，每日 1 剂，水煎400mL，分早晚 2 次温服。嘱其平素注意监测血压，若血压升高至 150/90mmHg，则加用复方降压片口服。复诊时患者诉上证明显减轻，发作频率也有所减低。上方加酸枣仁30g、浮小麦50g、远志40g，10 剂，每日 1 剂，服法同前。复诊时患者诉头晕、视物旋转、恶心呕吐感较前明显缓解，心悸心慌等症状也明显改善。测血压 128/80mmHg。继用原方14 剂以巩固疗效。

**按语：** 高血压属于中医眩晕范畴。眩晕的病变部位主要在头目耳窍，与其相联系的脏器主要有肝、脾、肾，以痰浊中阻、本虚标实为主。眩晕多为平素脾胃虚弱，运化无力，聚湿生痰，再加上肝风内动所致。肝阳化风上扰头部，加上痰浊上逆上扰清窍，所以出现头晕、头昏、头痛。本证为本虚标实，以肝风夹痰上扰清窍为标，脾胃虚弱，运化无力为本。因此临床上以平肝息风化痰，健脾除湿和中为法，疗效显著。临床观察表明，半夏白术天麻汤化裁方的降压效果显著，降压疗效可与西药对照组相当；临床常见症状的消除也明显优于西药对照组，而且没有明显的副作用。因此半夏白术天麻汤化裁方是临床上降压较理想的中药方剂，值得推广和使用。

**病案 14**

刘某，男，37 岁。发作性意识丧失伴肢体抽搐 20 余年，加重 1 年。患者 20 多年前因情绪激动出现发作性意识丧失，伴肢体抽搐、口吐白沫，持续约 10 分钟，于当地医院就诊，诊断为癫痫，给予口服苯妥英钠、复方苯巴比妥溴化钠，发作情况明显减轻，后遵医嘱逐渐减少药物剂量，至 1 年前，症状发作明显较前频繁，每次发作时情况基本同前，为求进一步治疗遂来我科。现症见患者表情淡漠，反应迟钝，时有头晕，晨起痰多，夜休尚可，纳食差，食后腹胀，二便调。舌质淡暗，苔薄白腻，脉弦滑。方选半夏白术天麻汤加减。处方：清半夏 10g、陈皮 12g、茯苓 15g、天麻 12g、砂仁 8g（后下）、僵蚕 15g、胆南星 12g、石菖蒲 12g、制远志 12g、白芥子 12g、丹参 30g、党参 15g、炒神曲 15g、麸炒白术 12g、甘草 6g。30 剂，每天 1 剂，水煎 400mL，分早晚 2 次温服。联用德巴金片（丙戊酸钠缓释片）500mg，每天 1 片。患者服药后症状未再发作，自觉头脑清晰，精神好转，可正常生活和工作。

**按语：** 初因七情失调，突然遭受大惊大恐，造成气机逆乱，进而损伤脏腑，肝肾受损，导致阴不敛阳而生热生风，加之平素脾胃失调，痰浊内聚，经久失调，痰浊随气逆，故患者因情绪激动而发病，四肢抽搐，胃脘食后胀满；蒙蔽心神清窍，故伴一过性意识丧失，头晕，表情淡漠，反应迟钝，结合舌脉，中医辨为风痰闭阻，以燥湿健脾，涤痰息风开窍为法，半夏、陈皮、砂仁、炒神曲、炒白术、白芥子燥湿化痰和胃；天麻、僵蚕平肝息风镇痉；胆南星、石菖蒲开窍降逆；加党参益气生津养血以防温燥；制远志、茯苓镇心安神；甘草调和诸药。现代药理研究表明，天麻所含香草醛在无明显中枢抑制作用时，能抑制大脑点燃效应的全身性阵挛发作，缩短刺激后放点过程，由此表明，在不产生中枢震惊作用的小剂量，香草醛即可显著改善脑电活动，产生抗癫痫作用。

——卢延荣，徐冰，康朝宾，等．闫咏梅运用半夏白术天麻汤验案举隅［J］．亚太传统医药，2017，13（22）：93－94.

## 二、多方合用

### （一）临床研究

宋某等人运用半夏白术天麻汤合通窍活血汤加减方为主治疗高血压眩晕48例。所有患者均予以硝苯地平缓释片降压治疗，并予以半夏白术天麻汤合通窍活血汤加减方口服。药物组成：半夏10g，白术15g，天麻15g，茯苓15g，橘红10g，川芎10g，桃仁10g，红花10g，赤芍10g，丹参20g，生姜10g，大枣10g。以上药物水煎服，取汁200mL冲服三七粉3g，每日1剂，分2次服完。15天为1个疗程，两个疗程后观察疗效。结果显示，48例治疗患者中，临床痊愈者22例，占治疗患者的45.8%；显效患者15例，占治疗患者的31.2%；有效患者10例，占治疗患者的20.8%；无效患者1例，占治疗患者的

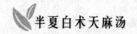 

2.1%；有效率为97.9%。

——宋远瑛，韩辉，李树岗．半夏白术天麻汤合通窍活血汤加减方为主治疗高血压眩晕48例［J］．中医药临床杂志，2013，25（11）：1010－1011.

刘永家教授运用半夏白术天麻汤合通窍活血汤加减治疗血管性头痛。具体治疗以化痰祛瘀、活血通窍为主，方用：炒白术15g，天麻15g，法半夏10g，陈皮12g，茯苓12g，川芎15g，赤芍15g，桃仁12g，红花10g，大枣12g，白芷15g，甘草6g。根据头痛主要部位加入相应引经药物治疗，如颠顶痛为主者加藁本15g，枕后痛为主者加羌活15g，以引药直达病所。每日1剂，水煎，分3次口服。疗程为1个月。32例血管性头痛治愈18例，显效8例，有效4例，无效2例，总有效率93.75%。

——李晓芳，庄光彤，李刘英．刘永家教授运用半夏白术天麻汤合通窍活血汤加减治疗血管性头痛临床观察［J］．中国中医急症，2006（4）：398.

孔某运用半夏白术天麻汤合祛风化痰贴治疗缺血性中风恢复期（风痰瘀阻型）。临床试验采用随机对照的分组方法，将符合缺血性中风恢复期（风痰瘀阻型）诊断标准的72例患者随机分为治疗组和对照组各36例。其中治疗组给予半夏白术天麻汤，1剂水煎300mL。每次150mL，日2次，分早晚口服；祛风化痰贴，每次外用贴敷4小时，贴于双侧的太冲穴、合谷穴、丰隆穴、大椎穴，日1次。对照组：给予半夏白术天麻汤，1剂水煎服300mL，每次150mL，日2次，早晚口服。以上药物均由长春中医药大学附属医院饮片药房提供。两组疗程均为28天。经统计学分析，通过观察两组治疗前后的神经功能缺损程度以及中医证候评定标准，来评价半夏白术天麻汤合祛风化痰贴对缺血性中风恢复期患者的临床疗效及其保护机制。结果显示治疗前，两组的一般资料（性别、年龄、神经功能缺损程度及中医症状），经统计学检验，$P > 0.05$，差异无统计学意义，两组间具有可比性。治疗 28 天后，两组神经功能缺损的改善比较，经统计学处理，$P > 0.05$，治疗前后比较无统计学意义；两组中医证候疗效比较，经统计学处理，$P < 0.05$，表明半夏白术天麻汤合祛风化痰汤对缺血性中风恢复期的中医证候临床疗效显著，优于对照组。且两组患者在服药期间均未发生不良反应事件。结论：半夏白术天麻汤合祛风化痰贴治疗组可以有效地治疗缺血性中风恢复期（风痰瘀阻型），临床疗效优于半夏白术天麻汤，两组药物均能有效地改善神经功能缺损和中医证候。在改善中医证候方面，治疗组疗效优于对照组，值得临床进一步研究。

——孔红霞 . 半夏白术天麻汤合祛风化痰贴治疗缺血性中风恢复期（风痰瘀阻型）的临床研究 [D] . 长春中医药大学，2017.

林某运用半夏白术天麻汤合温胆汤治疗痰湿壅盛型高血压病。临床随机分为治疗组和对照组。治疗组用半夏白术天麻汤合温胆汤。处方：半夏 9g，橘红 10g，茯苓 15g，甘草 6g，竹茹 10g，枳壳 10g，石菖蒲 15g，远志 10g，枣仁 15g，白术 15g，天麻 10g。对照组四君子汤，处方：人参去芦、白术、茯苓去皮各 9g，炙甘草 6g。以上两种方药均制成 GMP 科学中药胶囊，两药均按照 1 日 9g 装成 0 号胶囊，分粒装。要求两组药物的外形、颜色、包装、服法基本一致。试验组给予含半夏白术天麻汤和温胆汤各药物组成的胶囊，每次服 5 粒，相当于生药 4.5g，早晚各服 1 次。对照组服用含四君子汤各药物组成的胶囊，每次服5粒，相当于生药4.5g，早晚各服1次。疗程：1个月为1个疗程。结果：治疗组显效率23.3%，有效率63.3%，总有效率86.7%，对照组显效率10%，有效率66.7%，总有效率76.7%。两组中医证候疗效比较，差异无统计学意义（$P > 0.05$）。说明治疗组和对照组在改善中医证候总体疗效评分上均有较好的疗效，虽然两组之间没有差异，但说明了中医药对治疗痰湿壅盛证高血压的有效性。

——林韵忠. 半夏白术天麻汤合温胆汤治疗痰湿壅盛型高血压病的临床研究［D］. 广州中医药大学，2010.

陈某等观察半夏白术天麻汤合泽泻汤加味对痰湿壅盛型高血压病体重指数、降压效果的影响。方法：为将100例超重或肥胖（BMI≧24）、辨证为痰湿壅盛型的高血压病患者随机分为治疗组（予中药加氯沙坦）与对照组各120例（予氯沙坦），其中治疗组服半夏白术天麻汤合泽泻汤加味：天麻6g，制半夏9g，白术12g，茯苓15g，泽泻10g，陈皮10g，生山楂10g，决明子15g，石菖蒲6g，川芎6g，丹参12g，炙甘草5g。每日1剂，水煎取汁分2次温服；同时口服氯沙坦50g，每日1次。对照组服氯沙坦50g，每日1次。均治疗12周。结果治疗组治疗后体重指数、收缩压和舒张压明显降低（$P < 0.05$），与对照组相比差异有显著性（$P < 0.05$）。

——陈利群. 半夏白术天麻汤合泽泻汤加味对痰湿壅盛型高血压病体重指数、降压效果的影响［J］. 中国中医急症，2007（06）：650 - 651.

陈某运用半夏白术天麻汤合天麻钩藤饮加减治疗椎动脉型颈椎病，临床观察疗效。方法：将诊断明确的椎动脉型颈椎病患者60例，随机分为治疗组30例和对照组30例，分别采用半夏白术天麻汤合天麻钩藤饮加减与颈复康颗粒治疗。治疗组内服半夏白术天麻汤合天麻钩藤饮加减：制半夏9g，天麻9g，陈皮10g，白术15g，钩藤（后下）18g，葛根30g，石决明30g，茯苓20g，泽泻15g，全蝎3g，珍珠母30g，丹参30g，杜仲15g，牛膝15g，枳壳10g，炙甘草6g。用法：水煎2次共取汁约400mL，全蝎焙干后研末冲服，分早晚2次温服。对照组采用颈复康颗粒（承德颈复康药业集团有限公司）治疗。2次/天，2袋/次。以上两组均14天为1个疗程，连续观察3个疗程。治疗6周后观察比较两组治疗前后主症的缓解程度、TCD改变。结果：总有效率治疗组为90.0%，对照组为76.7%疗效。两组比较，差异有统计学意义（$P < 0.01$）；且治疗组的椎-基底动脉供血不足有明显改善（$P < 0.05$）。

——成建国. 半夏白术天麻汤合天麻钩藤饮加减治疗椎动脉型颈椎病30例临床观察［J］. 中医药导报，2010，16（10）：41-42.

母某观察半夏白术天麻汤合升降散治疗痰浊中阻型眩晕的疗效。方法为选择符合诊断标准的痰浊中阻型眩晕患者60例，随机分为两组，治疗组给予口服半夏白术天麻汤合升降散治疗，药物组成：半夏9g、天麻12g、茯苓12g、川芎12g、柴胡12g、杏仁12g、橘红10g、白术15g、甘草6g、僵蚕9g、蝉蜕6g、姜黄12g、生大黄6g（后下）。随症加减：恶心呕吐者加半夏至25g、竹茹9g、枳实9g；痞满者加枳实12g、厚朴12g、陈皮10g；耳鸣者加石菖蒲12g。上药水煎服，每日1剂，10天为1个疗程。对照组采用盐酸氟桂利嗪胶囊5mg，每晚睡前口服，日1次。10天为1个疗程。结果经过6个疗程的治疗，并随访1个月，治疗组总体有效率93.3%，对照组总体有效率80%。

两组比较，差异有显著性意义（$P<0.05$）。

——母相聪．半夏白术天麻汤合升降散治疗痰浊中阻型眩晕60例［J］．世界最新医学信息文摘，2016，16（95）：158＋162．

## （二）临床举隅

**病案1**

患者，王某，女，56岁，于2010年5月8日就诊，因头晕、呕吐1天就诊。就诊时症见患者头晕、目眩、恶心呕吐痰涎，头部困重，伴有脘痞胸闷，颈项强痛，行走欠稳，形体肥胖，舌质暗紫，苔黄腻，脉濡滑。既往有高血压病、高脂血症病史10余年。查体：血压180/110mmHg，神清，精神欠佳，吐词清晰，应答切题，伸舌居中，双侧瞳孔等大等圆，光反射灵敏，眼球无震颤，颈软，转颈试验阳性，心肺听诊正常，四肢肌力正常，肌张力对称，共济运动正常，病理征阴性。就诊时查肝肾功能、血生化、血糖正常，血脂TG3.82mmol/L。心电图提示正常范围。头颅MRI提示：颅脑未见明显病变。中医诊断：眩晕（证属痰瘀互结）；西医诊断：高血压病。处方：半夏10g，白术15g，天麻15g，茯苓15g，橘红10g，川芎10g，桃仁10g，红花10g，赤芍10g，丹参20g，生姜10g，大枣10g，水煎服，每日1剂，连服15剂，同时予以硝苯地平缓释片20mg，每日2次口服。眩晕治疗3天后减轻明显，无呕吐，治疗半个月患者诸症消失。

**按语：** 原发性高血压属于中医头痛或是眩晕的范畴，由于风、火、痰、虚、瘀引起清窍失养而致，其病理性质为本虚标实。虚者为髓海不足，或气血亏虚，清窍失养；实者为风、火、痰、瘀扰乱清空。眩晕的病变脏腑与肝、脾、肾三脏相关。肝乃风木之脏，其性主动主升，若肝肾阴亏，水不涵木，阴不维阳，阳亢于上，或气火暴升，上扰头目，则发为眩晕；脾为后天之本，气血生化之源，若脾胃虚弱，气血亏虚，清窍失养，或是脾失健运，痰浊中阻，或是风阳夹痰，上扰清空，均可发为眩晕；肾主骨生髓，脑为髓海，肾精亏虚，髓海失充，亦可发为眩晕。故根据其病因病机以标本兼治为治则，主以化痰祛瘀，兼调补脾肾。痰和瘀，既是病理产物，又是致病因素，互为因果，相互影响。同时，痰瘀同病是眩晕病理变化过程中的非常重要的病理因素，如若病程愈久，痰瘀胶结之势则愈深。故眩晕的临床治疗应根据痰瘀互结的轻重缓急、主次先后来把握。治痰应兼治瘀，治瘀亦应兼治痰，遂以半夏白术天麻汤合通窍活血汤加减方治疗眩晕。相关研究表明，半夏白术天麻汤具有中枢抑制作用，及降压、扩管，改善颅内供血、前庭系统供血的作用，该方中半夏燥湿化痰、降逆止呕，天麻平肝息风止眩，两药为治风痰眩晕之要药，为君药；臣药为白术、茯苓健脾化湿；佐以陈皮化痰理气，薏苡仁健脾渗湿化痰，竹茹能和胃止呕除烦；使以甘草、生姜调和脾胃；全方具有燥湿化痰、平肝息风的作用。通窍活血汤通过活血化瘀，可改善脑局部微循环，减轻脑水肿，增加吞噬细胞的吞噬功能，促使瘀血的吸收消散，加速神经功能的恢复。该方中川芎、赤芍、桃仁、红花均为活血化瘀之品，其中尤以川芎为治疗头痛之要药，其具有上行头目、祛风止痛，无论风寒、风热、风湿、血瘀、血虚均可应用，药理研究亦认为川芎具有抑制血管平滑肌收缩，增加颅内血流量，且对中枢神经系统具有镇静作用；赤芍归肝经，能散瘀止痛；桃仁、红花均活血通经、祛瘀止痛。诸药合用，化痰祛瘀，诸风尽能除，并使清阳得升，浊阴可降，脑脉清窍得养，眩晕则平，故能收到满意疗效。

——宋远瑛，韩辉，李树岗．半夏白术天麻汤合通窍活血汤加减方为主治疗高血压眩晕48例［J］．中医药临床杂志，2013，25（11）：1010－1011.

**病案2**

吴某，女性，52岁，干部，2004年8月就诊。头痛反复发作10余年，曾就诊于多家医院，行脑血流图、脑彩超、脑CT、颈椎X线片等检查均无异常。曾服麦角胺、尼莫地平、索米痛片等药物和针灸、按摩、理疗等治疗，疼痛虽有所缓解，但仍常反复发作。症见头顶部持续疼痛，时轻时重，重时跳痛剧烈，且伴头晕欲呕，神疲乏力，二便可，舌质暗苔白腻，脉弦滑。查体无阳性体征。四诊合参，证属痰瘀互结，闭阻脑络，不通则痛。治宜化痰祛瘀、活血通窍，故以基础方中加入藁本15g为引经药，水煎服，日1剂，分3次口服。连服1个月，头痛及兼症均消失，继服1剂以巩固疗效，随访1年未复发。

**按语：**血管性头痛西医学认为是由于脑部血管舒缩功能异常所致，无特殊疗法，常给予对症治疗，效果多不理想。中医学认为本病属头风范畴，既可由风寒等外邪侵袭而成，也可因饮食劳倦等内伤而致。且本病多反复发作，经久不愈。导师在多年的临床工作中结合症状和舌脉体会到本病与痰、瘀均有密切关系，根据中医学"久痛入络，血瘀络痹"的理论及朱丹溪"头痛多主于痰"的观点，不拘泥于前人单从痰或瘀治疗头痛，而是从临床辨证出发，将痰瘀结合起来进行辨证施治。半夏白术天麻汤方出自《医学心悟》，为临床治风痰头痛、眩晕的常用方；而通窍活血汤方出自《医林改错》，为治瘀阻头面的头痛昏厥的基础方,方中原有麝香,但因其价格昂贵且药材奇缺,导师以白芷代之,因其辛香走窜,善走头面,且具良好的芳香开窍作用。两方合用,相辅相成,共奏化痰祛瘀、活血通窍之功,用治痰瘀互结之血管性头痛,可谓药证合拍,再据头痛部位加用相应的引经药以使药直达病所,因而取得可喜疗效。

——李晓芳,庄光彤,李刘英.刘永家教授运用半夏白术天麻汤合通窍活血汤加减治疗血管性头痛临床观察 [J]. 中国中医急症,2006 (4): 398.

**病案 3**

宋某,女,39 岁,职员。2013 年 11 月 18 日初诊。患者以"间断性头痛、头晕 2 年"为主诉。患者 2 年前生气后出现间断性头痛、头晕,头痛时无恶心呕吐,无耳鸣耳聋。发作时多与精神紧张、生气有关,为持续性头部闷痛,有沉重感、"紧箍"感,以双侧太阳穴处为主,头痛性质为胀痛。在外院行头颅 CT、颈部 CT 均无明显异常,诊断为"神经性头痛"。以前服用过活血通络、补益气血、疏肝解郁之方药效果不佳。刻诊:头痛呈间断性,双侧太阳穴处胀闷不适,伴有头晕,烦躁,夜休差,气短,乏力,腰背酸困,头痛时行局部按摩有一定效果,饮食无味,舌红苔薄黄,脉细滑。既往有慢性气管炎史,月经规律,无高血压史。结合舌脉症,辨证为痰热上扰、清窍不利。予柴芩温胆汤合半夏白术天麻汤化裁。处方:柴胡 10g,黄芩 10g,陈皮 10g,法半夏 9g,茯苓 15g,枳壳 10g,竹茹 6g,生甘草 6g,乌贼骨 15g,浙贝母 15g,白芷 15g,元胡 10g,知母 10g,仙鹤草 15g,天麻 15g,炒白术 10g,炒麦芽 30g,蒲公英 15g,蔓荆子 15g。6 剂。水煎服,每日 1 剂,分早、晚服。

2013 年 11 月 25 日复诊：头痛次数减少，疼痛程度减轻。继用柴芩温胆汤合半夏白术天麻汤加生脉散，或单用柴芩枳桔六君汤调理 2 月余症状消失，再未复发。

**按语：**血管神经性头痛是临床常见病、多发病，以起病突然、痛势较剧、反复发作、病程缠绵、经久难愈为特点，女性较为常见，多与情绪有关，中医辨证该病时常分为肝阳头痛型、气血亏虚型、痰瘀阻遏型、肝肾亏虚型等，临床也有重用川芎治疗头痛的报道。但疾病具有复杂性，而中医辨证具有灵活性。该患者发病多与情绪有关，头痛时伴有烦躁，眠差，显然有肝郁化火的表现，但为何服用疏肝解郁的方药效果不佳？从患者的病情演变来看，肝郁日久，肝木乘土，脾失运化，痰浊内生，痰浊阻滞气机，清窍壅塞不利，故出现头痛、头晕，结合舌脉症，本病的病理因素存在着虚实两种情况，实的因素有肝郁、痰浊、肝阳旺三种情况，虚的因素有脾虚、郁火日久所致的气阴不足。所以曹师运用柴芩温胆汤化痰浊、解肝郁，半夏白术天麻汤化痰浊、平肝阳，获效后间或加用生脉散以补益气阴，或用柴芩枳桔六君汤培补中焦，整个治疗思路环环相扣，条理井然。需要指出的是，上面方药中的白芷、仙鹤草是曹师临床治疗头痛的常用对药。

——李耀辉，张军城，苗文红，等.曹利平运用柴芩温胆汤合方验案 4 则［J］.江苏中医药，2015，47（5）：57 - 58，60.

**病案 4**

薛某，男，46 岁，太原市人。2013 年 10 月 11 日初诊。头眩眼花，眠差多梦，身痒心烦，性急易怒，胃脘不适，泛吐酸水，血压 125mmHg/82mmHg，心率 84 次/分，舌淡紫苔少，脉细弦。此属肝胃不和，痰浊上扰，清窍被蒙。拟疏肝和胃，降逆化痰，以解眩晕之苦。拟用下方：竹茹10g，枳壳10g，陈皮10g，法半夏10g，茯苓15g，甘草10g，牡蛎先煎30g，浙贝母10g，乌贼骨15g，元胡30g，夏枯草30g，白蒺藜30g，天麻10g，生薏苡仁30g，白术15g，郁金10g，合欢花15g，夜交藤15g，地肤子15g（包）。3剂，水煎服，早、晚分服。2013年10月15日二诊：药后眩晕、眠差多梦均减，因感冒、过敏性鼻炎致流涕清长，喷嚏连连，二日不便，腹部胀满，口黏泛酸，耳痒烦躁，肛门瘙痒，舌淡紫苔少有齿痕，脉细带数。拟用下方：防风10g，大黄10g（后下），芒硝8g（烊化），栀子10g，炙麻黄10g，淡豆豉10g，白芍15g，枳实10g，桔梗15g，柴胡10g，元胡30g，牡蛎30g（先煎），浙贝母10g，乌贼骨15g，石决明15g（先煎），决明子15g，地肤子15g（包煎），白蒺藜30g，琥珀10g（先煎）。3剂，水煎服，早、晚分服。

**按语：**此病初诊为眩晕无疑，据其眩晕，眠差，泛酸，心烦同见，辨证为肝胃不和，痰浊上泛，蒙蔽清窍，拟温胆汤合半夏白术天麻汤加味，颇为合拍，故药只三剂，眩晕得减。因其有过敏性鼻炎病史，复加感冒致表里同病，腹胀便秘，改为防风通圣散表里双解，加石决明、牡蛎、琥珀、白蒺藜等镇静止眩之品，随访药后即愈，再未复发。

——吕慧玲，吕国泰. 吕国泰老中医辨治眩晕学术经验[J]. 山西中医学院学报，2013，14（06）：55-56.

**病案5**

李某，女，54岁。2017年8月3日初诊。诉间断眩晕10余年。患者10余年前无明显诱因出现眩晕，专科诊断为梅尼埃病。10余年来眩晕间断发作，发作时自觉心下不适、呕吐。间断口服药物治疗（具体不详），效果欠佳。近半年余眩晕发作频次增多，发作时呕吐加重。就诊于神经内科，诊断为脑血管痉挛，服用西药治疗（具体不详），服药后间断出现头痛、头麻木，见风见阳光后明显，约1周发作1次。2017年6月查颈椎X线片示：颈6~7椎间盘轻度突出。现症：眩晕间断发作，发作时伴有呕吐、心下不适、头痛、头麻木、怕风等症状；平素睡眠差，入睡困难，纳差，晚上食多易胃胀。舌质淡暗苔薄白腻，脉细缓。诊断：眩晕（土虚湿阻，痰湿上扰）。治则：运脾和胃，理气化痰。方药：温胆汤合枳术丸、半夏泻心汤合枳术丸加减。

**处方1**：姜半夏9g，竹茹9g，枳实9g，陈皮12g，茯苓15g，生龙骨30g，生牡蛎30g，天麻9g，蔓荆子9g，生白术15g，炒鸡内金15g，焦山楂15g，甘草3g。7剂。日1剂，水煎服。

**处方2**：生白术15g，炒鸡内金15g，水红花子15g，厚朴9g，陈皮12g，枳实9g，全瓜蒌15g，姜半夏9g，黄芩12g，黄连3g，干姜9g，炙甘草3g。7剂。日1剂，水煎服。

处方1与处方2交替服用（下同）。8月24日二诊：诸症好转，舌质淡暗，舌苔白，脉细缓。效不更方，一诊处方1加红花6g，以加强活血通经、化瘀之效；处方2去全瓜蒌，加生蒲黄12g，以加强化瘀之功。9月7日三诊：患者眩晕明显好转，易头痛、头紧，舌质淡暗，舌苔白，脉细缓。患者眩晕好转，故方1仍用温胆汤合枳术丸加减（不变），方2以血府逐瘀汤加减，从血分入手。

**处方1**：（略）。

**处方2**：红花6g，桃仁6g，川芎6g，赤芍6g，川牛膝6g，当归6g，生地6g，柴胡6g，枳壳6g，桔梗6g，党参9g，炒鸡内金15g，茯苓15g，甘草3g。14剂，日1剂，水煎服。

10月18日四诊：患者诉近1月头痛未发作，偶有轻微眩晕。舌质淡暗有齿痕，舌苔薄白腻，脉细缓。处方1去白术加党参9g，以健脾；处方2去生地之滋腻凉滞，加丹皮9g。

**按语**：初诊处方思路：患者因眩晕来诊，以眩晕、呕吐、纳差、心下不适、眠差等症状为主症，因此处以半夏泻心汤侧重于调中焦，处以温胆汤侧重于调睡眠，当然调中焦也有助于睡眠，二者兼顾，中焦通畅，睡眠改善，全身症状得以缓解。处方1以温胆汤合枳术丸加减，加减后又含有半夏白术天麻汤之意，处方2以半夏泻心汤合枳术丸加减，加减后又含有平胃散之意。处方着眼全局，抓住主症，治疗疾病之本，因此先以调治中焦、睡眠入手。临证处方时不可局限于眩晕之病，只看疾病的标。治疗此失眠不建议选用柴胡桂枝汤，柴胡桂枝汤由小柴胡汤和桂枝汤各半合方而成，方中桂枝汤在表可通调营卫，在里可调和脾胃，小柴胡汤可调和表里及气机升降。以方测证，柴胡桂枝汤证往往会有寒、热、汗出的表现，但凡有一症即可考虑应用柴胡桂枝汤，但此患者并无此三症。患者除眩晕外，仍有呕吐、纳差，中焦症状较为显著，而柴胡桂枝汤对于中焦脾胃顾及不足，尽管可以加减药物调治中焦脾胃，但毕竟柴胡桂枝汤为主方时侧重点不在中焦。虽有头痛症状，也被专科诊断为血管性头痛，但并不能从血分入手治疗。患者初诊时舌苔白腻，脾胃虚弱，痰湿较重，此时应用血药当慎重考虑。患者脾胃虚弱可能与10年间服药伤及脾胃相关，此时应先调中焦，恢复脾胃功能，待患者脾胃恢复，全身症状缓解时，方可考虑调治血分、调治局部。脾胃损伤时从血分治疗不仅不能缓解病情，血药反会加重脾胃负担，加重痰湿之证。因此临证中当时刻有阴阳思维，辨清气血阴阳表里虚实及治疗的先后次第。患者三诊时脾胃恢复，腻苔退去，方才应用血府逐瘀汤从血论治。

半夏白术天麻汤与温胆汤使用的情况有不同。半夏白术天麻汤出自清·程钟龄的《医学心悟》，书中头痛篇云："痰厥头痛者，胸膈多痰，动则眩晕，半夏白术天麻汤主之。"眩晕篇载："有湿痰壅遏者，书云：头旋眼花，非天麻、半夏不除是也，半夏白术天麻汤主之。"半夏白术天麻汤治疗头痛与眩晕处方稍有不同，但总以"湿痰壅遏"为机，病位在中、下焦脾和肝。程氏云"头为诸阳之会，清阳不升，则邪气乘之，致令头痛"，故"治疗头痛加蔓荆子一钱以升清阳；治疗眩晕较头痛方中加白术二钱，以加强运脾之功。"温胆汤出自南宋·陈无择《三因极一病证方论》，治疗"大病后虚烦不得眠""又治惊悸"。汪昂于《医方集解·和解之剂》解读道："此足少阳、阳明药也。橘、半、生姜之辛温，以之导痰止呕，即以之温胆；枳实破滞；茯苓渗湿；甘草和中；竹茹开胃土之郁，清肺金之燥，凉肺金即所以平肝木也。如是则不寒不燥而胆常温矣。"温胆汤总以痰气郁阻为机，病位在中、下焦胃和胆。半夏白术天麻汤方和温胆汤方均为二陈汤加减而来，舌象、脉象均为舌苔白腻，脉弦滑，两方皆为治疗痰湿之方，病位均在中下焦；不同之处在于两方治疗的主症不同，半夏白术天麻汤以眩晕、头痛为主症，以白术、天麻治肝脾。温胆汤以不寐、惊悸、呕恶为主症，以竹茹、枳实治胆胃。

——曹卓青.高建忠治眩晕案经验［N］.中国中医药报，2017－11－01（005）

**病案6**

沈某，男性，39 岁，2004 年 9 月 4 日初诊。主诉：眩晕半年，加重 2 周。患者平素因工作紧张，睡眠无保证，常自觉困倦。半年来出现眩晕、困倦，偶有心悸。近两周症状加重，出现晃动感，遂来我院就诊。现证：头晕，站立时自觉前后晃动，如坐舟船，困倦，口黏口苦，时有心悸，午后腹胀，大便不成形，舌红边有齿痕，苔黄腻并敷有黏液，脉濡滑。查：血压130/85mmHg，心率 76 次/分，律齐；心电图示：大致正常心电图。证属脾气亏虚，痰热扰心，蒙蔽清窍。治以益气健脾，清化痰热。方药如下：半夏 20g，橘红 25g，茯苓 25g，枳壳 10g，黄连 10g，石菖蒲 20g，葛根 25g，泽泻 30g，川芎 15g，白术15g，天麻 15g，生黄芪 30g，当归 10g。7 剂，水煎服，每日 1剂。二诊：服药后，诸证均较前好转，晃动感明显减轻，诉寐差，仍有头晕、口黏口苦，偶有心悸，宜宗前法，效不更方，酌加枣仁 30g 以安神，助患者改善睡眠。服 14 剂。三诊：患者已无头晕及晃动感，乏力、心悸、口黏明显好转，口不苦，寐可，仍有餐后腹胀，舌红边有齿痕，苔薄，脉细。嘱其继服原方 1 周以巩固疗效。

**按语：**眩晕是目眩和头晕的总称。目眩即眼花或眼前发黑，视物模糊；头晕即感觉自身或外界景物旋转，站立不稳，二者常同时出现。眩晕多属肝的病变，可由风、火、痰、虚等多种原因引起。其为临床常见症状之一，见于西医多种疾病，包括耳性眩晕如梅尼埃病、迷路炎，脑性眩晕如脑动脉硬化、高血压病等。对此证先贤多有阐释。李东垣《兰室秘藏·头痛》"眼黑头眩，目不能开，如在风云中……即是脾胃气虚，浊痰上逆之眩晕，主以半夏白术天麻汤。"并说："足太阴痰厥头痛，非半夏不能疗，眼黑头眩，虚风内作，非天麻不能除。"《丹溪心法·头眩》云："头眩，痰夹气虚并火，治痰为主，夹补气药及降火药，无痰不作眩，痰因火动。"《临证指南医案·眩晕》认为眩晕乃"肝胆之风阳上冒"。"火盛者先……清泄上焦窍络之热，此先从胆治也……消痰如菖蒲、橘红、二陈汤之类。"

此案栗师认为，其平素劳倦无度，饮食不节，损伤脾胃致气血生化乏源。气虚则乏力、困倦；气血亏虚，心脉失养，心神不宁则心悸、寐差；脾虚生痰，痰浊阻滞，清阳不升则头晕；蒙蔽清窍则自觉站立不稳，有晃动感；脾之运化失职则午后腹胀，口黏，大便不成形，痰浊之邪日久化热则见口苦；舌红有齿痕，苔黄腻，脉细滑，为脾虚痰浊化热之象。治以益气健脾，清化痰热。以黄连温胆汤合半夏白术天麻汤、当归补血汤加减治之。黄连温胆汤健脾化痰清热，半夏白术天麻汤疗痰阻脑窍之眩晕；当归补血汤补益气血，三方合用，标本兼治。方中半夏、菖蒲、橘红化痰；白术、茯苓健脾；天麻祛风；葛根升提阳气，使脑窍得清阳之气供养；川芎活血且引药上行；黄连苦寒，清热燥湿；枳壳理气；黄芪、当归补益气血；泽泻伍白术，寓《金匮要略》泽泻汤，以解患者"冒眩"之苦；诸药和合，共奏益气健脾，清热化痰之功，故效如桴鼓。

——苏明．栗锦迁教授临床经验撷拾——临证妙用温胆汤[J]．深圳中西医结合杂志，2008（4）：229－231．

**病案7**

女，65岁，工人，2007年3月5日初诊。主诉：反复头晕1年多，加重6天。患者1年前无明显诱因出现头晕，头重如裹，胸脘痞闷，恶心欲吐，倦怠乏力，自服吗丁啉（多潘立酮），症状无明显好转。随后上述症状反复发作，曾到四川省人民医院住院治疗，住院期间反复监测血压、血脂均正常。脑彩超示：脑供血不足。颈椎片 X 线片示：颈椎退行性病变。给予尼莫地平等扩张脑血管药物及相关对症治疗，效果不明显。出院后上述症状反复发作，6 天前患者头晕加重，遂来我院门诊就诊。症见：头晕，头重如裹，胸脘痞闷，恶心欲吐，倦怠乏力，纳呆，舌紫红，苔白腻，脉弦滑。西医诊断：脑供血不足；颈椎病。中医诊断：眩晕（痰瘀互结）。治法：燥湿祛痰，活血化瘀。方药：半夏白术天麻汤合桃红四物汤加减。药用：半夏 10g，白术 10 g，天麻 15g，茯苓 30g，陈皮 10g，桃仁 10g，红花 10g，生地 15g，赤芍 10g，当归 6g，川芎 10g，葛根 30g，藿香 15g，谷芽 30g。4 剂后复诊，头晕症状明显好转，续用 7 剂，头晕症状消失。之后患者再次出现头晕症状均以上方加减得以缓解。

**病案 8**

男，68 岁，退休，2007 年 4 月 10 日初诊。主诉：反复头晕 2 年，加重伴头痛 5 天。患者 2 年前出现头晕欲仆，经久不愈，心悸，失眠，健忘。到当地医院测血压正常。5 天前患者头晕加重，今来门诊就诊。症见：头晕，失眠，健忘，舌紫暗有瘀斑苔白厚，脉弦滑。查血压、血脂均正常；颈椎 X 线片提示，未见异常；脑彩超提示，椎 - 基底动脉供血不足。中医诊断：眩晕（瘀血内阻）。西医诊断：脑供血不足。治法：祛湿化痰，活血化瘀。方药：半夏白术天麻汤合桃红四物汤加减。药用：半夏 10g，白术 10g，天麻 15g，茯苓 30g，陈皮 10g，桃仁 10g，红花 10g，生地 15g，赤芍 20g，当归 6g，川芎 10g，葛根 30g，黄芪 30g，首乌藤 30g，合欢皮 15g。4 剂后复诊，头晕明显减轻，精神好转，继续服用7剂。三诊：头晕减轻，偶感头痛，服药后感胃部不适，原方加用谷芽30g，继续服用7剂后上症未再发作。

**按语：** 眩晕病因病机比较复杂，各种病因往往彼此影响，相互转化，故应四诊合参，抓住本质。眩晕主要有肝阳上亢、气血亏虚、肾精不足、痰瘀互结、六淫外袭等，而临床上眩晕患者多为老年人，年老脏器虚衰，加之饮食不节伤于脾胃，健运失司，水谷精微不化，则聚湿化痰，导致气血运行不畅，气滞则血瘀，故贾老师多从痰瘀论治。本文列举两典型病例均为老年人，辨证属痰瘀互结，故方用半夏白术天麻汤合桃红四物汤加减。李东垣《兰室秘藏》载："恶心、呕吐、不食、痰唾稠黏、眼黑头眩、目不能开，如在风云中……即是脾胃气虚，浊痰上逆之眩晕，主以半夏白术天麻汤。"现代药理研究表明，半夏白术天麻汤具有中枢抑制作用，降压、扩张血管作用。桃红四物汤主要有扩张血管、改善血液流变学、抗粥样硬化、提高机体免疫力等作用。现代研究表明，活血化瘀加补肾健脾疗法，可以调节脂代谢、改善血黏度、增强清除自由基作用，是中医预防治疗动脉粥样硬化（AS）基本法则。天麻能降低脑血流图波幅，使已扩张的脑血管收缩，调整脑血管功能。桃仁、红花、赤芍、川芎均可抑制血栓形成，且能扩张外周血管而有降压的作用；当归有降压作用，尚能使血脂轻度下降，可阻止动脉粥样硬化；川芎有抑制血小板聚集及抗血栓的作用；葛根具有降血压，抑制血小板聚集及改善脑血循环作用。经过长期的临床观察体会到，贾老师从痰瘀论治眩晕临床应用效果较好。

——陈彦，彭正林，彭雁，贾秀兰. 贾秀兰从痰瘀论治眩晕经验［J］. 中西医结合心脑血管病杂志，2009，7（1）：104－105.

## 三、多法并用

### 1. 息风化痰法

息风化痰法的内涵：中医学之"风"，一方面指外感六淫之一的风邪；另一方面指内生"五邪"之一的风气内动，即内风，由于肝肾不足，肾水无力滋养肝木，木少滋荣，肝阳上亢，内风旋起。如叶天士所言"内风乃身中阳气之变动"。又由于肝为风木之脏，内风和肝的关系十分密切，故内风又称肝风或肝风内动。息风，即平息内风。息风法，是指运用天麻、全蝎、僵蚕等平息内风的药物治疗肝阳化风证、肝阳暴亢证的方法；常包含平肝息风、滋阴息风、泻火息风、活血息风等方法。《中医名词术语精华辞典》曰："（息风法）治风法之一。指平息内风的治疗方法。即治内脏病变所致的风病。内风可见眩晕、震颤、筋惕肉瞤、抽搐等'风胜则动'，的病理表现，甚则可见猝然昏倒、不省人事、抽搐痉厥等。由于发病机理不同，临床上又可分为滋阴息风、平肝息风、泻火息风、和血息风等多种治疗方法。"

中医学之痰，是指人体气化失常，津液代谢障碍所形成的病理产物，有广义之痰和狭义之痰之分。其中，广义之痰是指气化失常而产生的、遍布周身内外的，具有广泛致病性的代谢产物；狭义的痰是指产生于肺、胃，可经由口、鼻排出体外，具有黏滞性，呈混浊状的物质。化痰，即通过内消的方式化解痰浊。化痰法，指运用陈皮、竹沥、半夏、竹茹等化痰药治疗痰浊内停的方法。如《中医大辞典》曰："（化痰法）祛痰法之一。消解痰涎的方法。依据生痰的病因，化痰法约分六种：宣肺化痰，清热化痰，润肺化痰，燥湿化痰，祛寒化痰，治风化痰。"值得注意的是，化痰法在古今文献中亦有其他诸多称谓，如豁痰、涤痰、消痰、散痰等。

息风化痰法，是指运用息风药配伍化痰药为主，治疗内风夹痰证的治法。具体包括涤痰息风、豁痰息风、搜风化痰等法。息风化痰法的主治证候，如肌肤不仁，手足麻木，筋脉拘急，抽掣疼痛，或突然发生口眼㖞斜，半身不遂，语言謇涩，不能言语；或角弓反张，颈项强直，头部胀痛；或头重昏蒙，眼黑眩晕，伴视物旋转，甚或昏厥跌仆；或视物不清，眼赤目痛；或听力下降，耳鸣、耳聋；或突然跌倒，神识不清；或短暂神志不清，两目发呆，茫然所失；伴痰多，舌苔白腻，脉多弦滑。常用方剂有半夏白术天麻汤、定痫丸、神仙解语丹、琥珀抱龙丸等。如曹炳章《辨舌指南·第十章·舒缩》曰："如舌根黄尖白，短缩不燥，硬而麻木，欲伸不能出者，肝风夹痰也，宜息风化痰。"《中医药常用名词术语辞典》解释息风化痰法时曰："化痰药与息风药并用，治疗内风夹痰的方法。适用于中风痰迷、眩晕昏仆、舌强不语、口眼㖞斜、半身不遂、喉中痰鸣，及惊痫癫狂等。"代表方剂如半夏天麻白术汤、定痫丸等。

息风化痰法在临床运用时，常针对所治疾病的病机及其具体证候特点，适当结合通络法、燥湿法、清热法、滋阴法、活血法等遣方用药。

——李小方.熄风化痰法及其临床运用研究［D］.中国中医科学院，2016.

半夏白术天麻汤由半夏（制）4.5g，白术（炒）6g，天麻4.5g组成。用法：上药锉碎。加生姜3片，用水400mL，煎至320mL，食后温服。此方本主治脾胃气虚，痰涎内停，虚风上扰以致头旋眼黑，恶心烦闷，气促上喘，心神不安，目不敢开，头痛如裂，身重如山，四肢厥冷，不能安睡。方中半夏燥湿化痰，降逆止呕；天麻平肝息风而止头眩；白术苦温甘，运脾燥湿，补中益气；生姜化湿和脾胃。诸药合用，共奏燥湿化痰，平肝息风之功，诸症自愈。其配伍特点是化痰药与息风药同用，专为风痰上扰而设。

——陈国中．论化痰熄风法治癫痫［J］．金华职业技术学院学报，2012，12（3）：71－72.

2. 健脾化痰法

（1）健脾扶正以祛邪外出

《黄帝内经》记载"正气存内，邪不可干""邪之所凑，其气必虚"，根据中医的正邪辨证观点，正气受损，则痰饮、水湿等病理代谢产物相互搏结而成。而扶正尤以健脾为要。因脾乃后天之本、气血生化之源，即人体正气之成乃靠脾土之生化，脾健则后天化生有源，进而可匡复正气，增强体力，祛除病邪。明代汪绮石的《理虚元鉴》指出："治虚有三本，肺、脾、肾是也。肺为五脏之天，脾为百骸之母，肾为性命之根。治肺，治肾，治脾，治虚之道毕矣。"

（2）健脾以消症状

脾胃位于中焦，乃后天之本，脾主运化、主思、统血，主升清，胃主受纳、主降浊。《黄帝内经》云："若脾胃受伤，则他脏将无以受气而俱病。"脾气虚弱，健运无权，水谷精微不得消化吸收，气血生化不足，可见胃纳减退、神疲乏力、形体消瘦，腹胀便溏；脾气亏虚不能运化水湿，湿痰内聚，阻滞气机，升降失常，可见腹满便闭，胸胁作痛，恶心呕吐；痰湿上蒙清窍出现眩晕；脾失健运，湿聚中焦，汗出热不解；脾气亏虚，不能上乘水谷精微，导致头痛头晕。

（3）从脾入手治痰

常用中药有人参、黄芪、白术、山药、莲子、太子参等。黄芪甘微温，归脾、肺经，大补脾、肺之气。《本经疏证》云："黄芪，直入中土而实三焦，故能内补中气，中行营气，下行卫气。"《本草新编》云："白术，味甘辛，气温，可升可降，阳中阴也，无毒。入心、脾、胃、肾、三焦之经。除湿消食，益气强阴。"

（4）治痰从其性，或清或温

痰的名称，出自《伤寒杂病论》。临床上以病因将其分为：风痰、寒痰、湿痰、暑痰、热痰、食痰、郁痰等。对于痰的治疗，《景岳全书·痰饮》篇论述较详："治痰当知求本，则痰无不清，若但知治痰，其谬甚矣。故凡痰因火动者，宜治火为先。痰因寒生者，宜温中为主……凡此二者于痰证中十居八是皆虚痰之不可攻者也。"所以热痰宜清，寒痰宜温。对临床中应分清痰的性质，辨证论治之下，选择合理的化痰药。如温化寒痰时可选用半夏、陈皮、胆南星、白附子等；清化热痰时可选用浙贝母、瓜蒌、竹茹、天竺黄、海藻、昆布、黄药子、瓦楞子等。

——袁菊花.健脾化痰法治疗原发性肝癌的临床疗效及影响因素研究［D］.中国中医科学院，2012.

半夏白术天麻汤意在健脾祛湿，化痰息风。方中半夏燥湿化痰，降逆止呕，天麻化痰息风而止头眩。二者合用为治风痰眩晕头痛之要药。李杲云："足太阴痰厥头痛，非半夏不能疗，眼黑头旋，风虚内作，非天麻不能除。"故本方以此二者为君药。以白术为臣，健脾燥湿，与半夏、天麻相伍以治痰之本；陈皮理气化痰；姜、枣调和脾胃。使以甘草和中而调和诸药。本方更重用泽泻，取其利水渗湿祛饮之功效。诸药合用共奏化痰息风、健脾祛湿之功，使风息痰消，清阳升，浊阴降。

——张广金．半夏白术天麻汤加味治疗美尼尔氏病 50 例 [J]．陕西中医，2008（7）：845.

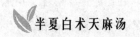

# 第五章　临证思维

## 第一节　临证应用概况

### 一、眩晕

冷英运用半夏白术天麻汤加减治疗脂质代谢紊乱所致眩晕等症。中医辨证为痰浊中阻。方药：半夏、白术、天麻各 15g，茯苓 20g，橘红 15g，生姜 10g，代赭石、竹茹、泽泻各 15g。

玛依努尔等运用半夏白术天麻汤加减治疗痰浊上蒙，瘀血痹阻所致的眩晕。方药：天麻、法半夏、白术、茯苓、远志、菖蒲各 9g，川芎、陈皮各 6g，泽泻 15g，益母草、牛膝 12g。

曹守梅等运用半夏白术天麻汤加减治疗后循环缺血性眩晕，属中医学的"眩晕"范畴，是由于痰瘀互结，阻遏气机，清气不升，浊气不降，脑髓失养或蒙蔽清窍而致。方药：半夏 12g，白术 10g，天麻 15g，茯苓 10g，陈皮 10g，川芎 12g，胆南星 12g，当归 12g，僵蚕 10g，全蝎 6g（研磨冲服），枳实 10g，甘草 6g 等。

张明清运用半夏白术天麻汤加减治疗老年性高血压病，属中医"眩晕"范畴，是由于肝阳上亢、痰浊壅盛所致。方药：川天麻 12g，湘钩藤 10g，浙珍珠母 30g，法半夏 10g，川牛膝 10g，广地龙 10g，湘白术 10g，云茯苓 15g，浙防己 30g，福泽泻 15g，湘莱菔子 12g，川芎 10g。

## 二、中风痴呆症

玛依努尔等运用半夏白术天麻汤加减治疗由于风夹痰瘀于脑络所致的中风痴呆。方药：天麻、炒白术、法半夏、菖蒲、郁金、远志、川芎、当归、僵蚕、地龙、牛膝各 10g，泽泻 13g。

## 三、癫痫

玛依努尔等运用半夏白术天麻汤加减治疗痰浊瘀阻风动所致的癫痫。方药：天麻、姜半夏、生白术、茯苓、郁金、川芎、红花、僵蚕各 9g，丹参、桃仁、牛膝各 12g，龙骨、牡蛎各 30g，远志、全蝎、陈皮各 6g。

## 四、椎动脉型颈椎病

熊涛运用半夏白术天麻汤加减治疗痰湿阻络型椎动脉型颈椎病。辨证分析乃由于痰瘀阻络，风痰上扰导致眩晕、猝倒、颈项强痛、恶心呕吐等症。方药：制半夏 30g、白术 15g、天麻 30g、陈皮 10g、茯苓 10g、炙甘草 3g、生姜 2 片、大枣 3 枚、当归 10g、赤芍 10g、川芎 10g、三七 5g、红花 5g。

## 五、双下肢颤抖

王永贞运用半夏白术天麻汤加减治疗双下肢颤抖，不能独立站立行走患者 1 例，辨证分析乃因风痰扰心阻络所致。方药：清半夏、天麻、甘草各 10g，苍白术、地龙、泽泻各 15g，郁金、菖蒲、白芥子、陈皮各 12g，鸡血藤、茯苓各 30g，全蝎

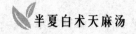

5g，生姜3片，大枣5枚。

## 六、呕吐

孙捷运用半夏白术天麻汤加减治疗中阳不运，痰饮内阻，胃气不降，饮邪上逆所致的呕吐。方药：半夏、白术、天麻、干姜各10g，陈皮、茯苓各12g，甘草、丁香、大枣各6g。

## 七、偏头疼

孙捷运用半夏白术天麻汤加减治疗痰湿内阻，风痰上扰清空的偏头疼。方药：半夏、白术、天麻、柴胡各10g，陈皮、茯苓各12g，生姜、甘草、大枣各6g。

## 八、泄泻

孙捷运用半夏白术天麻汤加减治疗脾失健运，痰湿内阻，风邪内扰所致的泄泻。方药：半夏、白术、茯苓各12g，陈皮、天麻、柴胡、白芍各10g，生姜、大枣、甘草各6g。

## 九、耳鸣耳聋

孙捷运用半夏白术天麻汤加减治疗脾失健运，痰湿内阻，清阳不升，风痰上扰清窍所致的耳鸣耳聋，方药：半夏、白术、天麻、石菖蒲、远志各10g，茯苓、陈皮各12g，甘草、大枣、生姜各6g。

## 十、中心性视网膜炎

樊幼林运用半夏白术天麻汤加减治疗中心性视网膜炎，属中医"视瞻有色"，是由于脾虚湿停，湿热内蕴，浊气上蒸清窍，引起眼底水肿渗出、出血。方药：陈皮 10g，制半夏 10g，茯苓 10g，炙甘草 6g，白术 10g，天麻 20g。

——董明会. 半夏白术天麻汤的临床应用进展［J］. 中国民族民间医药，2012，21（3）：44 + 46.

# 第二节　与类方的鉴别要点

## 一、二陈汤

本方出自《太平惠民和剂局方》，由半夏、橘红、白茯苓、甘草 4 味中药组成，具有燥湿化痰、理气和中的功效，主治湿痰证。症见咳嗽痰多、痰色白易咳、恶心呕吐、胸膈痞闷、肢体困重、头眩心悸、舌苔白滑或腻、脉滑。本方证多由脾失健运，湿无以化，湿聚成痰，郁积而成。湿痰为病，犯肺致肺失宣降，则咳嗽痰多；停胃令胃失和降，则恶心呕吐；阻于胸膈，气机不畅，则感痞闷不舒；留注肌肉，则肢体困重；阻遏清阳，则头目眩晕；痰浊凌心，则为心悸。治宜燥湿化痰，理气和中。方中半夏辛温性燥，善能燥湿化痰，且又和胃降逆，为君药。橘红为臣，既可理气行滞，又能燥湿化痰。君臣相配，寓意有二：一为等量合用，不仅相辅相成，增强燥湿化痰之力，而且体现治痰先理气，气顺则痰消之意；二为半夏、橘红皆以陈久者良，而无过燥之弊，故方名"二陈"。与半夏白术天麻汤相比，本方更重于祛痰燥湿。

## 二、温胆汤

出自《三因极一病证方论》，由半夏、竹茹、枳实、陈皮、

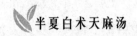

甘草、茯苓、生姜、大枣组成。具有理气化痰，和胃利胆之功效。主治胆郁痰扰证。胆怯易惊，头眩心悸，心烦不眠，夜多异梦；或呕恶呃逆，眩晕，癫痫。苔白腻，脉弦滑。临床常用于治疗神经官能症、急慢性胃炎、消化性溃疡、慢性支气管炎、梅尼埃病、更年期综合征、癫痫等属胆郁痰扰者。本方证多因素体胆气不足，复由情志不遂，胆失疏泄，气郁生痰，痰浊内扰，胆胃不和所致。胆为清净之府，性喜宁谧而恶烦扰。若胆为邪扰，失其宁谧，则胆怯易惊、心烦不眠、夜多异梦、惊悸不安；胆胃不和，胃失和降，则呕吐痰涎或呃逆、心悸；痰蒙清窍，则可发为眩晕，甚至癫痫。治宜理气化痰，和胃利胆。方中半夏辛温，燥湿化痰，和胃止呕，为君药。臣以竹茹，取其甘而微寒，清热化痰，除烦止呕。半夏与竹茹相伍，一温一凉，化痰和胃，止呕除烦之功备；陈皮辛苦温，理气行滞，燥湿化痰；枳实辛苦微寒，降气导滞，消痰除痞。陈皮与枳实相合，亦为一温一凉，而理气化痰之力增。佐以茯苓，健脾渗湿，以杜生痰之源；煎加生姜、大枣调和脾胃，且生姜兼制半夏毒性。以甘草为使，调和诸药。

## 三、小半夏汤

本方出自《金匮要略》。《金匮要略·痰饮咳嗽病》第28条："呕家本渴，渴者为欲解，今反不渴，心下有支饮故也，小半夏汤主之。"方中以半夏、生姜两味药组成，具有化痰散饮，和胃降逆的功效，临床主要用于治疗痰饮呕吐病证。临床表现为呕吐痰涎，口不渴，或干呕呃逆，谷不得下，小便自利，舌苔白滑。方中除了半夏可以止呕，生姜也可以温中止呕和胃，故以半夏化湿除痰，和胃降逆，配以生姜既制约半夏毒性，又增强温中和胃止呕作用。本方证因痰饮停于心下，胃气失于和所致。痰饮停于胃，胃失和降则呕吐，谷不得下。呕多必津伤致渴，渴者为饮随呕去，故为欲解；若呕反不渴，是支饮仍在心下之故。治宜化痰散饮，和胃降逆。

## 四、大半夏汤

本方出自《金匮要略》，由半夏、人参、白蜜组成。具有补中降逆之功效。主治胃反呕吐，朝食暮吐，或暮食朝吐。《金匮要略心典·呕吐哕下利病脉证治第十七》："胃反呕吐者，大半夏汤主之。"此因"胃虚不能消谷，朝食而暮吐也。又胃脉本下行，虚则反逆也。故以半夏降逆，人参、白蜜益虚安中。东垣云：辛药生姜之类治呕吐，但治上焦气壅表实之病，若胃虚谷气不行，胸中闭塞而呕者，惟宜益胃推扬谷气而已，此大半夏汤之旨也"。

## 五、半夏厚朴汤

本方出自《金匮要略》，由半夏、厚朴、茯苓、生姜、苏叶组成。该方证多因痰气郁结于咽喉所致。情志不遂，肝气郁结，肺胃失于宣降，津液不布，聚而为痰，痰气相搏，结于咽喉，故见咽中如有物阻、咯吐不出、吞咽不下；肺胃失于宣降，还可致胸中气机不畅，而见胸胁满闷，或咳嗽喘急，或恶心呕吐等。气不行则郁不解，痰不化则结难散，故宜行气散结、化痰降逆之法。方中半夏辛温入肺胃，化痰散结，降逆和胃，为君药。厚朴苦辛性温，下气除满，助半夏散结降逆，为臣药。茯苓甘淡渗湿健脾，以助半夏化痰；生姜辛温散结，和胃止呕，且制半夏之毒；苏叶芳香行气，理肺舒肝，助厚朴行气宽胸、

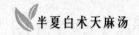
宣通郁结之气，共为佐药。全方辛苦合用，辛以行气散结，苦以燥湿降逆，使郁气得疏，痰涎得化，则痰气郁结之梅核气自除。

## 六、半夏泻心汤

出自《伤寒杂病论》，由半夏、黄芩、干姜、人参、炙甘草、黄连、大枣组成。具有寒热平调，消痞散结之功效。主治寒热错杂之痞证。心下痞，但满而不痛，或呕吐，肠鸣下利，舌苔腻而微黄。本方是由小柴胡汤化裁得到，即去柴胡、生姜，而加川连、干姜。本方中法夏、干姜辛温除寒，和胃止呕；川连、黄芩苦寒泄降除热，清肠燥湿；人参、大枣、炙甘草补中益气，养胃。

## 第三节　临证思路与加减

半夏白术天麻汤的功用为燥湿化痰、平肝息风，主治风痰上扰证，其原方主要用来治疗风痰上扰所致的眩晕，根据相同的病机推广为治疗高血压性眩晕、后循环缺血性眩晕、脂质代谢紊乱所致眩晕，以及呕吐、泄泻、偏头疼、耳鸣耳聋、中风、痴呆、癫痫、椎动脉型颈椎病（CSA）等不同疾病，并且《上海市中医病证诊疗常规》中把该方列为治疗 CSA 痰湿阻络型的推荐方药。半夏白术天麻汤能够治疗以上疾病，归咎其源，是这些疾病有共同的病机就是痰湿阻络、风痰上扰，体现了以相同的药物治疗不同疾病的异病同治的中医学思想。

现代药理研究表明，半夏有镇咳、祛痰、镇静、镇痛、提高乙酰胆碱酯酶（AChE）活性的功效。

　　眩晕呕吐严重加代赭石 15g，热甚乏力加黄芩 15g；肝气郁滞者加柴胡 15g，香附 10g，脘闷不适加薏苡仁 10g，砂仁 10g；气血不足者加黄芪 15g，人参 10g。面红目赤加龙胆草 10g，丹皮 10g。

　　——董明会. 半夏白术天麻汤的临床应用进展 ［J］. 中国民族民间医药，2012，21（3）：44 + 46.

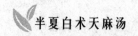

# 第六章　临床各论

## 第一节　紧张性头痛

### 一、疾病介绍

#### （一）定义

紧张型头痛（tension – type headache，TTH）指双侧颈枕部或全头部的紧缩性或压迫性头痛。目前病因尚不明确，常用的名称还有心因性头痛、紧张性头痛、肌肉收缩性头痛、不明原因头痛等。随着生活节奏的加快，社会压力的增大，其患病率逐渐升高，不同研究显示，一般人口终身流行率从30%至78%不等。既往对本病研究相对不足，近年来由于患者数的增加，关于本病的研究逐渐被重视，并取得了较大进展。为了对本病有更全面、更准确地把握，本文就本病西医研究现状与中医临床研究进展作一综述。

#### （二）西医目前研究概况

1. 诊断与分类

目前西医对本病的诊断与分类，根据发作频率和持续时间将 TTH 分为 4 个亚型：①偶发发作性紧张型头痛；②频发发作性紧张型头痛；③慢性紧张型头痛。以上三型又各自分为伴或不伴颅周压痛两种。④可能紧张型头痛，包括：可能偶发发作性紧张型头痛；可能频发发作性紧张型头痛；可能慢性紧张型头痛。其诊断标准可以概括为：

（1）至少有符合②~④标准的 10 次发作，每月发作天数：<1 天（偶发性 TTH）；≥1 天但 <15 天，至少已 3 月（频发性 TTH）；≥15 天，已 3 月（慢性 TTH）。

（2）头痛持续 30 分钟~7 天。

（3）疼痛至少具有以下特征中两个：①压迫/紧缩感（非搏动性）；②轻或中度（不影响日常生活）；③双侧性；④日常生活如行走或上楼梯不加重疼痛。

（4）具有以下症状中 1 项：①无恶心和/或呕吐（可以厌食）；②通常无畏光和畏声，或仅出现其中之一。

（5）不归因于其他疾病。

2. 发病机制

紧张型头痛发病机制至今尚未完全明确，可能与多种因素有关。概括起来有以下几种：①颅周肌肉疾患和中枢敏化及调节功能障碍；②焦虑、抑郁等不良心理因素与长期头痛相互影响；③血小板功能异常及中枢单胺能神经系统功能改变；④痛觉中枢受损；⑤其他：如椎－基底动脉血流速度改变、头项和肩胛骨长期处于不良姿势、遗传、感染、服用某些药物、吸烟、饮酒、自主神经功能失调等。

3. 西药治疗

由于紧张型头痛发病机制未完全明了，目前尚缺乏对紧张型头痛有针对性的特效治疗药物，大致分为发作期用药和预防用药。轻度紧张型头痛的患者大多不治疗，只有当头痛影响工作、生活时才会就诊，因此发作期药物治疗的主要目的就是通过迅速止痛来打破这种循环，最终达到治愈的目的，用药主要包括非甾体类止痛剂、麻醉性止痛药和肌肉松弛剂三类。预防用药主要有抗抑郁药等。

### （三）中医目前研究概况

#### 1. 病因病机

中医对头痛的认识由来已久，已经形成了比较完整的体系。目前，中医学对紧张型头痛的病因病机仍从外感、内伤两个方面立论。曹文斌等认为，外感多因起居不慎、坐卧当风等感受六淫之邪，上犯颠顶，清阳之气受阻，气血凝滞，阻碍脉络而致头痛；内伤所致主要与肝、脾、肾三脏病变及瘀血有关，"脑为髓之海"，脑依赖肝肾精血及脾肾运化水谷精微，输布气血以濡养，故肝、脾、肾病影响于脑而致头痛。刘军玲等认为主要由气血亏虚、外邪乘机侵入经络筋脉所致。本病的发生与风、湿、火、痰、瘀、虚等因素有关，脉络阻闭，神机受累，清窍不利为其基本病机。姜寅光等根据不通则痛的理论，认为紧张型头痛总的病机可概括为清窍闭塞，虽有风火、风痰、风瘀、阳虚寒凝与气血亏虚之别，但这 5 种机制只有长时间作用机体，致瘀浊之物闭阻清窍，才能引发紧张型头痛。王金贵认为，由于筋脉劳损、情志失调等，致气机失畅、气血不行、经脉瘀阻，发为头痛。陈秀慧等认为，紧张型头痛因"其痛作止不常，愈后遇触复发也"，故当属"头风"，其病位在头，涉及脾、肝、肾等脏腑，风、火、痰、瘀、虚为致病的主要因素，脉络闭阻，神机受累，清窍不利为其病机。另外，情志失调也是紧张型头痛的发病过程中不可忽视的因素，从肝论治该病的文献也不少见。黄文溪认为紧张型头痛病因在肝，以郁、火多见，以瘀阻经络、清阳不升、脑失所养为其病机；病久反复者其本在虚。徐因等认为，紧张抑郁使得肝气郁结，郁而化热，气机郁滞，血流不畅，不通则痛，故引起持续性头痛。陈春富等认为，本病中医辨证多为肝郁气滞、肝阳上亢，与气虚、血瘀及劳累有关。

2. 中医治疗

西药治疗紧张型头痛，临床症状虽可得到一定程度的缓解，但服药周期长，长期应用不良反应大，如药物依赖、反跳性头痛等。中医药治疗紧张型头痛已积累了丰富的经验并取得了满意的临床疗效，且无明显的不良反应。

（1）辨证论治

近年来，关于紧张型头痛辨证论治的研究相对较少，论治主要责之肝、脾、肾、心四脏病变。李达云等将本病分为三型，肝阳上亢型：治宜平肝潜阳，方用天麻钩藤饮加减；肾虚头痛型：治宜补肾养精，方用补天大造丸加减；脾虚头痛型：治宜补脾益气，方用归脾汤加减；总有效率100%。郑军将本病分为肝气郁结型、心脾两虚型、肾阴亏虚型，随证自拟方施治，临床取得较好疗效。

（2）针灸推拿治疗

江勇等用单纯针灸、单纯推拿和针灸合推拿法分别治疗30例、30例、50例本病患者，其总有效率分别为76.7%、80%和100%。李俐等以腕踝针治疗本病30例，与口服复方氯唑沙宗片组对照有显著差异，总有效率为83.3%。田有粮等运用指针并超声波在肌肉病变部位施术治疗本病40例，并同常规针刺方法治疗相对照，发现其效果优于传统针灸。

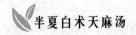

（3）心理治疗

针对不同的紧张型头痛患者应消除应激、解除焦虑和忧郁的情绪，告知患者疾病性质的功能性、可逆性特点，增强战胜疾病的信心。采用心理与药物治疗相结合的方法，效果较好。

（4）行为治疗

行为治疗目前被单独或与药物治疗联合用于复发性紧张型头痛的控制，放松训练、肌电生物反馈训练、紧张控制治疗是研究最广泛的行为干预措施。最常用于紧张型头痛的生物反馈法是肌电生物反馈法。Riabns 等用肌电生物反馈法治疗紧张型头痛，对发作性紧张型头痛组的总有效率为 87%，而慢性紧张型头痛组的总有效率为 61%，6 个月后与药物治疗组比较，表明效果持久。

——胡志强. 紧张型头痛临床研究进展［J］. 山东中医药大学学报，2007（1）：82－85.

## 二、临床运用

赵某用半夏白术天麻汤加减治疗紧张性头痛 68 例。治疗方法为，基本方：半夏白术天麻汤：法半夏、天麻、陈皮各 10g，白术、蔓荆子各 15g，茯苓 20g，甘草 5g，生姜 1 片，大枣 2 枚。加减：头部有轻微麻木感者加石菖蒲、钩藤各 15g；头痛重着，胸脘痞闷，恶心欲呕者加瓜蒌皮 15g、竹茹 9g；头痛兼有头晕、耳鸣、脉弦者加钩藤 15g、黄芩 10g、柴胡 12g；头痛而见面色少华、心悸不宁、脉细弱者去半夏，加当归 12g、川芎 9g、鸡血藤、夜交藤各 20g。用法：水煎服，每日 1 剂。结果疗效判定标准：治愈（头痛消失，1 年以上未见复发）49 例；好转（头痛消失，但有复发）18 例；无效

（头痛不缓解）1例。

——赵玉刚. 半夏白术天麻汤加减治疗紧张性头痛 68 例［J］. 中医药学报，1999（3）：27 – 28.

叶某等用半夏白术天麻汤合妙纳治疗紧张性头痛 45 例。治疗组①口服妙纳 50mg，每日 3 次。②半夏白术天麻汤加减，处方：半夏 10g，天麻 10g，茯苓 12g，陈皮 8g，白术 12g，生姜 5g，大枣 3 枚，甘草 3g。每日 1 剂，水煎分 2 次早、晚服。加减：痰湿偏盛者，加苍术、厚朴，行气燥湿健脾；肝阳偏亢者，加钩藤、石决明，潜阳息风；血瘀者，加川芎、延胡索，活血行气。对照组口服妙纳 50mg，每日 3 次；阿米替林 25mg，每日 1 次。2 组以 4 周为 1 个疗程。结果治疗组痊愈 10 例，显效 15 例，有效 16 例，无效 4 例，总有效率为 91.1%，对照组痊愈 6 例，显效 13 例，有效 10 例，无效 8 例，总有效率 78.4%。且治疗组未出现明显不良反应；对照组有 1 例出现白天嗜睡，1 例出现一过性心悸不适，但未退出治疗。

——叶剑鹏，苏文理，林研研. 半夏白术天麻汤合妙纳治疗紧张性头痛 45 例［J］. 福建中医药，2015，46（5）：19 – 20.

王某等用半夏白术天麻汤配合艾灸治疗头痛的临床观察。治疗方法为对照组给予盐酸氟桂利嗪胶囊（西安杨森制药有限公司，国药准字 H10930003，5mg/粒）10mg，1 天 1 次，睡前服；谷维素片（陕西颐生堂药业有限公司，国药准字 H61022026，10mg/片）20mg，1 天 3 次。治疗组服用半夏白术天麻汤配合艾灸治疗，药用：法半夏 12g，白术 15g，天麻 15g，陈皮 12g，茯苓 15g，生姜 6g，大枣 6g，炙甘草 6g，川芎 12g，地龙 9g。前额痛甚者加白芷；颠顶痛甚者加蔓荆子；痛连项背者加羌活；两侧痛甚者加柴胡。1 天 1 剂，水煎取汁 300mL，分 2 次服，15 天 1 个疗程。配合艾灸治疗，取穴：风池、百会、太阳、合谷、头维、丰隆、足三里。前头痛加印堂、阳白；头顶痛加太冲、涌泉；后头痛加昆仑。采用艾条距皮肤 2~3cm 处行温和灸 10 分钟左右，表皮红透即可。治疗期间两组均不再使用其他镇静止痛药物，禁食生冷刺激食物，保持情绪舒畅。治疗组与对照组疗效比较，治疗组总有效率为 92.1%，对照组为 73.7%，两组比较，差异有显著意义（$P < 0.05$），提示治疗组疗效优于对照组。

——王辛坤，钟应虎，胡钰铭，等．半夏白术天麻汤配合艾灸治疗头痛的临床观察［J］．光明中医，2017，32（23）：3422 - 3424．

张某用血府逐瘀汤合半夏白术天麻汤联合针刺治疗紧张型头痛的临床分析。方法为比较组患者给予常规西药治疗，所用药物为阿司匹林片采用口服方式，每天 3 次，每次 0.4g，同时加服阿米替林片，每次 20mg，3 次/天。对于发作期患者，另外加乙酰氨基酚片 0.4g，1 个治疗周期为半个月；探究组患者实施血府逐瘀汤合半夏白术天麻汤联合针刺治疗，其中药配方如下：桃仁 20g，半夏 15g，红花 15g，当归 15g，生地 15g，牛膝 15g，茯苓 10g，陈皮 10g，赤芍 10g，枳壳 10g，天麻 10g，白术 10g，川芎 10g，桔梗 8g，柴胡 8g，甘草 5g 等。煎制成中药制剂，每天 2 次，每次 200mL，1 个治疗周期为半个月。同时联合针刺治疗，辅助患者行坐位，准确选取太阳、头维、风池、颈夹脊、太冲、及足三里和三阴交等穴位，在予以消毒处理后，使用 1.5 寸毫针，予以穿刺，至捻转得气后，予以留针 25 分钟处理，同时在此期间每隔 5 分钟，予以捻转行针处理，每次 9 秒，拔针后，对其予以相应止血处理，每天针刺治疗 1 次，1

个治疗周期为半个月。结果：探究组患者实施血府逐瘀汤合半夏白术天麻汤联合针刺治疗后，治愈 21 例（55.26%），好转 16 例（42.11%），无效 1 例（2.63%），其疾病治疗的有效率高达 97.37%，治愈率达 55.26%；比较组治愈 11 例（28.95%），好转 18 例（47.37%），无效 9 例（23.68%），有效率达 76.32%，治愈率达到 28.95%。探究组患者相较于比较组患者，其在疾病治疗有效率，及治愈率方面明显要高，差异有统计学意义（$P<0.05$）。

——张海瑞. 血府逐瘀汤合半夏白术天麻汤联合针刺治疗紧张型头痛的临床分析 [J]. 临床医药文献电子杂志，2016，3（17）：3495－3496.

## 三、医案精选

患者王某，女，23 岁。患者头痛 3 年余，每于考试前或生气后出现双侧额部紧绷样疼痛，呈持续性，休息后和自行服用止痛药后可以缓解。头部昏沉如裹，纳食不香，食后腹胀，夜间睡眠差，二便尚可，舌质淡，苔白腻，脉弦滑。中医诊断：头痛（风痰上扰）。西医诊断：血管性头痛。选方药为：半夏 15g，天麻 10g，茯苓 12g，陈皮 8g，炒白术 12g，生姜 5g，大枣 3 枚，甘草 3g，每日 1 剂，水煎 400mL，分早晚两次温服。嘱其注意头部保暖和保证睡眠充足。服药后头痛症状明显改善，发作频率降低，疼痛持续时间明显缩短。

**按语：** 紧张性头痛多为情志抑郁受阻，气机郁滞聚而不发所致，属于中医"郁证""头痛"范畴。郁怒伤肝，肝气不舒，人体上下气机不调畅，肝气郁结，故胸闷，善太息；气郁津液不畅聚成痰，忧思伤脾，脾运化功能失常，水湿日久成痰，故头重如裹，纳食不香，食后胃脘胀闷不适；气郁化火伤阴，阴不制阳，阴虚则导致阳亢日久，阳亢化风夹痰而上，所以出现头痛，睡眠差。结合舌脉，中医辨为风痰上扰，运用原方加生姜、大枣健脾和胃化痰。现代药理研究表明，天麻中含有天麻素，具备重镇安神、促进受损脑组织恢复、缓解神经性头痛的功用，是本方的活性成分。

——卢延荣，徐冰，康朝宾，等．闫咏梅运用半夏白术天麻汤验案举隅 [J]．亚太传统医药，2017，13（22）：93 - 94.

# 第二节　血管性头痛

## 一、疾病介绍

### （一）定义

血管性头痛是因血管紧张度增高，颅内外血管舒缩功能障碍所引起的头痛，主要表现为搏动性疼痛，其疼痛的部位多在头的一侧、颠顶或全头痛，易反复发作，是临床上的常见病、多发病，由于引起头痛的原因来自于血管，故称为"血管性头痛"。主要包括典型偏头痛、普通型偏头痛和血压相关性头痛等。

——井柳柳，张波．中医药治疗血管性头痛的研究进展 [J]．中医药临床杂志，2014，26（11）：1199 - 1201.

### （二）西医学观点

西医学认为该病的病因与遗传因素、血管因素、血液流变学及递质类因素、内分泌因素、物理因素、神经精神因素等多种因素有关。关于其发病机制，还不是十分明确。目前多认为是血管功能障碍及机体生化物质改变所致。血管学说认为，头痛是颅内、外血管系统反应性扩张所致，发作期先是颅内血管收缩，继而颅外血管扩张。周霞平通过经颅多普勒对 230 例血管性头痛患者的血流动力学观测发现，血流速度增快者共有 109 例，占 47%，其在一定程度上反映了血管管腔的狭窄或痉挛；血流速度减慢及不稳定者分别有 28 例和 21 例，考虑为血管痉挛及血流速度减慢，引起血管扩张所致。马志成等对 200 例血管头痛患者的经颅多普勒进行了观察，200 例患者中血流速度增快者 122 例，减缓者 44 例，提示该病是以局部脑血管张力性增高或痉挛为主，以局部血管扩张为辅。生化学说认为人体内的一些生化物质如去甲肾上腺素、5 - 羟色胺、缓激肽、前列腺素等在反复发作性头痛患者血液内有明显变化。如去甲肾上腺素的释放可使血管收缩；5 - 羟色胺若游离在血浆内，可使大血管收缩，小血管扩张。当偏头痛发作时，因 5 - 羟色胺减少而有利于缓激肽对脑血管发挥作用，产生无菌性炎症反应，因而引起头痛。另外，也有报道认为一氧化氮在血管性头痛的发作中，起着重要的作用。

——张晓艳. 血管性头痛病因病机及辨证治疗 ［J］. 实用中西医结合临床，2004（3）：74 - 76.

## （三）中医研究

### 1. 辨证论治

根据中医证型辨证，因为头痛的病因病机比较复杂，故运用中医药治疗头痛时重点在于认清其病因病机，因证施治，方可取得较好的疗效。大多数学者认为，头痛与肝的关系最为密切。唐静等在治疗中将头痛主要分为三种类型：肝阳上亢，扰动清空型；阳亢风动，风热相搏型；肝肾阴虚，阴不敛阳型。而这三种类型都与肝有密切关系，可见他在临床中治疗头痛时对肝的重视程度也很高。苗凌娜认为本病主要是在感受风邪、饮食不节、情志内伤、忧思劳累的基础上，久病致瘀从而造成肝脾肾等脏腑功能失调，头为诸阳之会，神明为之主，风夹痰瘀于上而为此病。她认为风、痰瘀、虚是引起头痛发作的重要原因，其中瘀可看成是病理基础，而风邪则是起病诱因。李水平等根据多年来大量临床实践，将血管性头痛病症分析归纳为肝阳上亢、肝郁气滞、痰浊交阻、肾精亏虚、气血两虚、瘀血阻窍六型。

## 2. 针刺疗法

李甘采用随机对照方法，将 103 例治疗的偏头痛患者随机分为电针组、针刺组、药物组，电针组采用针刺结合电针治疗，根据急性期表现的疼痛部位不同循经定取穴位，每周针刺 2 次，连续治疗 8 周；针刺组取穴原则、穴位定位、针刺操作方法、疗程以及针具与电针组相同；药物组口服西药盐酸氟桂利嗪（氟桂利嗪），疗程为 8 周。结果：疗程结束后 1 月后随访，电针组有效率为 96.8%，针刺组有效率为 76.6%，药物组有效率为 74.1%。并且电针组与针刺组均未出现不良反应，而药物组出现不良反应差异明显。邹胜选取收治的 100 例偏头痛患者作为研究对象，按照治疗方式的不同分为对照组与观察组各 50 例，对照组给予卡马西平治疗，观察组给予针灸治疗，观察 2 组患者的临床疗效。结果：观察组患者的治疗有效率为 92.0%，明显优于对照组患者的 70.0%。薛丽霞对 32 例门诊患者使用普通针灸针辨证分型治疗，结果：治疗组治愈 25 例，显效 6 例，无效 1 例，有效率 96.88%。卢金荣等采用电针治疗偏头痛 48 例，疗效显著，男性 39 例，女性 57 例；随机分为针刺组及对照组各 48 例，2 组患者一般资料经统计学处理，无显著性差异（$P > 0.05$），具有可比性。杨拓对 15 例血管性头痛患者采用大椎穴刺络拔罐疗法治疗，10 天为 1 个疗程，1 个疗程后进行临床疗效评定。结果：有效率为 93.33%，治愈率为 65%。徐聪生等将血管性头痛 206 例，其中 112 例采用交感神经阻滞治疗作为治疗组，94 例口服氟桂利嗪治疗作为对照组。结果氟桂利嗪有效率 87.2%，交感神经阻滞有效率为 95.5%，$P < 0.05$。结论：交感神经阻滞治疗血管性头痛疗效显著，值得推广。

### 3. 针药结合

曾顺安等将 146 例随机分为治疗组 76 例，对照组 70 例，治疗组采用自拟中药川芎菊花汤合耳针治疗，对照组采用西药甲磺酸倍他司汀片治疗，并统计 2 组疗效。结果治疗组的有效率为 94.7%，对照组的有效率为 60%。王克俭等选取近年来诊治的血管性头痛患者 10 例为研究对象。全部患者均在采取常规西医方法进行药物治疗的基础上联合中医针灸方法进行治疗，对患者的临床治疗效果进行观察分析。结果：患者临床治疗有效率为 90.0%（9/10），其中临床治愈 6 例，好转 3 例，无效 1 例；治疗期间未见明显不良反应情况发生。

### 4. 中西医结合治疗

李桂云随机将 40 例分为观察组和对照组，每组 20 例。对照组患者口服盐酸氟桂利嗪胶囊进行常规治疗，观察组在常规治疗基础上给予加减血府逐瘀汤，结果对照组 20 例患者中，临床治愈 3 例，显效 5 例，有效 7 例，无效 5 例，有效率为 75%；观察组 20 例患者中，临床治愈 5 例，显效 6 例，有效 7 例，无效 2 例，有效率为 90%。李富昌等采用天麻素注射液联合氟桂利嗪胶囊治疗血管性头痛 69 例，将其随机分为治疗组与对照组 1、对照组 2 各 23 例，治疗组用天麻素注射液联合氟桂利嗪胶囊治疗，对照组 1 单用氟桂利嗪胶囊治疗，对照组 2 采用天麻素注射液治疗，结果：治疗组有效率明显高于对照组（$P <$ 0.05）。张学毅将 80 例随机分为 2 组各 40 例，2 组均用西药治疗，SANH 组加用益气通络止痛汤。结果：SANH 组头痛持续时间和发作次数较 ANH 组改善明显（$P < 0.05$），效果更显著（$P < 0.05$）。

——井柳柳，张波. 中医药治疗血管性头痛的研究进展[J]. 中医药临床杂志，2014，26（11）：1199 – 1201.

## 二、临床运用

张某等运用半夏白术天麻汤加减治疗血管性头痛 33 例。方法为对照组：常规服用正天丸（三九医药股份有限公司生产，国药准字 Z44020711）6g，每天 3 次，饭后服。15 天为 1 疗程，疼痛剧烈时加服安定 5mg，服药时忌烟，辛辣，油腻食物。治疗组：基本处方：半夏 10g，白术 15g，天麻 9g，云苓 12g，白芷 2.5g，柴胡 3g，郁李仁 3g，甘草 3g。随症加减：头痛剧烈灼热者加双花、丹皮、公英、地丁以加强清热解毒之力；瘀血明显加桃仁、红花、丹参加强活血通络之功；失眠加珍珠母、夜交藤；头晕脉弦加天麻、钩藤；腹泻加薏仁。用法：每日 1 剂，水煎 2 次，分 2 次早、晚服，10 剂为 1 个疗程。结果治疗组显效 21 例（63.64%），好转 9 例（27.27%），有效 2 例（6.06%），总有效率 96.97%。对照组显效 14 例 (40%)，好转 11 例 (31.43%)，有效 3 例 (8.57%)，总有效率 80%。两组经统计学处理，$P < 0.05$，有统计学意义。

——张亚琴，郝天虎. 半夏白术天麻汤加减治疗血管性头痛 33 例 [J]. 陕西中医学院学报，2009，32 (05)：14 – 15.

周某等运用半夏白术天麻汤治疗血管性头痛 34 例。治疗组：以半夏白术天麻汤为主，基本方：姜半夏 12g，白术 10g，天麻 12g，陈皮 10g，茯苓 10g，甘草 3g。加减：痛及颠顶者，加藁本 10g，蔓荆子 10g；痛及前额眉棱骨者加白芷 12g，川芎 12g；痛及后项加羌活 12g，葛根 20g；情绪易于变化者，加合欢皮 10g，柴胡 12g；夜间休息欠佳者，加远志 12g，酸枣仁 20g；劳累过度、气血不足者加党参 10g，枸杞子 10g，当归 10g，黄芪 10g；烟酒过度者加竹茹 10g。早、晚各 1 次温服，20 天为 1 个疗程，服中药期间，停服其他药物。对照组：麦角胺咖啡因片 1 片，于先兆期或头痛开始时即服，不减轻者加服 1 片，但 1 日用量不超过 4 片，1 周不超过 12 片，20 天为 1 个疗程。患者均经 1 个疗程治疗，并经半年以上的随访。结果治疗组痊愈 25 例，有效 7 例，无效 2 例。对照组痊愈 12 例，有效 13 例，无效 9 例。两组比较有非常显著性差异 ($P < 0.05$)。

——周桂荣，王素霞. 半夏白术天麻汤治疗血管性头痛 34 例 [J]. 中国民间疗法，2005 (02)：50 – 51.

朱某运用川芎嗪联合半夏白术天麻汤治疗血管性头痛。方法为治疗组予注射用磷酸川芎嗪 100mg 稀释于生理盐水 250mL 静滴，每日 1 次；加服中药半夏白术天麻汤，根据头痛主要部位加入相应引经药物治疗，颠顶痛为主者加藁本，枕后痛为主者加羌活，以引药直达病所，每日 1 剂，水煎分 2 次温服。对照组予口服尼莫地平、麦角胺、谷维素、去痛片治疗。2 组疗程均为 10 天。治疗组痊愈 16 例，显效 7 例，有效 1 例，无效 1 例，总有效率为 96%；治疗组痊愈 10 例，显效 7 例，有效 7 例，无效 7 例，总有效率为 71%，与对照组比较，$P < 0.05$。且 2 组治疗过程中未见明显不良反应。

——朱文峰．川芎嗪联合半夏白术天麻汤治疗血管性头痛 [J]．现代中西医结合杂志，2009，18（36）：4512－4513．

## 三、医案精选

### 病案 1

王某，女，42 岁，教师。门诊号 1043 号，2006 年 2 月 21 日初诊。患者自诉头痛反复发作二年，发作时以左侧为主。起初每月发作 2~3 次，现每周发作 2~3 次，疼痛先为眶上钝痛，程度逐渐加重为剧痛，常伴有恶心、呕吐，服用阿尼利定或布洛芬缓释胶囊能轻度缓解，未能根治。患者体胖，血压正常，苔白腻，脉滑数，颈椎摄片及头颅 CT 检查未见异常。西医诊断为血管神经性头痛。中医诊断为偏头痛。属肝郁脾滞，风痰上扰所发。治疗用健脾燥湿，化痰息风。方用半夏 10g，天麻 8g，白术 6g，橘红 10g，茯苓 12g，郁李仁 12g，香附 15g，白芷 10g，甘草 6g；连服 3 剂。2006 年 2 月 28 日复诊。服药后疼痛消失 1 周内未发作，但感到头重胀，舌质淡红，苔白腻，脉滑，方用半夏 10g，天麻 8g，白术 12g，橘红 12g，茯苓 10g，香附 12g，白芷 10g，甘草 6g；连服 7 剂以巩固疗效。2006 年 3 月 10 日复诊，余症消失，原方继用 7 剂。半年后随访，未发作。

**按语：**头痛是临床上常见的症状，尤其是血管神经性头痛，更为多见，其中青年女性占70%以上，而脑力劳动者又占较大比例，严重地影响工作和学习。《辨证录》"人有患半边头风者，或痛在右，或痛在左，大约痛于左者为多，百药治之罔效，人不知其故。此病得之郁气不宣，又加风邪袭之于少阳之经，遂致半边头痛也。"临床风邪上扰者多见，故选用健脾、化湿法，平衡阴阳，祛风化湿，缓急止痛，调理活血。方中重用半夏、天麻，祛风化湿，活血行气止痛为其所长，为治疗头痛之首选，西医学研究证明，半夏含挥发油，生物碱。其所含挥发油状生物碱物质对中枢神经系统有抑制作用；天麻含香荚兰醇，天麻有广泛的阵痛作用，所以是本方的主药。郁李仁、白芷助川芎散头风。柴胡、香附、天麻以开郁，白芥子消痰，甘草调和滞气，则肝胆气舒，故头痛顿消。在临床上，要根据具体情况辨证，凡是遇到突然头痛发作，时轻时重，反复发作，因情绪不遂，睡眠欠佳或烦劳而加剧的偏头痛，证属气郁血虚，虚实夹杂所致之偏头痛，均用上方加减而疗效满意。尤其血管神经性头痛，经用本方，屡用屡验。说明中医疏郁止痛法用于临床后能在短时间内迅速纠正阴阳偏盛偏衰状态，并能抑制其发展，明显优于某些中药及针灸按摩的止痛作用。

——张亚琴，郝天虎．半夏白术天麻汤加减治疗血管性头痛33例［J］．陕西中医学院学报，2009，32（05）：14－15．

**病案2**

患者，女，52岁，患者因左侧偏头痛反复发作5年，每遇劳累紧张或情志抑郁则头痛加重，每次口服止痛药头痛方止，经西医诊断为"血管神经性头痛"。诊治时患者头痛剧烈，痛处固定不移，伴有恶心口苦，食欲不振，夜不能寐，舌质红，苔黄腻，脉弦数。诊为"胆郁头痛"，治宜和解清化。处方：陈皮15g，半夏15g，黄连15g，茯苓15g，枳壳10g，竹茹10g，桑寄生20g，钩藤10g，丹皮10g，夜交藤20g，甘草10g。患者服用7剂后，头痛已止，夜晚能安静入睡，黄腻苔变为薄白苔，原方加用党参10g，当归10g益气补血，继续服用9剂，随访2年未再复发。

**按语：**血管神经性头痛，是由于颅内外血管、神经调节障碍，而引起的反复发作的阵发性头痛，含血管性头痛和神经性头痛，包括偏头痛、三叉神经痛、高血压性头痛、神经官能性头痛、外伤性头痛等。该病属于中医内伤头痛范畴，该病发生多与情志因素关系密切，多由于情志不舒而致肝胆失其疏泄，肝木乘土，脾失健运，痰浊内生。临床运用时，因痰气郁久则化火，可于温胆汤中加入清降之品。本病尚可采用针灸治疗，取穴太阳、头维、合谷、阿是穴。肝阳上亢加太冲，痰湿加丰隆。手法用提插捻转，强刺激，留针30～50分钟，每日1次。痛剧可取太阳、太冲和健侧合谷穴，以及患侧风池、率谷，中强刺激。另外，还可使用周围针疗法，即在距离疼痛部位外围约0.5cm处，用0.5～1寸毫针斜向痛处中心进针深0.2～0.5cm，以后每隔0.5cm同样刺入1针，直至围成1周。顽固性头痛还可采用埋针疗法，即取1.5～2寸毫针，分别平刺入颞前线和颞后线，用橡皮膏粘贴针柄，留针24～28小时或更长一些时间，待疼痛停止后，方可起针。

——鲍淑娟，马颖．温胆汤加减治疗脑血管疾病［J］．中国社区医师（医学专业半月刊），2008，10（24）：131.

# 第三节　梅尼埃病

## 一、疾病介绍

### （一）定义

梅尼埃病（Ménièresdisease，MD）是一种特发性内耳疾病，病因尚不明确，该病主要病理改变为膜迷路积水，临床表现为眩晕、耳聋、耳鸣及患侧耳内闷胀感等。

### （二）西医治疗

#### 1. 药物治疗

梅尼埃病的治疗原则一般为镇静、利尿、神经营养、改善微循环。根据自然病程的不同阶段给予相应治疗，以免延迟前庭功能康复。Monzani 等研究结果显示，倍他司汀与尼莫地平联合用药能显著缓解患者眩晕、耳鸣，并指出尼莫地平不只是梅尼埃病的辅助治疗药物，可能对内耳疾病有特定疗效。

#### 2. 中耳压力治疗

中耳压力治疗是药物治疗无效的顽固性梅尼埃病的治疗选择之一，中耳压力变化可影响内耳的压力与流动，可短期或长期控制患者眩晕症状。Barbara 等通过对比梅尼埃病患者前后症状量表，发现 meniett 低压脉冲控制眩晕效果较好，缓解率在 70% 以上，并在超过 10 年的患者随访中发现听力水平有所提高。

#### 3. 鼓室内注射类固醇激素治疗

吴海莺等利用 Nd：YAG 激光鼓膜造孔后行鼓室内灌注布地

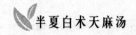

奈德治疗梅尼埃病，18 例患者近期疗效较好，眩晕、耳鸣症状得到控制，听力改善，治疗期间未观察到严重不良反应。

4. 鼓室内注射氨基糖甙类治疗

此方法亦称为化学性迷路切除，是利用氨基糖甙类抗生素的耳毒性，破坏内耳前庭功能，以达到治疗眩晕的目的。但因其耳毒性而容易导致感音神经性耳聋及平衡失调，临床治疗时应注意剂量和时间的控制。Wasson 等对行鼓室内注射庆大霉素治疗的 16 例梅尼埃病患者进行了电话随访，随访的两年中，16 例患者眩晕症状均得到控制，完全控制率 87%。

5. 手术治疗

手术治疗适用于经药物治疗后眩晕症状不能缓解或反复发作，影响工作和生活的单侧顽固性梅尼埃病患者。

## （三）中医治疗

梅尼埃病的中医治疗是依据中医基础理论而来，中医认为本病多本虚标实，病位在头窍，与肝脾肾相关。常见病因是风、火、痰、瘀、虚，在病变过程中多相互兼夹，故在临床治疗上应分标本缓急，急则治其标，缓则治其本。

1. 中药治疗

在疾病过程中，多无单一证候，应辨清虚实，虚者当滋养肝肾、补养气血、填精生髓，实者当平肝潜阳、清肝泻火、化痰祛瘀。王芳等认为，梅尼埃病以肝阳上亢为多见，治疗以平肝息风潜阳为主，采用天麻钩藤饮随症加减治疗，总有效率86. 11%。

2. 针灸推拿治疗

针灸推拿是中医学的一个重要组成部分，在治疗梅尼埃病时分别有其独特的疗效。崔莎莎等选取有利水祛湿功效的腧穴（百会、风池、听会、水分、水道、中极、阴陵泉）为主穴治疗32例梅尼埃病患者，根据证型不同，随症加减配穴，结果有效率100%；随访6~24个月，均未复发。

3. 针药联合治疗

艾霞等采用针刺联合丹红注射液治疗（治疗组）40例梅尼埃病患者，结果总有效率95.0%，显著优于采用西医常规治疗对照组的66.7%。李旭选取风池、百会、合谷、内关针刺联合真武汤治疗梅尼埃病，结果总有效率93.55%，观察过程中均无严重不良事件发生，随访6个月，疗效稳定无复发。王鑫等观察发现针刺配合西药治疗梅尼埃病的疗效优于单纯使用西药治疗组。

### （三）中西医结合治疗

乔占清等将梅尼埃病患者分为两组，对照组给予西医一般常规治疗，治疗组在对照组的基础上加用自拟中药方剂。结果治疗组总有效率96.9%，明显高于对照组。李世才将梅尼埃病患者分为两组，对照组给予利多卡因等缓解症状，治疗组在对照组的基础上加用自拟镇眩汤，结果治疗组总有效率98%，明显高于对照组；治疗组复发率14%，低于对照组的44%。

——曹利利，樊光辉. 梅尼埃病的中西医结合治疗进展［J］. 现代中西医结合杂志，2015，24（12）：1366 – 1368.

## 二、临床运用

汤某观察泽泻汤合半夏白术天麻汤加减治疗梅尼埃病临床疗效。方法为运用治疗方法基本方加减及服法：泽泻、半夏、天麻、茯苓、白术、陈皮、生姜、丹参、甘草。加减：若眩晕兼见急躁易怒、口苦、失眠多梦、头目胀痛、舌红苔黄、脉弦而肝阳上亢者，加石决明、牛膝、钩藤；若神疲乏力、纳少腹胀、唇甲不华、劳累易发、舌淡苔薄白、脉细弱而气血亏虚者，加黄芪、党参、当归以补气养血而止眩晕；若眩晕兼见头重昏蒙、呕吐痰涎、舌苔白腻、脉濡滑而痰湿中阻者，加薏苡仁、砂仁；若眩晕较甚、视物旋转、呕吐频繁者，加代赭石、旋覆花，并少量频服；若兼见耳鸣重听，加菖蒲、郁金。每日1剂，水煎2次，每次取汁200mL，分早晚温服。10天为1疗程，治疗1~3疗程。结果全部患者服药1~3个疗程，每个疗程服药10剂，1疗程无效即停服，有效和显效续服下个疗程。全部患者平均服药22.7剂。并在全部疗程结束之后随访1年。治愈23例，显效13例，有效7例，无效2例，有效率95%。

——汤宏涛. 泽泻汤合半夏白术天麻汤加减治疗梅尼埃病临床观察 [J]. 中医学报，2011，26（10）：1229－1230.

汪某等观察半夏白术天麻汤治疗梅尼埃病的临床疗效。观察半夏白术天麻汤加味治疗（痰浊中阻型）梅尼埃病的临床疗效。方法把110例患者随机分为两组，每组55例，治疗组用半夏白术天麻汤加味内服，组成：半夏9g、白术12g、天麻10g、茯苓15g、陈皮10g、泽泻15g、车前子12g、砂仁6g（后下）、川芎30g、葛根30g、甘草6g、生姜10g、大枣3枚。每日一剂，温水浸泡30分钟，头煎大火煎开，文火煎20分钟，取汤汁约200mL左右，二煎大火煎开，再文火煎30分钟，取汁约200mL，两次取汁400mL混合后，分早晚两次餐前温服。如伴气虚明显者，加党参15g，伴肝阳上亢者加石决明30g（先下）。对照组采用银杏叶提取物注射液20mL加入5%葡萄糖注射液

（或木糖醇注射液）250mL 静脉滴注，1 次/日，双氯克尿噻片每次 25mg，口服，3 次/日，盐酸倍他司汀每次 6mg，口服，3 次/日，盐酸地芬尼多片每次 25mg，口服，3 次/日。两组患者在急性发作期均选用地西泮注射液 10mg 肌注，对症治疗，均按方案治疗 1～2 周，根据病情治疗时间不等，至眩晕症状消失为止，出院后再次发病者仍按上诉两种方案进行治疗，随访两年，采用复诊和电话回访两种形式。结果治疗组完全控制眩晕（A 级）27 例，对照组 15 例，明显优于对照组；治疗组未控制眩晕者（D 级）4 例，加重 1 例，合计 5 例，占总数的 9.09%，而对照组未控制眩晕（D 级）14 例，加重 2 例，合计 16 例，占总数的 29.09%，治疗组明显优于对照组。治疗组对眩晕控制的总有效率为 90.91%，优于对照组的总有效率 70.91%。两组听力恢复情况比较，治疗组听力有效恢复率 67.27%，明显优于对照组听力有效恢复率 47.27%。两组活动能力评定情况比较与眩晕控制情况比较结果基本一致。

——汪宁波，张鑫，张恩琴，等. 半夏白术天麻汤治疗梅尼埃病的临床研究 [J]. 中国中西医结合耳鼻咽喉科杂志，2016，24（03）：211 – 213.

郭某治疗方法观察半夏白术天麻汤化裁治疗梅尼埃病的疗效。方法：采用半夏白术天麻汤化裁治疗梅尼埃病 100 例，予半夏白术天麻汤化裁，基本方药用：磁石 30g（先煎），半夏 15g，白术、天麻、陈皮、云苓、升麻、柴胡、甘草各 10g，白芥子 9g，生姜 3 片，大枣 4 枚。随症加减：湿热偏盛者加入黄连、黄芩等；寒湿偏重者，适当加入温中、芳香化湿之品如藿香、佩兰、砂仁、苍术等；肝阴虚、肝火旺盛者加入枸杞、白芍、菊花、珍珠母等；脾虚者加入党参、黄芪等补脾升提之品；

胃津伤者适量加入益胃生津的太子参、芦根、葛根、知母、石斛等。每日1剂，水煎2次，取汁300mL分2次口服。7天为1个疗程。

——郭彦军．半夏白术天麻汤化裁治疗梅尼埃病100例［J］．山西中医，2011，27（09）：15+19.

史某观察半夏白术天麻汤加减治疗梅尼埃病56例的临床疗效。治疗方法为半夏白术天麻汤，药物组成：半夏、白术各12g，天麻15g，钩藤、陈皮、茯苓各10g，夜交藤30g，大枣9枚，生姜15g，甘草6g。加减：若眩晕较重、呕吐频繁者，加代赭石、竹茹以镇逆止呕；若脘闷不适，加白蔻仁、砂仁等芳香和胃；若耳聋重听，加葱白、郁金、菖蒲通阳开窍；若头目胀痛、心烦口苦加黄连、黄芩以化痰泄热。上药可制成胶囊、丸剂口服，也可作汤剂煎服。每日1剂。30天为1个疗程。结果显示治疗时间最长为两个疗程，最短为20天。在这56例患者中临床治愈31例，好转15例，有效8例，无效2例，总有效率96%。随访治愈患者停药1年后未再复发，随访好转有效患者中1年内症状无明显变化。说明半夏白术天麻汤疗效稳定、持久。

——史中州．半夏白术天麻汤加减治疗梅尼埃病56例［J］．陕西中医，2008（09）：1171.

## 三、医案精选

### 病案1

患者谭某，男，42岁，因眩晕于2007年7月22日就诊。1天前患者突发眩晕伴耳鸣，并恶心呕吐。有类似多次发作史3年，以往皆以梅尼埃病求治西医。此次发病后，即西医输液注射等治疗 1 天，曾用安定及山莨菪碱等药，效果一般，现求治于中医。患者眩晕、头身困重、脘痞胸闷恶心、呕吐痰涎、舌苔白腻、脉濡滑。西医诊断为梅尼埃病。中医辨证为痰浊中阻，上蒙清窍，清阳不升，风痰上扰之眩晕。治以化痰祛湿，健脾和胃，平肝息风。以泽泻汤合半夏白术天麻汤加减：泽泻 30g，姜半夏 12g，白术 15g，天麻 15g，茯苓 20g，陈皮 10g，生姜 15g，石菖蒲 15g，薏苡仁 30g，丹参 15g，苍术 15g，甘草 6g，大枣 4 枚。日 1 剂，水煎服 2 次。连续用药 10 天而愈。1 年后电话随访，患者服完药后眩晕等症全部消失，并且未再复发。

**按语：** 西医学对梅尼埃病的病因认识至今不明。在病理上则认为是膜迷路积水，即内淋巴积水而引起的一组以眩晕为主要症状的综合证候群。治疗上尚无较满意的方法。中医虽无"梅尼埃病"一词，但根据梅尼埃病的临床表现主要是眩晕，可将梅尼埃病归属到中医的"眩晕""耳眩晕"等病证的范畴。中医对眩晕的认识，早在《黄帝内经》一书中，就有"诸风掉眩，皆属于肝"的论述。医圣张仲景认为，痰饮是眩晕的重要致病因素之一，后世医家总结出"无痰不作眩""无虚不作眩"，认为风、火、痰、虚、瘀是眩晕的常见病理因素。近年来，中医从痰湿论治梅尼埃病，并有重用泽泻治疗该病取得较好效果的报道，也正符合西医学脱水消肿，改善微循环，改善耳迷路毛细血管通透性，促进淋巴液排泄，消除迷路水肿的治疗机理。因此，中医从痰湿论治梅尼埃病取得较好的效果。

泽泻汤出自《金匮要略》"心下有支饮，其人苦冒眩，泽泻汤主之"，只有泽泻和白术两味，其中重用泽泻以利水除饮为主。半夏白术天麻汤出自程国彭的《医学心悟》，方中半夏燥湿化痰、降逆止呕，天麻息风止痉，平肝潜阳而止头眩，两药共为君；白术健脾燥湿，茯苓健脾渗湿，两药相合以治痰湿之本；陈皮理气化痰，姜枣调和脾胃。丹参能活血安神，现代药理研究认为，丹参能改善微循环，促进血液流速，能扩张小血管，抑制凝血，增强缺氧耐受力，并对中枢神经有镇静作用。复方丹参注射液主要成分是丹参提取物，常用于梅尼埃病的治疗，加用丹参从而有助于梅尼埃病的治疗。

——汤宏涛. 泽泻汤合半夏白术天麻汤加减治疗梅尼埃病临床观察［J］. 中医学报，2011，26（10）：1229－1230.

**病案 2**

吴某，女，34 岁，2008 年 6 月 20 日初诊。眩晕、耳鸣、耳聋 3 天。每遇劳累或感冒即诱发眩晕，继则耳鸣、耳聋，严重时恶心、呕吐。经五官科医师会诊排除其他疾病引起上述症状，诊为梅尼埃病。每次发作即用镇静、输注能量合剂、血管扩张剂，并用地塞米松 10～20mg 控制，偶可见效。但维持时间甚短，半年内至少发作 7～8 次。刻诊：神情淡漠、面色无华、舌质淡胖、舌苔中心厚腻，脉象细、滑、弱。证属中气亏虚，脾不健运，痰浊引动内风。给予加减半夏白术天麻汤治疗。药用：磁石 30g（先煎），半夏 15g，白术、天麻、陈皮、云苓、升麻、柴胡、甘草各 10g，白芥子 9g，生姜 3 片，大枣 4 枚。每日 1 剂，水煎服。服药 2 剂，眩晕大减，微感乏力。继以原方加太子参 30g，连服 5 剂而愈。随访半年未复发。

**按语：**近年来，由于人们生活水平的不断提高，而一些地方的生活方式未彻底改变，传统的美酒佳肴日渐丰富，久之势必助湿生痰，进而导致脾胃运化功能下降，形成恶性循环，此是该病近年上升的重要因素。该病属中医学眩晕范畴。根据中医"无痰不作眩""无虚不作眩""脾为生痰之源"理论，结合该病本虚标实的特点，针对风痰上扰的眩晕患者，给予具有燥湿化痰、健脾益气息风的半夏白术天麻汤加减口服治疗常可取效。方中半夏与天麻共为君药，半夏燥湿化痰，降逆止呕；天麻平肝息风止眩晕，二者合用，为治风痰眩晕头痛之要药，李杲云："足太阴痰厥头痛，非半夏不能疗，眼黑头旋，风虚内作，非天麻不能除。"以白术为臣，健脾燥湿，以治生痰之源，助君药祛湿化痰止眩之力；陈皮理气健脾化痰，茯苓健脾渗湿，助白术健脾燥湿；甘草、生姜、大枣调和脾胃均为佐使药，共奏化痰息风、健脾祛湿之功。方中加入白芥子去皮里膜外之痰，升麻、柴胡协助升举清阳之气，磁石重镇潜阳。口苦、苔黄有湿热者加黄连、黄芩；有肝火者加入菊花、枸杞之类；脾气虚加入太子参益胃生津。随证化裁加减，每能使痰湿去除，脾气健运，清阳之气得升，秽浊之气得降，梅尼埃病的眩晕、耳鸣、耳聋等症随之消失，患者得以康复。

——郭彦军. 半夏白术天麻汤化裁治疗梅尼埃病 100 例 [J]. 山西中医，2011，27（09）：15＋19.

**病案3**

陈某，男，51 岁。2005 年 4 月 15 日初诊。患者素有腰膝酸软，痰多耳鸣，记忆力差。2 年前突然出现眩晕，发作时如坐舟船，不敢站立，不敢睁眼，伴有恶心呕吐，耳鸣，听力下降，在市某医院诊断为"梅尼埃病"，经治疗病情缓解。之后，间有发作，病情同前。近因工作繁忙紧张，思虑过多，夜深难眠，而突发眩晕，视物旋转，恶心呕吐，耳鸣加重，自服"地芬尼多""甲氧氯普胺"等药效不显。经友人介绍，邀吾父诊治。自诉静卧稍好，如头稍转则即屋旋床倾，恶心欲吐，伴口腻、食少无味，舌质红、苔微黄腻，脉弦滑。辨证：肝肾阴虚，脾虚生痰，风痰上扰。治以调肝健脾、息风化痰为先。处方：首乌藤 30g，珍珠母 30g，川芎 9g，香附 9g，刺蒺藜 15g，天麻 6g，白术 9g，京半夏 9g，茯苓 12g，陈皮 9g，枸杞 15g，菊花 9g。3 剂。二诊：眩晕减轻，呕吐停止，时有恶心感，能起床迈步，但转弯稍快仍觉眩晕，时有耳鸣，食欲渐增，舌质红、苔转薄，脉同前。上方去菊花，加菟丝子 15g，兼顾其肾，继服 3 剂。三诊：眩晕、恶心已止，但仍神疲乏力，腰膝酸软，咽干耳鸣，大便干结，舌红苔薄黄，脉细弦，治以滋养肝肾，兼顾中州，处方：首乌藤 24g，珍珠母 24g，女贞子 20g，墨旱莲 24g，枸杞 18g，菟丝子 15g，太子参 24g，山药 24g，陈皮 9g，桑葚 15g。3 剂。四诊：服药后神疲乏力好转，食欲渐增，腰膝有力，偶感耳鸣，头昏，舌脉同前，上方加晒参 15g，山茱萸 15g，4 剂研细蜜丸，每次 9g，1 日 3 次，以调养善后。患者服药丸后，诸症除，门诊随访 1 年，未见复发。

**按语：**患者近复因操劳过度，思虑伤脾，脾失健运，水谷不化精微，聚湿生痰，痰湿中阻，则清阳不升，浊阴不降，加之素有腰膝酸软，耳鸣，健忘少寐等肾阴虚之象，肾阴虚则水不涵木，致肝阴不足，风阳生动，肝风引动痰浊上扰清空，则作眩晕，故先治以调肝健脾，息风化痰，方用"首珍汤"加半夏白术天麻汤健脾化痰，平肝息风，酌加枸杞、菊花补肝肾，平肝息风，风息痰化，则眩晕自止，继以"首珍汤"加二至丸、枸杞、菟丝子、桑葚滋养肝肾；太子参、陈皮、山药兼顾中州，肝肾得养，脾得健，杜其风痰生化之源以治其本。因该患者久病，耗伤正气，故终以上方加晒参扶助正气，山茱萸补益肝肾，收敛正气，蜜丸调补以养后而病愈。

——傅健，牟元丽．傅培宗治疗梅尼埃病的经验［J］．四川中医，2009，27（08）：3－4.

# 第四节　脑梗死

## 一、疾病介绍

### （一）定义

脑梗死又称缺血性脑卒中，是指各种原因引起的脑部血液供应障碍，使局部脑组织发生不可逆性损害，导致脑组织缺血、缺氧性坏死，出现相应的神经功能缺损症状，临床上包括：脑血栓形成、脑栓塞、腔隙性脑梗死及分水岭梗死等。

### （二）急性期治疗

脑梗死的急性期治疗要重视超早期（＜6 小时）和急性期的处理，注意对患者进行整体化综合治疗和个体化治疗相结合。针对不同病情、不同发病时间及不同病因，采取有针对性的措施。总的来说，急性期治疗主要是通过两个途径实现的，即溶解血栓和脑保护治疗。

1. 溶栓治疗

急性脑梗死溶栓治疗的目的是挽救缺血半暗带，通过溶解血栓，使闭塞的脑动脉再通，恢复梗死区的血液供应，防止缺血脑组织发生不可逆性损伤。溶栓治疗的时机是影响疗效的关键。

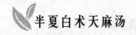

2. 抗凝治疗

主要目的是阻止血栓的进展，防止脑卒中复发，并预防脑梗死患者发生深静脉血栓形成和肺栓塞。目前抗凝治疗的有效性和安全性仍存在争议。临床常用的药物有肝素、低分子肝素及华法林等。

3. 抗血小板聚集治疗

在发病早期给予抗血小板聚集药物阿司匹林、氯吡格雷等，可降低卒中的复发率，改善患者的预后。Yong – JunCao 等研究证实氯吡格雷在急性脑梗死患者治疗中有强烈的抗血小板聚集作用，且效果优于阿司匹林。

4. 降纤治疗

降解血中的纤维蛋白原，增加纤溶系统的活性，抑制血栓形成。常用的药物包括巴曲酶、降纤酶及安克洛酶等，注意用药方法及每次用药之前需进行纤维蛋白原的检测。江国华在临床研究中发现东菱迪芙是一种蛋白水解酶，具有降低纤维蛋白原，激活纤溶系统，改善血液循环，起到抗凝溶栓的作用。

5. 脑保护治疗

此类药物能促进脑细胞的氧化、还原反应，调节神经细胞的代谢，兴奋受抑的中枢神经，促进损伤神经元的修复再生。

**（三）恢复期治疗**

脑梗死急性期过后大多存在比较严重的神经功能损害，早期康复治疗可促进受损的中枢神经系统结构和功能发生重建，所以目前恢复期治疗倍受重视。

**（四）中西医结合治疗**

对脑梗死患者采用中西医结合治疗，常有宏观与微观互补，整体与局部结合的综合效应，从而达到优于单纯中医或西医的临床疗效。浦文林将脑梗死患者临床中医分为 6 个证型以活血化瘀法贯穿各证型治疗的始终。在西药降颅内压、降血压的同时，选用活血化瘀中药针剂，配合方剂进行辨证治疗，提高临床疗效，减少病死率、病残率，改善患者的生活质量。张玉莲等采用化痰通络法联合小剂量尿激酶溶栓治疗急性脑梗死患者可改善脑梗死患者的神经功能，提高患者日常生活能力和社会活动参与能力，提升患者生存质量，并且中药联合尿激酶溶栓治疗急性脑梗死疗效确切，且优于单纯尿激酶溶栓治疗。张玉宏等研究发现，丹红联合低分子肝素钙更加明显降低血液黏调度、改善血流动力学、改善侧支循环和抢救缺血半暗带，从而改善神经功能缺损程度，安全有效，使用方便，值得临床推广应用。吴慧敏等临床研究发现黄芪注射液与阿司匹林联合应用，能抑制血小板聚集，降低血黏度，增强纤维蛋白溶解，扩张血管，改善脑部血液灌流量，从而促进大脑微循环及细胞代谢，提高脑细胞对缺血、缺氧的耐受力，增强抗自由基作用，防止再灌注损伤，提高患者生存质量，且不增加出血等副作用。唐深渊临床研究发现依达拉奉联合灯盏花素液治疗急性脑梗死，具有改善血液黏稠度，增加脑血流量，保护脑细胞的作用，且未见不良反应发生，是目前治疗急性脑梗死理想、安全的有效方法之一。杨正宇等研究发现，丹参川芎嗪注射液联合脑活素具有抗血栓、改善微循环、保护血管内皮细胞、脑缺血细胞的作用，治疗急性脑梗死疗效好。

——陈宗胜，程宜福. 脑梗死临床治疗研究进展［J］. 中医药临床杂志，2011，23（12）：1116 - 1120.

## 二、临床运用

黄某等观察针灸联合半夏白术天麻汤治疗风痰瘀阻型脑梗死的临床疗效。方法：选取风痰瘀阻型脑梗死患者 80 例，按随机数字表法分为对照组与观察组，每组 40 例。对照组给予常规西医对症治疗。①阿司匹林肠溶片（由拜耳医药保健有限公司生产，国药准字 J20130078），100mg/d，于睡前口服，若患者不耐受，可改为氯吡格雷（深圳信立泰药业股份有限公司生产，国药准字 H20000542），75mg/d，于晨起后口服；②将 30mg 依达拉奉（国药集团国瑞药业有限公司生产，国药准字 H20080056）与 0.9% 生理盐水 100mL 混合后分别在每天早晚静脉滴注 1 次；③阿托伐他汀钙片（由辉瑞制药有限公司生产，国药准字 J20030047），20mg/d，睡前口服；④发病时间在 3 小时以内的患者还应及时采用 rt-pa 静脉溶栓方法，剂量为 0.9mg/kg，最大剂量不超过 90mg，首先在 1 分钟内推注剂量的 10%，余下部分采用静脉持续滴注 1 小时。⑤治疗期间还应处理好患者其他的基础疾病，同时，还需根据病情变化给予吸氧、维持水电解质平衡、降纤等对症治疗。7 天为 1 个疗程，持续治疗 2 个疗程。观察组在对照组治疗的基础上加用针灸联合半夏白术天麻汤治疗。内服方剂：半夏白术天麻汤加减，药物组成：半夏、白术各 15g，天麻、石菖蒲、炒栀子各 12g，陈皮、茯苓、远志各 10g，胆南星、怀牛膝各 9g，赤芍药、香附各 20g，水蛭 3g，地龙、姜黄各 8g，羚羊角粉（冲服）1g。日 1 剂，水煎 400mL 左右的药汁，分早晚两次温服。针灸：①口眼㖞斜：取地仓、合谷、颊车、攒竹、翳风、四白、夹承浆、内庭、太冲，可起到疏经通络、调和气血的作用，主治中风口眼㖞斜，也适用于面神经周围麻痹的患者。注意面部穴位要透刺，肢体穴位刺激力度适中，留针 0.5 小时；②半身不遂：针刺百会、风池、肩髎、曲池、外关、合谷、环跳、阳陵泉、足三里、悬钟、解溪、太冲等穴，可起到活血通络、祛风化痰、调和气血的作用。对初病者宜泻，对久病者宜补，留针 0.5 小时。另外，还可配合电针治疗，选取 2~3 对穴位加电，肌群在电流作用下呈节律性收缩，以促进血液循环，加快恢复；③随证选穴：肘部拘挛加曲泽、尺泽，踝部拘挛加太溪，语言謇涩加廉泉、哑门、内关、通里。7 天为 1 个疗程，持续治疗 2 个疗程。结果观察组有效率为 92.5%，对照组有效率为 80.0%，观察组优于对照组（$P<0.05$）；观察组治疗后神经功能缺损评分优于对照组（$P<0.05$）；观察组治疗后血液流变学指标改善情况明显优于对照组（$P<0.05$）。

——黄梅，郑慧之，柏莉娟. 针灸联合半夏白术天麻汤治疗风痰瘀阻型脑梗死 40 例 [J]. 河南中医，2016，36（09）：1545－1547.

李某等观察半夏白术天麻汤合桃红四物汤联合依达拉奉治疗急性脑梗死（风痰阻络）的临床疗效。方法将 140 例急性脑梗死患者随机分成对照组和治疗组，每组 70 例。两组均给予阿司匹林肠溶片、阿托伐他汀及调控血压、血糖等常规治疗。对照组予灯盏花素 40mg 加入 0.9% 氯化钠注射液 250mL，静脉滴注，1 次/日；依达拉奉（商品名易达生，吉林省博大制药有限责任公司）30mg 加入 0.9% 氯化钠注射液 100mL，静脉滴注，2 次/日，共 14 天。治疗组在此基础上加用半夏白术天麻汤合桃红四物汤，基本方药为半夏、白术、天麻、茯苓、丹参、橘红、当归、桃仁、红花、川芎、甘草；眩晕较甚、呕吐频繁者加代赭石、竹茹、生姜；脘闷不食者加白蔻仁、砂仁。结果治疗 14 天后，治疗组有效率为 91.43%，明显高于对照组的 72.86% （$P < 0.05$）。

——李文茹，赵秀静，王健超，等．半夏白术天麻汤合桃红四物汤联合依达拉奉治疗急性脑梗死 70 例 ［J］．中国药业，2014，23（10）：82 − 83.

温某对半夏白术天麻汤合通窍活血汤治疗急性脑梗死的临床疗效进行分析和探讨。方法将 100 例急性脑梗死患者为研究对象，入院后对患者随机分组，观察组和对照组各 50 例，给予 2 组患者相同的常规西医对症治疗，包括扩容、调脂、脱水、纠正水电解质失衡等；同时，静脉注射依达拉奉和银杏达莫，将 30mg 的依达拉奉注射液与 100mL 浓度为 0.9%氯化钠注射液混合，使用混合液输注，2 次/日；将 20mL 的银杏达莫注射液与 500mL 的浓度为 0.9%的氯化钠注射液混合，使用混合液输注，2 次/日。在上述治疗基础上，对观察组患者联合使用半夏白术天麻汤和通窍活血汤，方药组成：炒白术、天麻、党参、茯苓各 20g，法半夏、胆南星、陈皮各 15g，桃仁、川芎、红花各 10g，水蛭、地龙、炙甘草各 5g。共同入水煎煮，取汁 300mL，1 剂/日，早中晚三餐后温服。连续治疗 14 天为 1 个疗程，所有患者均接受 1 个疗程的治疗。结果 2 组患者血液流变学指标值及纤维蛋白原含量比较治疗结束后，在各项血液流变学指标以及纤维蛋白原的比较上，观察组患者均明显优于对照组患者，2 组数据的比较差异具有统计学意义（$P < 0.05$）。观察组和对照组患者临床治疗总有效率的比较具有显著差异，观察组患者临床治疗总

有效率明显更高（$P < 0.05$）。

——温宁，刘万霞，刘建东，等．半夏白术天麻汤合通窍活血汤治疗急性脑梗死的临床观察［J］．光明中医，2018，33（10）：1377 – 1378 + 1403.

## 三、医案精选

### 病案1

张某，男，81 岁。2008 年 11 月 17 日因头晕 5 天入院。5天前无明显原因突发头晕，起床时明显，伴双下肢乏力，行走欠稳，无视物旋转，头痛呕吐，肢体瘫软，睡眠差，头感沉重，鼻塞，口干，流清涕。舌红、苔白厚根部微黄，脉弦。中医诊断：眩晕（肝阳上亢型）。西医诊断：脑梗死；颈椎病（椎动脉供血不足）；冠心病缺血性心肌病心律失常；原发性高血压 3级（极高危）。

薛师以半夏白术天麻汤：法半夏 6g，天麻 6g，茯苓 20g，白术 30g，橘红 6g，甘草 6g，大枣 10g，生姜 3g，枳实 6g，柏子仁 10g，葛根 30g，白芷 6g，车前子 10g，酸枣仁 10g，川芎 6g，陈皮 6g，知母 10g，黄连 6g，吴茱萸 3g，7 剂。并用川芎嗪注射液 240mg，配入 0.9% 氯化钠注射液 250mL 中，静脉注射，每天 1 次；天麻素注射液 0.6g，配入 0.9% 氯化钠注射液 100mL 与脑活素针 180mg 配入 0.9% 氯化钠注射液 250mL 中，交替使用。同时，艾灸双侧足三里穴，并用中药自制膏药穴位贴敷大椎加双百劳穴，红外线照射治疗颈部。以上法治疗周余，眩晕若失。

——何大平，丁学屏．丁学屏论治糖尿病性脑血管病变的经验［J］．光明中医，2016，31（24）：3563 – 3564.

**病案 2**

李某，男，65 岁，因突发言语蹇塞，右侧肢体乏力 1 周，加重 5 小时，于 2017 年 3 月 12 日转入我院。患者于 2017 年 3 月 5 日突发言语蹇塞，右侧肢体乏力，到当地卫生院求治，查头颅 CT 示："左基底节区脑梗死"，治疗 1 周，自 3 月 12 日患者病情突然加重，转入我科查磁共振示左侧急性脑梗死，左侧大脑中脉中重度狭窄。现症见：言语蹇塞，右侧肢体乏力，偶头晕头痛，神疲乏力，纳差，舌紫暗，苔白腻，脉弦滑。既往有"高血压病、高脂血症"病史多年，嗜烟酒，日约烟 20 支、白酒半斤，Bp180/100mmHg，神志清，口角右歪，伸舌偏右，构音不清。右上肢肌力 0 级，下肢肌力 2 级，左侧肢体肌力肌张力可，左侧巴氏征阳性。诊断为痰瘀阻络，治以健脾化痰、活血通络，拟半夏白术天麻汤合桃红四物汤加减加味，处方：半夏 10g、天麻 15g、白术 15g、茯苓 15g、陈皮 10g、炙甘草 6g、葛根 10g、桃仁 12g、红花 12g、当归 15g、川芎 10g、生地黄 20g、醋白芍 12g、全蝎 6g、僵蚕 10g、地龙 10g、土元 9g、夏枯草 15g，连服 5 剂，诸症减轻，言语较前清晰，右侧肢体活动较有力，血压 140/90mmHg，右上肢肌力 2 级，下肢肌力 3 级，但仍周身倦怠乏力，舌质暗，苔白，脉细涩，此为痰湿之象大减，目前以气虚血瘀为主，治以补气养血，活血通络为主，故选方以补阳还五汤加减：黄芪 45g、当归 15g、生地黄 20g、麦冬 20g、天麻 15g、白芍 10g、川芎 10g、桃仁 12g、红花 12g、牛膝 10g、白芥子 6g、清半夏 10g、僵蚕 10g、土元 9g、地龙 10g、全蝎 6g、炙甘草 6g，善后调理半月，病情明显好转出院，能下地走路。后期随访，患者生活质量明显提高，生活自理。

**按语：**缺血性中风的发病与人体气血虚弱、正气不足有关。

对本病历代医家均有所论，但最具有影响力的是清代医家王清任，提出了中风半身不遂的病机是"气虚血瘀"的著名论点。他在《医林改错》一书中就中风半身不遂、口眼㖞斜、口角流涎、口噤等症之辨证求源均有较详细的论述，皆认为是元气亏虚，气不帅血所致，从而创立了名方"补阳还五汤"，在此基础上，根据曹老师的临床经验认为虚痰瘀作为缺血性中风的主要病理机制，谨据病机，辨证施治，从理法方药的不同角度选择补虚、化痰、祛瘀是缺血性中风的主要证治方法。痰浊"当以温药和之"治疗大法，在祛痰利湿药应用同时，配伍温阳药物，因温阳药能扶正助气，促进肺、脾、胃三脏气化正常，痰浊自消。方多以温胆汤或半夏白术天麻汤加减：痰浊蒙窍主张重用化痰开窍之品如远志、郁金、菖蒲；痰气停滞者，以僵蚕、白附子、厚朴、陈皮；痰滞中焦者取化橘红、半夏；痰夹热邪者，用天竺黄、胆南星、竹茹等。痰性黏滞，常使疾病缠绵难愈，缺血性中风的急性期可重用化痰祛湿之品。缺血性中风病分急性期和恢复期，在病程的不同阶段，侧重各有不同。本虚标实是缺血性中风的病机特点，急性期以痰浊、瘀血为主，以化浊祛瘀为主，但临证遣方用药不可一味攻伐，以防耗伤正气，使正不抵邪，无力抗邪外出，反致邪实更盛，故亦注意补虚。但病情恢复期，多以肝肾阴虚或气血衰少为主，以补虚为主，重用补气滋阴养血之品，临证时宜根据每个患者的具体情况，化痰、祛瘀亦有所侧重。

——王福良，曹忠义，王海成 . 从虚痰瘀论治缺血性中风的经验［J］. 世界最新医学信息文摘，2018，18（23）：140.

**病案3**

男，75岁，主因：头晕，头痛来诊。既往高血压30年，青光眼手术病史 1 年。现主症：头晕，头痛，休息不好时症状加重，恶心，全身沉重无力，小便可，大便干，舌质淡，苔黄腻，脉濡缓。查头颅 CT：脑梗死。血压：155/85mmHg（1mmHg＝0.133kPa）。中医诊断：眩晕；西医诊断：腔隙性脑梗死。辨证：痰浊内盛。治疗以化痰泻浊为治疗大法。处方以半夏白术天麻汤加减治疗。组方：清半夏 10g、天麻 10g、泽泻 20g、化橘红 10g、炒蔓荆子 10g、炒白术 10g、黄芪 20g、葛根 20g、桑枝 20g、荆芥穗 10g、首乌藤 30g、丹参 20g、牡蛎 30g（先煎）、龙骨 30g（先煎）、煅珍珠母 30g（先煎），7 剂，水煎服，每日 1 剂，分 2 次温服。二诊：全身无力症状好转，血压 140/80mmHg，原方去牡蛎、龙骨，继服 14 剂，休息不好时仍有轻度头晕，再用 14 剂，症状完全消失。

**按语：**腔隙性脑梗死的病变基础是高血压所致的动脉粥样硬化和/或微血栓的形成，一般多责之于瘀血阻络，治以活血化瘀。然此例属中医学"眩晕"范畴，《素问》曰："诸风掉眩，皆属于肝。"《丹溪心法》谓："无痰不作眩。"半夏白术天麻汤是治疗痰浊上扰的主要方剂之一。基于此，王淑玲主任从风痰论治，风痰阻络型是脑梗死常见的中医证型，其病因是由于痰浊上扰，阻滞经脉，经脉失养。痰具有黏滞难去的特点，治疗有一定难度。现代药理研究证明，化痰药具有抗凝、降血脂的作用；活血药具有改善血流动力学、增加脑血流量、改善血液流变学、抗血栓形成、改善微循环、降低血脂等作用。

——杜立建. 王淑玲运用半夏白术天麻汤经验［J］. 现代中西医结合杂志，2014，23（03）：305–306.

# 第五节　癫　痫

## 一、疾病介绍

### （一）定义

癫痫是一种脑部疾患，其特点是持续存在着能够增加未来出现癫痫发作可能性的脑部持久性改变，并出现相应的神经生物学、认知、心理学和社会功能障碍等方面的后果。而在中医学中，癫痫属于"痫病""痫症"范畴，俗称"羊痫风""羊角风"，临床特点以突然意识丧失甚则仆倒、不省人事、口吐涎沫、两目上视、四肢抽搐或口中如猪羊叫声等神志失常症状为主症。发作前可伴眩晕、胸闷等先兆，发作后常有疲倦乏力等症状。

### （二）西医治疗

#### 1. 病因治疗

首先根据病因进行分析，明确癫痫发作病因的患者首先行病因治疗。如神经纤维瘤患者可手术治疗，小儿发高热性疾病可予以降温治疗等。

#### 2. 药物治疗

当无明确病因或有明确病因但不能根除者可考虑药物治疗。药物治疗应根据癫痫发作类型选用抗癫痫药物，一旦找到可以完全控制发作的药物和使用剂量，就应不间断地应用。用药宜从小剂量开始，然后逐渐增量，以既能控制发作，又不产生毒性反应的最小有效剂量为佳。换药应采取加用新药及递减旧药

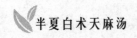 

的原则，不能骤然停药。一般应于发作完全控制后，如无不良反应再继续服用3~5年，方可考虑停药。目前多主张用一种药物，确认单药治疗失败后，方可加用第二种药物。尽量选择无相互作用或相互作用及副作用小、治疗指数高、作用机制不同的药物。如强直阵挛性发作无法用单药控制者，可合用苯妥英钠和扑米酮。对混合型癫痫可以根据发作类型联合用药，但以不超过三种药物为宜。

3. 手术治疗

手术治疗癫痫是通过手术切除致痫灶，分为根治性手术和姑息性手术。手术方式选择主要依据癫痫临床类型和致痫灶部位。

4. 冷却疗法

冷却疗法是近几年发展较快的一种治疗方法，且冷却疗法还具有潜在的保护患者脑神经的作用。主要的治疗方法为表面冷却、血管内冷却或者大脑直接冷却。通过有效的冷却治疗，可以有效减少或停止癫痫发作。目前冷却疗法仍然处在研究阶段，其具体的临床效果还需要进一步临床试验进行证实。

5. 细胞基因治疗

通过把可以产生抗癫痫物质的细胞植入到脑部特定区域或者植入基因使身体自身产生抗癫痫物质来治疗癫痫。目前干细胞移植治疗癫痫的研究方兴未艾，取得了可喜的效果。有研究结果显示，在动物难治性癫痫模型的治疗中，可以改善动物的癫痫状态。因此，神经干细胞的移植是难治性癫痫治疗的有效方法之一。

## （三）中医治疗

### 1. 病因病机

中医认为，癫痫的形成多为脏腑功能失调，痰浊阻滞，气机逆乱，风阳内动，跌仆脑伤所致，尤以痰邪作祟最为首要。《三因极一病证方论·癫痫绪论》说："夫癫病，皆由惊动，使脏气不平，郁而生涎，闭塞诸经，厥而乃成。或在母胎中受惊，或少感风寒暑湿，或饮食不节，逆于脏气。"其病机主要是本虚标实，所谓本虚，一为先天禀赋不足；二为后天脾胃失调，脾胃薄弱；三为惊恐忧伤或跌仆损伤等。所谓标实乃痰气逆乱，风阳内扰，清窍蒙蔽，痰结心胸。故癫痫发作期应着重除痰息风、开窍定痫，以治标为主；发作间期则以治本为主，重在扶正。

### 2. 中医药治疗

#### （1）风痰闭阻证

朱丹溪所著《丹溪心法·痫》云：癫痫"无非痰涎壅塞，迷闭孔窍。"龚廷贤在《寿世保元·痫证》云："盖痫之原……必因惊恐致疾……肝虚则生风，脾虚则生痰，蓄极而通，其发也暴，故令风痰上涌，而痫作矣。"元·曾世荣的《活幼口议·痫疾证候》曰："风痫有热生痰，食痫因食而致惊……生痰致风，由风成痫。"

#### （2）痰火内盛证

《医学入门·痫证》云："痫有阴阳只是痰……盖伤饮食，积为痰火，上迷心窍，惊恐忧怒，则火盛神不守舍，舍空痰塞。"

#### （3）肝肾阴虚证

《杂病源流犀烛·诸痫源流》所说："诸痫为患，可识其皆由于肾矣……"先天元气亏虚是癫痫发病之本，但气血阴阳有偏损，或先天肾气、肾阳不足，可导致气化、推动、温煦乏力，津液不归正化而为痰饮，闭窍为痫；或先天肾精、肾阴不足，脑髓失充，阴虚阳亢，内风旋动，形成癫痫。《续名医类案》载："古人论虚痫之症，昼发责之阳跷虚损……夜发责之阴跷虚损……盖阳跷之脉，同阳维护背之阳……皆在阳之经也……阴跷之脉，同阴维护腹之里……所至皆属阴之经也。"

（4）血瘀阻窍证

王清任在《医林改错·脑髓说》中指出："抽风之症，气虚无疑，元气既虚，必不能达于血管，血管无气，必停留而瘀。"气虚致血行瘀滞，可以作痫。认为癫狂证的病理为"乃气血凝滞脑气，与脏腑之气不接"而致。

（5）心脾两亏证

癫痫、惊风为症，从心镇定之，抑从脾消化之。饮食不节，或脾胃素虚，或病后体虚，复感六淫，攻伐太过，造成脾虚不复，元气大伤。若气血生化乏源，肾精失充，髓海失养而为痫；若运化失司，饮食聚积生痰，蒙蔽清窍。《张氏医通》载："痫证往往生于郁闷之人，多缘病后本虚，气虚痰积之故。"此外，若脾虚统摄无权，或外伤、产后失血过多或贫血等因素，形成气虚血瘀，脑络失养。

## （四）针灸治疗

在《黄帝内经》中对癫痫的发病、病机、治疗、腧穴有着较为详细的记载。程光宇以此为治疗疾病的基本原则，从审阴阳、识病机、明缓急、查脉象、针守神 5 个方面，讨论了对于痫证的针灸取穴及治疗。从癫痫的风、火、痰、瘀、郁、虚、水、毒的病机角度，分别提出了治疗痫证的 8 组针灸处方和不同的针法灸法，并以脉象虚实强调了针灸治痫的虚补实泻和急则治标、缓则治本的基本思想，为针灸治疗痫证提供了一定的思路。

1. 针药结合治疗

针灸与药物的结合是近年来应用较多的一种综合疗法，可以发挥两者的优势，在临床较为实用，运用广泛。张连城采用针刺配合汤药治疗癫痫患者 15 例，针刺取穴：合谷、太冲、丰隆、百会；发作期加神门、内关；缓解期加足三里、太溪。合谷、太冲用提插泻法，丰隆、百会用平补平泻法，神门、内关用捻转泻法，足三里、太溪用捻转补法。中药疗法：清宁定痫汤、大补元煎合二陈汤。15 例患者经针药配合治疗后，总有效率为 80%。

2. 针刺加穴位埋线疗法

针刺加穴位埋线疗法治疗癫痫是临床上一种较新的治疗方法。欧广升采用挑针加埋线法治疗癫痫 125 例，用单纯毫针疗法 75 例作对照。两组取穴一致，结果治疗组总有效率为 92.8%，对照组总有效率为 78.7%。

## （五）中西医结合治疗

目前临床上常用的抗癫痫西医西药，其疗效确切，特别是对于癫痫的急性发作及抢救是首选；中医中药其性状温和，有调理的作用，且对肝肾功能的影响较小。故两者合用有协同的治疗效果。大量的实验亦证明，中西医联合治疗癫痫的效果明显优于单用西医西药或者中医中药。

——邵留英，瞿发林，陈颖，等 . 癫痫的中西医治疗概论 [J] . 天津药学，2014，26（06）：58 - 61.

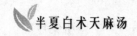

## 二、临床运用

杨某等运用半夏白术天麻汤治疗头痛型癫痫 31 例，结果完全控制：停药后停止发作 1 年以上者，本组 25 例，占 81%。显效：发作频率减少 75% 以上者，本组 9 例，占 19%。无效者 0。

——杨秀婷，李泽坞，张凤春. 半夏白术天麻汤治疗头痛型癫痫 31 例 [J]. 中医药信息，1991（04）：35-36.

吴某以中西医结合治疗外伤性癫痫 19 例，均采用保守治疗。①西医治疗针对癫痫持续状态应用安定、苯巴比妥、硫喷妥钠。②中医治疗主要是活血化瘀、化痰祛浊、醒脑开窍，以通窍活血汤并半夏白术天麻汤、白金丸加减，处方组成：桃仁 10g，红花 12g，赤芍 30g，川芎 30g，麝香 0.5g（后下），制半夏 10g，天麻 20g，白术 10g，橘红 10g，茯苓 15g，郁金 30g，明矾 5g，生姜 3 片，大枣 5 枚。以上诸药除麝香外先煎取汁 400mL，后加入麝香，每日 1 剂，分 2 次温服，每次 200mL。以 1 个月为 1 个疗程，最短 3 个疗程，最长 8 个疗程。临床治疗中要及时发现癫痫发作及出现持续状态，防止坠床或咬舌、误吸等，及时采取相应措施。结果痊愈 16 例，显效 3 例，治愈率 84.2%，有效率 100%。

——吴哲. 中西医结合治疗外伤性癫痫 19 例 [J]. 中国中医药信息杂志，2001（S1）：49.

## 三、医案精选

### 病案 1

刘某，男，37 岁，发作性意识丧失伴肢体抽搐 20 余年，加重 1 年。患者 20 余年前因情绪激动出现发作性意识丧失，伴肢体抽搐、口吐白沫，持续约 10 分钟，于当地医院就诊，诊断为"癫痫"，给予口服"苯妥英钠、复方苯巴比妥溴化钠"，发作情况明显减轻，后遵医嘱逐渐减少药物剂量，至 1 年前，症状发作明显较前频繁，每次发作时情况基本同前，为求进一步诊治遂来我科，现症见患者表情淡漠，反应迟钝，时有头晕，晨起痰多，夜眠尚可，纳食差，食后腹胀，二便调。舌质淡暗，苔薄白腻，脉弦滑。处方为：清半夏 10g、陈皮 12g、茯苓 15g、天麻 12g、砂仁 8g（后下）、僵蚕 15g、胆南星 12g、石菖蒲 12g、制远志 12g、白芥子 12g、丹参 30g、党参 15g、炒神曲 15g、麸炒白术 12g、甘草 6g。中药 30 剂，每天 1 剂，水煎 400mL 分早晚 2 次温服。联用"德巴金片 500mg"，每天 1 剂。随访患者服药后症状未再发作，自觉头脑清晰，精神好转，可正常生活和工作。

**按语：** 初因七情失调，突然遭受大惊大恐，造成气机逆乱，进而损伤脏腑，肝肾受损，导致阴不敛阳而生热生风，加之平素脾胃失调，痰浊内聚，经久失调，痰浊随气逆，故患者因情绪激动而发病，四肢抽搐，胃脘食后胀满；蒙蔽心神清窍，故伴一过性意识丧失，头晕，表情淡漠，反应迟钝，结合舌脉中医辨为风痰闭阻，以燥湿健脾，涤痰息风开窍为法，半夏、陈皮、砂仁、炒神曲、炒白术、白芥子燥湿化痰和胃；天麻、僵蚕平肝息风镇痉；胆南星、石菖蒲开窍降逆；加党参益气生津养血以防温燥；制远志、茯苓镇心安神；甘草调和诸药。现代药理表明天麻所含香草醛在无明显中枢抑制作用时，能抑制大脑点燃效应的全身性阵挛发作，缩短刺激后放点过程，由此表明，在不产生中枢震惊作用的小剂量，香草醛即可显著改善脑电活动，产生抗癫痫作用。

——卢延荣，徐冰，康朝宾，等．闫咏梅运用半夏白术天麻汤验案举隅［J］．亚太传统医药，2017，13（22）：93-94.

**病案2**

陈某，男，17岁，2015年6月6日初诊，病苦癫痫反复发作，无奈休学医治已1年，久服苯妥英钠，苯巴比妥等药，仍兼旬发作1次，发则卒扑倒地，昏不知人，双目上视，两手握拳，口噤流涎，少顷乃苏，遂来求医。症见：情怀抑郁，胸闷，呕吐痰涎，头晕乏力，心烦失眠，舌苔厚腻，脉滑。脑电图示：额部散在尖波。诊断：癫痫。中医辨证：风痰上扰，蒙蔽心窍，治宜豁痰开窍，息风定痫，方用半夏白术天麻汤加减：半夏10g、白术10g、天麻13g、云苓20g、石菖蒲10g、僵蚕10g、郁金10g、琥珀（粉）3g（冲）、炙甘草6g、地龙10g、蜈蚣2条，水煎服，日1剂，服药5剂，头晕减轻，再服5剂腻苔渐化，脉趋和缓，其间发作1次，继服10剂，未见复发，原方加川芎10g，继续调养10余天，发作控制，脑电图正常。

**按语：**癫痫一证，病因繁杂，痰浊者居其七八，如《医学纲目·癫痫》曰："癫痫者，痰邪逆上也。"又如《三因极一病证方论·卷之九·癫痫叙论》说："夫癫痫病皆由惊动，使脏气不平，郁而生涎，闭塞诸经，厥而乃成。"《丹溪心法·卷四·痫五十九》指出本证之发生无非"痰涎壅塞，迷闷孔窍"。方用半夏白术天麻汤加减意在豁痰开窍，息风定痫，加入地龙、僵蚕、蜈蚣等虫类药物，一则息风解痉镇痫，二则还可以提高临床疗效，使痰浊豁开，风息定痫则诸证缓解。

——卢延荣．半夏白术天麻汤的临床新用［J］．世界最新医学信息文摘，2018，18（40）：164.

**病案3**

肖某，女，43岁，工人。2003年4月8日就诊。患者眩晕僵仆，不省人事约半分钟，口吐涎沫，声如羊叫，手足微微蠕动，每月发作1次，醒后对发生之事毫无记忆。历经10载，多处求医其效不显。近1年来发作时间由稀至密，每月发3次不等，不能从事重体力劳动，经他人引荐而求予诊治。诉纳呆胸闷、便溏，时头晕头痛，喜吐痰沫，神情痴呆，静默寡言。舌质淡白，苔白腻，脉濡缓无力。证属脾虚致痰湿内生，上犯颠顶，治宜健脾除湿、化痰醒脑。拟香砂六君汤合半夏白术天麻汤加减：炒香附10g，西砂仁10g，法半夏10g，橘红10g，茯苓10g，明天麻10g，炒白术15g，胆南星10g，石菖蒲10g，僵蚕10g。以该方连服25剂，眩晕僵仆未见发作，手足蠕动消失，胸闷日减，饮食渐进。复诊改用参苓白术散以善其后。追访2年未见复发。

**按语：**此案本乃脾失健运，湿聚成痰，上犯颠顶，脑络被阻。故用香砂六君子汤合半夏白术天麻汤加减，用香砂六君汤健脾化痰、除湿，半夏白术天麻汤化痰通络，石菖蒲芳香醒脑，标本同工，治其生痰之源，解其痰胶之痼而获良效。

——方永奇. 癫痫治验三则 [J]. 中医药导报，2009，15（01）：72.

# 第六节 面神经麻痹

## 一、疾病介绍

### （一）定义

特发性面神经麻痹，又称贝尔麻痹、面神经炎，目前认为

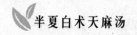

是茎乳孔内面神经非特异性炎症而致的单侧周围性面神经麻痹，是以面部表情肌群运动功能障碍为主要特征的一种临床常见病、多发病。

——孙美玉．牵正散加味治疗风寒阻络型周围性面神经麻痹的临床观察［D］．山东中医药大学，2012.

### （二）西医治疗

**1. 皮质类固醇激素治疗**

在对周围性面神经麻痹患者进行面神经减压手术时观察到面神经发生水肿，推测水肿可能继发于缺血和炎症。因此，对该病患者早期可运用皮质类固醇激素治疗。Sullivan 等采用随机、双盲、安慰剂对照治疗周围性面神经麻痹，研究结果表明口服泼尼松治疗可提高面神经功能恢复的比率。

**2. 抗病毒治疗**

目前周围性面神经麻痹治疗方案主张在激素治疗的同时用抗病毒药物。Hato 等比较使用伐昔洛韦加强的松龙、泼尼松加安慰剂治疗周围性面神经麻痹的效果，结果显示伐昔洛韦加强的松龙治疗组明显优于安慰剂加强的松龙治疗组。但病毒在周围性面神经麻痹的发病中所起的准确作用还不清楚，因此目前抗病毒药物治疗仍存在争议。

**3. 手术治疗**

周围性面神经麻痹的外科治疗方法是面神经减压术，彭氏等治疗周围性面神经麻痹60例，认为面神经减压术是治疗本病的有效手段，早期行面神经减压术可明显提高有效率。王氏等认为根据面神经损伤情况在适当的时机采用相应的显微神经外科技术可获得较好的结构和功能恢复。然而面神经减压术有损伤听力、前庭功能及乙状窦、颈静脉球等的手术风险，临床应用存在争议。

4. 其他

除此之外，还有营养神经、物理治疗、康复训练、断续波电针、超短波及红外线等治疗方法，为促进血液循环、消除炎症水肿、改善神经营养、促进神经功能的恢复起到很好的综合效应。

——杨健成. 王乐亭牵正方治疗特发性面神经麻痹疗效观察［D］. 广州中医药大学，2010.

## （三）中医治疗

### 1. 辨证论治

张付森认为面瘫主要病因是脉络气虚，风寒或风热之邪乘虚侵袭面部筋脉，以致气血瘀滞，肌肉纵缓不收，出现口眼㖞斜，面部麻木有胀感，治以养血祛瘀，搜风通络，标本兼治。刘华宝等运用和血祛风通络法治疗周围性面瘫 34 例，方选牵正散和八珍汤加减。侯永吉以桂枝汤加减治疗急性期面瘫取得满意疗效。刘群霞运用扶正祛邪交替用药治疗周围性面瘫 36 例，认为此病多因风邪太甚正不能御，或由正气内虚，风邪乘虚而入，邪扰宿痰，夹内热阻于颠顶经络而致。治疗以祛邪为主，兼以扶正。

### 2. 针灸治疗

李伟杰等认为多因外部中络，气血运行不畅，气滞血瘀，肌肤失濡而发病，对 30 例面瘫患者辨证运用针向迎随补泻法配合电针法进行治疗。主穴取患侧地仓、颊车、四白、太阳、阳白、攒竹、迎香、承浆。结果：辨证运用针向迎随补泻法配合电针法治疗面瘫有效率达 96.7%。薛广生在特发性面瘫急性期的 2～15 天内，用梅花针在翳风穴叩刺，以皮肤微红，有稀疏的均匀的少量出血点为度；再在该穴拔火罐 3～5 分钟，以穴位处有少量血液渗出为度。隔日 1 次，治疗 3 次。结论在特发性面瘫急性期采用翳风穴放血法，对特发性面瘫的治疗，有见效快，治疗期短的特点，有利于该病的恢复。李淑霞等采用针刺配 TDP 照射及闪罐治疗 Bell's 面瘫 96 例，取患侧翳风、地仓、颊车，双侧足三里，总有效率 91%。

——李彦知，杨建宇，范竹雯，等. 周围性面瘫的中医治疗进展 [J]. 中国中医药现代远程教育，2011，9 (11)：164－166.

## 二、临床运用

姚某观察牵正散合半夏白术天麻汤联合针刺治疗急性期周围性面神经麻痹的临床疗效。方法将 64 例急性期周围性面神经麻痹患者随机分为 2 组，对照组 32 例予西医常规治疗。地塞米松磷酸钠注射液（江苏吴中医药集团有限公司，国药准字 H32021400）10mg，加入 0.9% 氯化钠注射液 100mL 中静脉滴注，每日 1 次，连续 7～10 天后停用。甲钴胺注射液［卫材（中国）药业有限公司，国药准字 J20070063］1000μg，静脉注射，每日 1 次；维生素 $B_1$ 片（辅仁药业集团有限公司，国药准字 H20073359）10mg，每日 3 次，口服。治疗组 32 例在对照组基础上加牵正散合半夏白术天麻汤联合针刺治疗。①牵正散合半夏白术天麻汤口服。药物组成：全蝎 3g，僵蚕 10g，白附子 6g，地龙 10g，半夏 6g，白术 10g，天麻 10g，茯苓 10g，川芎 10g，当归 10g，丹参 10g。每日 1 剂，水煎 2 次，取汁 300mL，分早、晚2次温服。②针刺治疗：以局部近端取穴为主，配以循经远端取穴。局部近端取穴地仓、承浆、丝竹空、翳风、太阳、阳白、颧髎、攒竹、颊车、下关；循经远端取穴：合谷、足三里、太冲（以上双侧穴位均取患侧）。操作：直刺，平补平泻，留针30min。疗程2组均10天为1个疗程，连续治疗2个疗程后统计临床疗效。结果治疗组总有效率96.87%，治愈率71.87%；对照组总有效率87.50%，治愈率46.87%；2组总有效率及治愈率比较差异均有统计学意义（$P < 0.05$），治疗组临床疗效优于对照组。2组治疗后H－B面神经功能分级均较本组治疗前明显改善，且治疗组改善情况优于对照组，比较差异均有统计学意义（$P < 0.05$）。

——姚建新．牵正散合半夏白术天麻汤联合针刺治疗急性期周围性面神经麻痹疗效观察［J］．河北中医，2016，38（09）：1365－1367＋1381.

胡某运用半夏白术天麻汤加减治疗口眼㖞斜17例。药物组成：法半夏50g、白术50g、天麻50g、茯苓50g、甘草25g、化橘红50g、羌活50g、白芥子50g、红花50g、全蝎50g、蜈蚣50g，上药烘干研粉为末，每次10g，每日2次，热酒冲服，20天为1疗程。结果本组17例患者，按上法治疗后，自觉症状消失，患侧表情肌运动自如，面部外观正常，检查无任何异常，评为痊愈者10例（58.8%）；自觉症状消失，患侧表情肌活动功能大部分恢复，面部外观正常，检查尚有轻微面瘫体征，评为显效者4例（23.5%）；自觉症状好转，患侧表情肌活动功能部分恢复，患侧与健侧面颊有轻微不对称，检查有较明显面瘫体征，评为有效者2例（11.8%）；自觉症状及表情肌活动障碍无改善，患侧与健侧明显不对称，面瘫体征如初，评为无效者

1 例（5.9%）；总有效率94%。

——胡敦伦. 半夏白术天麻汤加减治疗口眼㖞斜17例［J］. 北京中医，1991（06）：31.

## 三、医案精选

**病案1**

女，58岁，2012年9月18日来诊。主因面部向右侧㖞斜3天。患者于3天前受凉后出现左侧面部麻木，流涎，口角及面部向右侧㖞斜，头痛，嗜睡，轻微活动后心慌，自觉心率加快。既往有额叶脑膜瘤病史，拒绝手术治疗。症见左侧面部表情肌瘫痪，额纹及鼻唇沟变浅，左眼裂扩大，闭眼不能，口角下垂，面部向右侧㖞斜，舌质淡红，苔白腻，脉弦滑。中医诊断：面瘫；西医诊断：面神经麻痹。辨证：气血亏虚，风痰阻络。治疗以益气活血，祛风化痰为治疗大法。以半夏白术天麻汤加减治疗。组方：清半夏12g、炒白芍20g、天麻10g、炒蔓荆子10g、川芎15g、炒芥子6g、丹参20g、檀香10g、郁金10g、党参20g、天冬10g、五味子10g、炙甘草10g、首乌藤30g、化橘红10g、浮海石20g，7剂，水煎服，每日1剂，分2次温服。翳风、牵正、下关穴用歪僻贴（王淑玲研究，已临床应用多年，疗效较好）穴位贴敷。二诊时左侧面部麻木感觉好转，左眼已能闭合但闭不严，头痛，头晕，睡眠，心慌症状好转，上方去檀香、首乌藤，加龙骨30g、牡蛎60g、海藻15g、山慈菇10g以软坚散结治疗额部脑膜瘤，三诊时，面瘫症状已痊愈。继续服用中药治疗额部脑膜瘤至今。

**按语**：面神经麻痹或称Bell麻痹，是因茎乳孔内面神经非特异性炎症所致的周围性面神经麻痹，确切病因未明，长期以

来认为本病与嗜神经病毒感染有关。面神经炎属于中医学"口
僻"范畴，一般起病较急，多属风痰阻络所致。足阳明之脉夹
口环唇，足太阳之脉起于目内眦。本病多因正气虚弱，脉络空
虚，风寒之邪乘虚而入，侵袭阳明、少阳、太阳经脉，以致经
气阻滞，筋脉失养，气血不和，肌肉迟缓不收而发病。太阳外
中于风，阳明内蓄痰浊，风痰循经阻于头面经络，则经隧不利，
筋肉失养，《诸病源候论·偏风口㖞候》说："偏风口㖞是体虚
受风，风入于夹口之筋也。足阳明之筋，上夹于口，其筋偏虚，
而风因乘之，使其经筋急而不调，故令口㖞僻也。"治疗应以
补益气血、祛风化痰为治疗大法。

——杜立建. 王淑玲运用半夏白术天麻汤经验 [J]. 现代
中西医结合杂志，2014，23（03）：305-306.

**病案2**

胡某，男，34岁，工人，1982年4月19日初诊。患者自述
二周前因冒雨受凉，次日清晨洗脸时突然发现口眼㖞斜，前医曾
用牵正散内服及活鳝鱼血外敷效果不佳。症见口眼㖞斜，歪向左
侧，右侧额纹消失，鼻唇沟平坦，头昏而痛，右面麻木，乳突疼
痛，皱额受限，闭目不紧，眼蒙流泪，胸膈胀满，讲话欠爽，纳
食残留，食欲减退，喝水外流，口角流涎，色白而多，鼓腮漏
气，吹口哨漏风，口中黏腻，舌质淡红苔白而腻，脉弦而滑。西
医诊断：面神经炎。中医辨证：风湿痰阻，瘀停经脉。治宜健脾
祛湿，化痰息风，通经活络。予半夏白术天麻汤加减（药物、用
量及用法如前所述）。服药10天口眼㖞斜基本消失，患侧表情肌
活动功能大部恢复，唯张口大笑时仍有轻度嘴歪，继服前药一
周，五官复正，诸症悉除，停药后随访，至今未见复发。

**按语：** 口眼㖞斜即面部一侧瘫痪，患侧表情肌活动障碍，属

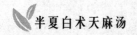

于中医中风中经络范畴。明·楼英在《医学纲目·口眼㖞斜》篇中曰:"运气口眼㖞斜者,多属胃土,风木不及,金乘之,土寡于畏也……故口目㖞斜者,多属胃土有痰,故治宜辛温,泻金之短缩,平土之湿痰也。"本组患者的病机恰是胃土虚弱,水湿内停,聚湿生痰,痰蒙清窍,流走经络,阻塞气血所致。故以辛温的半夏白术天麻汤加全蝎、蜈蚣化痰息风泻金之短缩,使其不致乘风木太过;加羌活健脾祛湿平土之湿痰,使其不致反侮风木;加红花、白芥子活血通络祛皮里膜外之痰。是以脾胃得健,痰湿得除,经络得通,诸风得止,五脏相通,移皆有次,则诸症得除。

——胡敦伦.半夏白术天麻汤加减治疗口眼㖞斜17例 [J]. 北京中医,1991 (06):31.

# 第七节 高血压

## 一、疾病介绍

### (一) 定义

高血压病是一种临床上常见的、以体循环动脉血压增高为主要特点,伴有心脏、血管、脑、肾脏等器官功能性或器质性改变的全身性疾病,即在未服降压药的情况下,收缩压≥140mmHg和(或)舒张压≥90mmHg。其病因不明,是最常见的心血管疾病之一,严重危害人类健康,也是多种心、脑血管疾病的重要病因和危险因素,成为心血管疾病死亡的主要原因之一。

——陈娟.中医药治疗原发性高血压研究概况 [J].实用中医内科杂志,2011,25 (06):18-21.

## （二）西医治疗

### 1. 非药物治疗

应该作为所有高血压患者的基本治疗，具体措施可按患者的实际情况选择应用。

（1）减重

减少热量，膳食平衡，增加运动，体重指数保持在 20～24kg/m²。

（2）膳食限盐

北方人群首先将每人每日平均食盐量降至 8g，以后再降至 6g；南方人群可控制在 6g 以下。

（3）减少膳食脂肪

总脂肪＜总热量的 30%、饱和脂肪＜10%；每日新鲜蔬菜 400～500g、水果 100g、肉类 50～100g、鱼虾类 50g、奶类 250g，蛋类每周 3～4 个；每日食油 20～25g，少吃糖类和甜食。

（4）增加及保持适当的体力活动

如运动后自我感觉良好，且保持理想体重，则表明运动量和运动方式合适；

（5）保持乐观心态和提高应激能力

通过宣教和咨询，提高人群自我防病能力，提倡选择适合个体的体育、绘画等文化活动，增加老年人社交机会，提高生活质量。

（6）戒烟、限酒

不吸烟。男性每日饮白酒＜20～30g、女性＜15～20g，孕妇不饮酒。

### 2. 西药治疗

当前用于降血压的药物主要为以下 6 类，即利尿药、β-受

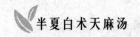

体阻滞剂、血管紧张素转换酶抑制剂、血管紧张素Ⅱ受体拮抗剂、钙拮抗剂和 α - 受体阻滞剂。每一类降压药又包含具有不同药物代谢特点的多种药物。迄今为止，还无法根据患者发生高血压的原因及病理机制来预测降压药物的疗效。总体而言，各类降压药物的近期降压效果相似，而远期预防心脑血管并发症的依据主要来自于利尿剂和 β - 受体阻滞剂。血管紧张素转换酶抑制剂、血管紧张素Ⅱ受体拮抗剂和钙拮抗剂治疗高血压以预防心脑血管并发症的研究结果正在不断积累中。因此高血压患者的治疗可根据患者的血压水平、其他的心血管危险因素和合并的靶器官损害情况选择初始药物。以下仅以每一类药物中的代表药为例列举治疗方案，适合大多数无特殊合并症的高血压患者。

3. 高血压危象的治疗

虽然高血压患者经积极合理的长期降压治疗，很少发生高血压危象，但仍有少数高血压患者在某些情况下可出现危及生命的急剧血压升高而须紧急降压治疗。舒张压 > 120mmHg 或 130mmHg 可诊断为高血压危象。高血压危象可分为高血压急症和高血压重症，高血压急症指急性的进展性靶器官损害（如高血压脑病、急性左心衰竭、急性心肌梗死等），常需静脉用药，即刻降低血压；高血压急症的治疗宜在数分钟至 2 小时内使平均动脉压下降 20% 左右，然后在 2 ~ 6 小时内将血压下降至 160/100mmHg，以后改为口服降压药。必须注意避免血压快速、过度下降引起的靶器官进一步损害，尤其对脑血管病的急症处理时，过度的血压下降会加重脑缺血。高血压重症为无急性的进展性靶器官损害，眼底为Ⅲ级改变。血压可在 24 小时内逐渐下降，可用快作用的口服药物治疗。

4. 疗效评估

1999 年中国高血压防治指南提出，高血压患者血压控制的目标为＜140/90mmHg，老年人也以此为标准。合并有糖尿病的高血压患者希望血压能下降到＜130/85mmHg。伴有肾脏损害或有蛋白尿的高血压患者（24 小时蛋白尿＞1g），建议血压控制到＜125/75mmHg。

5. 预后评估

高血压患者最主要的危害是增加脑卒中、冠心病、心力衰竭和肾功能衰竭的危险性。高血压患者的预后不仅取决于血压水平，还与其他心血管危险因素和合并的临床情况有关。世界卫生组织/国际高血压学会指南委员会根据"弗明汉心脏研究"结果，计算出典型情况下 10 年随访中，高血压患者发生主要心血管事件的危险分别为：低危组＜15%、中危组 15%～20%、高危组 20%～30%、很高危组≥30%。但是根据西方大量随机对照的临床试验结果，收缩压每降低 10～14mmHg 或舒张压每降低 5～6mmHg，脑卒中发病率减少 2/5，冠心病发病率减少 1/6，人群总的主要心血管事件减少 1/3。根据我国 4 项临床试验的综合分析，收缩压每降低 9mmHg 或舒张压每降低 4mmHg，脑卒中发病率减少 36%，冠心病减少 3%，人群总的主要心血管事件减少 34%。因此积极有效的降血压治疗将大大改善高血压患者的长期预后，越高危者治疗所获得的益处越大。

——钱卫冲．实用临床诊疗规范——心血管系统疾病（五）第四节原发性高血压［J］．中国实用乡村医生杂志，2005（12）：20－25.

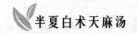

### （三）中医治疗

1. 调整脏腑阴阳气血平衡

邓铁涛治疗高血压病着重于调节内脏阴阳平衡，指出肝阳过亢者，用药宜潜降平肝，不宜苦寒伐肝；对肝肾阴虚者，宜滋肾养肝，但勿滋腻碍脾生痰；还指出调理脾胃可调四脏，健脾益气法治疗气虚痰浊型高血压病是根据五脏相关理论及脾胃学说进行的根本治疗。胡怀强主张老年人高血压病以补肾健脾益气、化痰活血为主要治法。李武明主张高血压病治疗宜滋阴柔肝、化瘀通络。陈鼎祺治疗高血压病主张平肝、潜阳、养阴、息风，认为调补肝肾为治之首务，兼理脾脏、调整阴阳，不忘活血。申海明等主张以清肝镇逆为主治疗肝阳上亢型高血压收效良好，清肝选用龙胆草、夏枯草、黄连、黄芩；镇逆用生赭石、灵磁石；止晕选用钩藤、菊花、芍药；咸寒清热用羚羊粉、犀角粉或广角粉。黄观灵也以平肝潜阳之镇肝息风汤加羚羊角、钩藤为主治疗肝阳上亢高血压 50 例取得较满意效果。邓娟用自拟平肝降压汤（羚羊角、钩藤、葛根、川芎、地龙、灵磁石等），治疗肝阳上亢高血压病 60 例，疗效显著。翁伟强等采用平肝为君，泻肝为佐，疏肝为使组成的基本方治疗高血压属肝阳上亢证与阴虚阳亢证取得较好效果。邓国琼等主张以健脾益气升清为主，合以降浊化瘀等治疗高血压病，药用党参、炒白术、茯苓、黄芪、葛根等。如气虚严重可加入小量升麻、柴胡等升提之品以恢复脾之升清功能；加入厚朴、陈皮、车前子、莱菔子等降胃以助脾之升；苔腻可加入半夏、苍术、厚朴等；气机不畅者可加入香橼、佛手等理气；瘀血可加入全当归、丹参、鸡血藤等养血活血之品。徐迪华主张根据高血压病不同时期而采用相应治法，初中期者，主以滋阴潜阳；久病者，主以温补心肾；后者若有精血虚亏，而无其他兼夹，则佐以益精补血；若兼夹风、痰、瘀，则佐以息风化痰，逐瘀通络；若兼夹水气凌心，则佐以利水之法。在临床上对高血压久病、阳虚之证明显者，习以参、附、芪、桂温壮心阳，以肉苁蓉、巴戟、仙灵脾等补精血，配以息风化痰、化瘀通脉之品，收效良好。

2. 活血祛瘀

梁贻俊认为，活血化瘀法在治疗高血压病的过程中应贯穿始终。常用当归、赤芍、丹参、红花、桃仁、益母草、䗪虫等，活血而不破血，久用则需配伍养血药物，活血而不伤正，阻止和延缓病情发展及并发症的发生，并可治疗并发症。齐冬梅等用活血化瘀法治疗老年高血压病 35 例，降压疗效有效率为88.57%，症状疗效有效率为 85.7%，全血比高切、低切黏度，全血还原高切、低切黏度，血浆比黏度，纤维蛋白原均明显下降，胆固醇、甘油三酯明显降低。周发强等认为，瘀血内阻是高血压病形成的重要环节，故治疗高血压病，注重祛瘀通脉之法。徐贵成等发现，在辨证论治的基础上加用活血化瘀法治疗Ⅱ期高血压病较单纯应用辨证论治在降低血压、改善症状、改善血液流变学等指标方面更具优势。唐剑林治疗高血压病在应用西药降压的基础上，以中药活血化瘀为基础配伍益气行气药物并随症加减，与单纯应用西药组比较，在降压达标方面疗效无差异，但在症状改善方面疗效好，有显著性差异。

3. 健脾化痰

李洁等认为，健脾化痰是高血压病主要治法，主张健脾燥湿、和中化痰。郭世平在西药降压基础上，采用燥湿祛痰，健脾和胃之加味半夏白术天麻汤为主治疗痰浊中阻型原发性高血压60例，疗效良好，与对照组比较，有显著差异。陈利群将70例痰瘀互阻证高血压病患者随机分为两组，治疗组36例在西药治疗的基础上加服健脾化痰、活血祛瘀中药，与单纯应用西药组对照，治疗组治疗后血脂和血液流变学指标有明显改善，有效率明显优于对照组。故健脾化痰、活血祛瘀法治疗痰瘀互阻证原发性高血压病患者疗效确切。李运伦亦发现，应用理脾化痰湿之剂治疗原发性高血压能改善症状，降低血脂、血液黏稠度，疗效良好。

### 4. 其他疗法

此外，近年来有报道应用外治法治疗高血压病有一定的疗效，如体针针灸法、穴位贴敷法、穴位按摩法、穴位埋线法、药枕法、浴足法等。

——陈娟. 中医药治疗原发性高血压研究概况［J］. 实用中医内科杂志，2011，25（06）：18－21.

## 二、临床运用

朱某等观察加味半夏白术天麻汤联合温胆汤治疗高血压合并高脂血症的临床疗效。方法：选取80例老年高血压合并高脂血症患者为研究对象，随机平均分为观察组与对照组各40例。对照组患者给予西药硝苯地平缓释片（浙江泰利药业有限公司，国药准字1H9991088）联合血脂康胶囊（北京北大维信生物科技有限公司，国药准字Z10950029）治疗。硝苯地平缓释片，早晚口服，每次20mg，日2次；血脂康胶囊，早晚口服，每次2粒，日2次。观察组给予加味半夏白术天麻汤联合温胆汤治疗。药物组成：半夏9g，天麻9g，白术9g，竹茹9g，茯苓12g，丹参12g，红花12g，远志12g，郁金12g，炙甘草12g，地龙 9g，橘皮 6g，钩藤 15g，山楂 15g。清水煎服，饭前服药，每日 1 剂，分早晚两次服下。两组均连续治疗 6 周。两组患者在治疗过程中进行相同的饮食控制和健康指导，并定期检查并记录患者血压、血脂水平的变化情况。

——朱明，杨久云. 加味半夏白术天麻汤联合温胆汤治疗高血压合并高脂血症 40 例［J］. 河南中医，2015，35（11）：2857－2859.

庞某观察半夏白术天麻汤加减治疗 H 型高血压患者的临床疗效。方法：将 56 例患者随机分治疗组和对照组，对照组 26 例口服依那普利片，每次 5mg，每天 2 次；硝苯地平缓释片，每次 10mg，每天 2 次；叶酸片，每次 5mg，每天 1 次。治疗组 30 例口服依那普利片，每次 5mg，每天 2 次；硝苯地平缓释片，每次 10mg，每天 2 次。半夏白术天麻汤加减，处方：天麻、姜半夏、葛根各 10g，白术、茯苓各 15g，泽泻 20g，陈皮、川芎、甘草各 6g，山楂 12g。每天 1 剂，水煎分 2 次服，每次 200mL。两组均治疗 4 周，结束后判定疗效。结果总有效率治疗组为 96.67%，对照组为 88.46%，两组总有效率比较，差异无显著性意义（$P > 0.05$）；而治疗组显效率 76.67%，对照组显效率 50.00%，两组显效率比较，差异有显著性意义（$P < 0.05$）。治疗后两组收缩压及舒张压均较治疗前降低，差异均有显著性意义（$P < 0.05$）；治疗后治疗组血压指标低于对照组，两组比较，差异均有显著性意义（$P < 0.05$）。两组治疗后血浆 Hcy 水平均较治疗前降低，差异均有显著性意义（$P < 0.05$）；两组治疗后血浆 Hcy 比较，差异无显著性意义（$P > 0.05$）。

——庞英华. 半夏白术天麻汤加减治疗 H 型高血压病疗效观察［J］. 新中医，2013，45（06）：16－18.

周某观察加味半夏白术天麻汤治疗痰湿壅盛型高血压病的临床疗效,方法将 102 例痰湿壅盛型高血压病患者按 1:1 随机分成治疗组和对照组,两组均以硝苯地平缓释片(扬子江药业集团江苏制药股份有限公司生产,国药准字 H32026198)10mg,每日 2 次口服。治疗组同时加用加味半夏白术天麻汤治疗。药物组成:半夏 12g,白术 12g,天麻 6g,陈皮 9g,茯苓 12g,竹茹 9g,砂仁 3g,甘草 6g,生姜 3g,大枣 5 枚。每日 1 剂,水煎 400mL,分 2 次温服。两组疗程均为 28 天。两组降压效果比较:两组显效率比较无显著性差异($u = 1.032$,$P > 0.05$)。两组中医证候疗效比较:两组显效率与总有效率比较均有显著性差异($u = 1.94$,$P < 0.05$)。两组治疗前后临床症状疗效比较:治疗后治疗组对眩晕、头沉等症状的改善情况明显优于对照组,经 $\chi^2$ 检验,均有显著性差异($P < 0.05$,$P < 0.01$)。而头痛、胸闷等症状两组治疗后比较无显著性差异($P > 0.05$)。两组舌苔变化比较:治疗后治疗组舌苔腻浊情况明显好转,而对照组舌苔无明显改变。两组不良反应:两组治疗过程中未见明显不良反应;两组中治疗前未服用过硝苯地平缓释片者,7 人有不同程度的头胀症状,治疗 3~5 天后症状改善或消失。

——周红梅. 加味半夏白术天麻汤治疗痰湿壅盛型高血压病的临床观察 [J]. 北京中医药,2008 (05):363 – 365.

熊某评估温胆汤联合半夏白术天麻汤对高血压病进行治疗的临床效果。方法:128 例高血压患者,随机分成中药治疗组及西药对照组,每组 64 例。西药对照组患者用常规抗高血压西药进行治疗,如盐酸贝那普利片,1 次/日,每次 10mg 及硝苯地平控释片,1 次/日,每次 30mg,联合或单独应用,在治疗期间嘱患者饮食保持低盐低脂，并进行适量活动。中药治疗组以温胆汤及半夏白术天麻汤为基础方，根据患者实际情况加减，基础方如下：清半夏、茯苓各15g，炒白术12g，天麻、竹茹10g，陈皮、炒枳实、炙甘草各6g，大枣2枚，生姜片3片，上述药材水煎后于早晚餐后30分钟温服。便秘者在基础方上添加大黄及决明子两味药；头部疼痛晕眩严重者在基础上添加石决明、钩藤及珍珠母三味药；若患者肢体发生震颤着则加入羚羊角粉、生牡蛎、生龙骨三味药；若患者腰膝酸软，则需添加杜仲、牛膝、何首乌三味药。治疗过程均持续12周，观察比较两组患者治疗后血压变化及不良反应发生情况。结果：中药治疗组总有效率为92.19%，西药对照组的总有效率为84.38%，两组治疗效果对比，差异具有统计学意义（$P < 0.05$）。治疗初始阶段，部分患者服药后出现胃肠道不良反应、身体疲乏倦怠、头部疼痛等情况，包括中药治疗组2例（3.13%），西药对照组6例（9.38%），所有不良反应均在治疗开始1个月后消失。

——熊湘平. 温胆汤与半夏白术天麻汤联合应用治疗高血压64例的疗效评估［J］. 中国实用医药，2015，10（12）：148－150.

沈某等探讨半夏白术天麻汤联合西药治疗高血压患者疗效观察及对肾功能和炎症因子水平的影响。方法：60例高血压患者随机分为两组，各30例。两组患者均按照患者个体情况单独或联合α-阻滞剂、β-阻滞剂等常规治疗，同时给予心理、饮食等指导。对照组：厄贝沙坦氢氯噻嗪（南京正大天晴制药有限公司，药物规格：厄贝沙坦150mg/氢氯噻嗪12.5mg）1片口服，每日1次。治疗组：在对照组基础上加用半夏白术天麻汤，药物组成：半夏10g，天麻10g，白术20g，茯苓10g，橘红10g，夜交藤 10g，甘草 6g。每日 1 剂，水煎，取汁 300mL，分早晚两次温服。两组疗程均为 8 周。结果：治疗组总有效率显著高于对照组（$P < 0.05$）；两组血压、心率治疗后较治疗前显著降低（$P < 0.05$）；治疗组血压和心率治疗后显著低于对照组（$P < 0.05$）；两组 C 反应蛋白（CRP）、白介素 -6（IL-6）治疗后较治疗前显著降低（$P < 0.05$）；治疗组 CRP、IL-6 治疗后显著低于对照组（$P < 0.05$）；两组血肌酐（SCr）、尿素氮（BUN）治疗后较治疗前显著减少（$P < 0.05$）；治疗组 SCr、BUN 治疗后显著低于对照组（$P < 0.05$）；治疗期间两组均未见明显不良反应。

——沈秋生，金月华. 半夏白术天麻汤联合西药治疗高血压患者疗效观察及对肾功能和炎症因子水平的影响［J］. 湖北中医药大学学报，2015，17（06）：28-30.

张某等观察半夏白术天麻汤治疗痰浊中阻型高血压病患者尿微量白蛋白的影响。方法：将符合标准的 60 例患者随机分为两组各 30 例。两组均给予缬沙坦 80mg，每日 1 次，口服，治疗组加用半夏白术天麻汤加减。组成：半夏 20g、白术 15g、天麻 20g、黄芪 20g、芡实 20g、猫须草 20g、覆盆子 20g、桑螵蛸 20g、陈皮 15g、茯苓 20g、甘草 10g。疗程为 4 周。结果：血压治疗前后两组比较，差异无显著性意义（$P > 0.05$），中医证候总有效率，试验组 90%，对照组 66.7%，治疗前后两组有显著差异（$P < 0.05$），试验组治疗后尿微量白蛋白水平低于治疗前（$P < 0.01$），治疗后试验组尿微量白蛋白水平明显低于对照组，两组比较差异有显著性意义（$P < 0.01$）。

——张肃，邹国良，刘莉. 半夏白术天麻汤加减对痰湿壅盛型高血压病患者尿微量白蛋白的影响［J］. 现代中药研究与实践，2015，29（04）：74-75+83.

## 三、医案精选

**病案1**

孙某，女，48 岁，2014 年 3 月 29 日初诊，眩晕半年余，甚则恶心呕吐，时头痛，易怒，月经正常。自述血压 140 ~ 150/90mmHg，2013 年 3 月 8 日彩超示双侧颈动脉粥样硬化，3 月 8 日因病头痛住院，诊断后循环缺血。舌淡略暗边有齿痕，苔白厚，左脉滑，右脉弦略有力。辨证为肝阳化风，夹痰上扰证。治以平肝潜阳、化痰息风为法。方用半夏白术天麻汤加减。处方：半夏15g，焦术15g，天麻15g，茯苓20g，陈皮15g，生龙牡70g，钩藤30g，代赭石20g，蔓荆子15g，菊花15g，炙甘草15g，川芎15g，8 剂，水煎服。5 月 10 日二诊，服上方 8 剂，头目清，眩晕止，血压 130/82mmHg，但偶血压高时头痛，苔白不厚，上方加石决明 30g，怀牛膝 20g，7 剂，嘱调情志，清淡饮食。

**按语**：《灵枢·百病始生篇》记载："若内伤于忧怒，则气上逆，气上逆则六腧不通，温气不行，凝血蕴裹而不散，津液涩滞，著而不去。"程文囿《医述》云："痰之为物，随气升降，无处不到。"脾虚则痰湿生，肝气不舒，痰随气机升降，无处不到，上犯清窍致眩晕、头痛；痰湿中阻，胃失和降，故恶心呕吐；舌苔白厚，脉弦滑，亦为痰湿夹风之象。治宜化痰息风以治其标，健脾祛湿以治其本，标本兼顾，病方可除。方中半夏"消痰涎，开胃健脾，止呕吐，去胸中痰满"。配以天麻甘平柔润，能入肝经，尤善平肝息风而止眩晕，《本草纲目·卷十二》中云："天麻乃肝经气分之药，入厥阴之经而治诸病，按罗天益云：眼黑头旋，风虚内作，非天麻不能治。天麻乃定风草，故为治风之神药。"其与半夏相配，化痰息风而止眩之力尤强，二药均为用治风痰眩晕头痛之要药。李东垣有云："足太阴痰厥头痛，非半夏不能疗，眼黑头眩，虚风内作，非天麻不能除。"（《脾胃论》）共为君药。白术、云苓健脾祛湿，以杜生痰之源；陈皮理气化痰，治痰须理气，气顺痰自消；钩藤、龙骨、牡蛎、代赭石平肝潜阳，蔓荆子、菊花、川芎清利头目，炙甘草调和诸药。诸药相合，共奏化痰息风、健脾祛湿之效。

——胡晓阳，邹尚亮，蒋皓，等.李冀教授治疗高血压病所致眩晕验案举隅 [J].中医药学报，2016，44（04）：78 - 79.

**病案 2**

患者，女，63 岁。主因"阵发性头晕 1 年，加重伴胸闷 7d"就诊。患者 1 年前无明显诱因出现头晕，至当地医院测血压为 160/100mmHg，间断服用卡托普利片降压，具体剂量不详，未规律监测，现服用厄贝沙坦氢氯噻嗪胶囊 150/12.5mg，每日 1 次，血压控制在 140/85mmHg 左右。24h 动态血压示：血压平均值 137/86mmHg，血压最大值 152/95mmHg。近 1 周患者头晕加重，头身困重，伴有胸闷，肩背部酸痛，眠差，大小便正常，舌质淡暗，苔白腻周边有齿痕，脉弦滑。辨为脾虚痰浊内阻证。拟方如下：半夏 10g，陈皮 10g，白术 15g，天麻 15g，茯苓 15g，生姜 10g，竹茹 10g，石菖蒲 10g，郁金 10g，川芎 15g，丹参 15g，桂枝 6g，肉桂 3g，甘草 6g，14 剂，每日 1 剂，水煎服。二诊：血压 130/80mmHg。患者诉头晕胸闷减轻，自诉服汤剂近 3d 食欲不佳，时有腹胀，故上方加用焦三仙 30g 健脾行气消食，续服 7 剂。三诊：血压 120/80mmHg。患者头晕胸闷好转，主症减轻，食欲尚可，依照上方继续服 7 剂。

后患者门诊随诊，按原方调剂，病情稳定。

**按语：**脾失健运，不能运化水湿，痰浊内生，一可使清阳不升，二可使土壅木郁，气郁化火，致头晕。高血压的许多症状都与痰湿有关，脾虚湿盛的患者可出现头晕，头身困重，胸脘满闷，腹痛便溏等症状，治疗上应以脾胃为中心，补气健脾、燥湿化痰，该患者头身困重、头晕胸闷，结合舌脉，辨证为脾虚湿盛，以半夏白术天麻汤加减。方中半夏燥湿化痰、升清降浊；天麻息风抗眩；茯苓、白术健脾燥湿化痰；陈皮理气化痰；生姜、竹茹调脾胃、化痰；甘草调和诸药。临床资料证实，半夏白术天麻汤对脾虚痰湿内盛型高血压患者的舒张压及收缩压降低均有疗效，且能够有效改善其常见临床症状，消除头晕头痛症状。石菖蒲、郁金开窍行气解郁化痰，患者时有胸闷、肩背部疼痛，用川芎一能上行头目、二可行气止痛，丹参活血止痛，此外，川芎水煎剂有持久的降压作用，川芎嗪又可扩张冠脉及脑血管血流量，改善头晕胸闷症状，丹参也可改善微循环、扩张血管、降低血压。少许桂枝及肉桂温肾健脾以化痰饮。

——冯志博，白洋. 李立志教授从脾胃论治高血压病学术思想及临证经验［J］. 中西医结合心脑血管病杂志，2016，14（04）：438－441.

**病案3**

缪某，女，75岁，退休。2009年10月19日初诊。患者自述高血压病史8年余，伴反复头晕，偶感胸闷。病史：高血压病史8年余，最高血压190/90mmHg，曾服用施慧达、安博维等药物，血压控制一般。现服用万爽力片20mg，tid，美托洛尔缓释片23.75mg，qd，安博维片75mg，qd。诊查：血压160/

58mmHg，心率74次/分，律齐，两肺呼吸音稍粗，未及明显干湿啰音，双下肢无水肿；头晕乏力，心慌不寐，纳差，大便稍溏，舌淡苔白腻，脉弦。中医诊断：眩晕（脾虚湿困）。西医诊断：高血压病。治则：健脾化湿和胃。方以半夏白术天麻汤加减：制半夏、茯苓、炒竹茹、炒白术、佩兰、黄芪各12g，炙甘草、陈皮、远志、白扁豆各6g，炒米仁、夜交藤各15g，钩藤10g，天麻9g。水煎，早、晚分服。7剂后，纳差、便溏有改善，但头晕未明显减轻，仍不寐、乏力，舌淡苔白，脉弦，血压158/60mmHg。上方加石决明、生牡蛎各15g（先煎）。续服7剂，改安博维150mg，qd，头晕缓解，血压144/58mmHg。后寐差、乏力，治拟健脾益气、养心安神。处方：天麻9g，党参、黄芪、炒白术、淮山药、枸杞子、怀牛膝、茯苓各12g，枣仁10g，远志、合欢皮各9g，淮小麦30g，夜交藤、炒米仁各15g，进14剂，眠安，乏力有所改善，舌淡苔薄，脉细弦。以后以上方随症加减，共治疗两个半月后各项症状均较前明显好转，几乎无头晕发作，血压维持在145/60mmHg左右。

**按语：** 患者年老病久，湿浊中阻，清阳不升，脾虚肝阳偏亢，首诊辨为脾虚湿困证，祝老师在不改变原治疗方案的基础上，灵活运用中医辨证论治方法健脾运，化痰湿。方中以黄芪、白术、茯苓健脾益气化湿为主，天麻、钩藤、半夏化痰止眩，余药随症加减。后期气虚体弱，血竭脉枯，以调和肝脾、补益气血为主长期调治必能收到良效。

——陈锦汝，祝光礼，陈启兰. 祝光礼对特殊类型高血压的辨证论治［J］. 陕西中医学院学报，2013，36（02）：35－37.

**病案4**

患者，男，65岁，体型偏胖，2014年6月20日就诊我院。

患者有 3 年高血压病史，平时规律服用氨氯地平，血压控制在 130～120/90～80mmHg。近日因气候炎热，又喜肥厚油腻之物，频繁过饮，4 天前突然头晕不适，无视物转晕感，偶伴恶心，睡眠质量差，大便干结，舌淡，苔白腻，脉滑。药用：半夏、炒白术、天麻、茯苓、炒鸡内金、陈皮、甘草、生姜、红枣、炒枳实、炒枳壳、砂仁，共 7 剂，每日 1 剂，以水煎服。7 剂后患者上述症状基本消失。

**按语：** 本案患者常规服用高血压药物，平时血压控制较好，此次发病因过食肥甘厚味，又因肥人多湿，湿重易生痰，导致脾失健运，痰浊内生，正所谓"厚味酿痰，或沉溺于酒，皆为酿痰之媒"。蒙教授遇此类患者喜用半夏白术天麻汤原方，以取健脾燥湿、化痰息风之意；另加炒鸡内金消食健胃，炒枳壳、炒枳实理气健脾，砂仁和胃理气，可事半功倍。

——刘周婷，蒙定水．蒙定水教授从脾论治原发性高血压临证经验 [J]．亚太传统医药，2016，12（04）：100－101.

**病案 5**

张某，男，70 岁，2015 年 11 月 5 日初诊。自述近半年来，头重昏蒙时有发作，重时伴恶心欲呕。3 天来眩晕加重，服降压药后效果不佳。既往有高血压病史 10 余年，最高血压达 190/100mmHg，自服拜新同、缬沙坦以控制血压，血压维持在 150/80mmHg 左右。现症见：头重昏蒙，耳鸣如蝉，胸膈痞闷，纳差，疲倦乏力，腰膝酸痛，大便不畅，小便尚调，夜寐欠佳，多梦，舌暗、苔腻微黄，脉弦滑。测血压 160/90mmHg。中医诊断：眩晕（肝肾亏虚，风痰上扰）。治法：化痰息风，补益肝肾。方药：半夏、白术、陈皮、川芎、枳壳、代赭石、菊花、泽泻、熟大黄、郁李仁、甘草各 10g，天麻、钩藤、石菖蒲、白蔻仁、鸡内金、牛膝、枸杞子各 15g，竹茹 6g。每日 1 剂，水煎服，连服 10 剂。二诊：头重昏蒙改善，纳可，大便通畅，苔已无黄腻，脉弦，测血压 150/90mmHg。仍觉疲倦乏力，耳鸣，腰膝酸痛，夜寐差，多梦。表明风痰渐去，肝肾亏虚突显，故上方去半夏、白术、石菖蒲、竹茹、枳壳、川芎、泽泻、熟大黄、代赭石，加白芍、葛根、茯神各 10g，酸枣仁、熟地、山萸肉、桑寄生、杜仲各 15g，制首乌 20g，夜交藤 30g。每日 1 剂，连服 10 剂。三诊：无头晕头昏，疲倦乏力好转，耳鸣减轻，夜寐佳，二便调，血压降至 140/80mmHg，继服上方 7 剂，巩固疗效。后以杞菊地黄丸化裁继服半月余，症状缓解，血压稳定，未再复发。

**按语：** 患者痰气阻滞中焦，气机升降不利，故平素见胸膈痞闷，疲倦乏力，纳差，发作重时有恶心欲呕感，肝风内动，夹痰上扰清窍便发为头晕昏蒙。肝肾亏虚，阴阳失调，便见腰膝酸痛，耳鸣，夜寐欠佳，多梦等症。本例患者，起病急迫，故先以半夏白术天麻汤化裁以化痰息风，急治其标。方中半夏、白术燥湿化痰，陈皮理气化痰，枳壳破气化痰，共起降逆化痰止呕之功；天麻、钩藤平肝息风而止头眩；石菖蒲化湿和胃、醒神开窍；菊花清肝明目；患者脘痞胀闷，纳差，故佐白蔻仁、鸡内金化湿行气，消食导滞，健运中焦。舌质暗，久病多瘀，故以川芎行气活血，配牛膝、代赭石引血下行；苔腻微黄，说明有热象，故以竹茹清热化痰、除烦止呕，以熟大黄泄热消积，加郁李仁润肠，助大黄通便泄热。枸杞子平补肝肾阴阳；泽泻尤妙，利水渗湿，使痰湿热邪从小便而走，痰湿去则头目自清，临证中每多应用泽泻治痰湿水饮。最后再配一味甘草调和诸药，以收全功。二诊患者风痰及热势已消，但肝肾亏虚之象显露，故去半夏、白术、石菖蒲、竹茹等药，加熟地、白芍、山萸肉、桑寄生、杜仲、制首乌之品以补益肝肾，更加葛根升举清阳治耳鸣；加酸枣仁、茯神、夜交藤宁心安神，促进睡眠。

——马云鹏，陈民．陈民治疗老年高血压病经验介绍［J］．山西中医，2016，32（07）：4-6．

**病案6**

陈某，女，48岁。2015年10月21日初诊。初诊时诉"头晕、头痛7年余"。患者诉7年多前因"头晕、头痛"前往当地诊所检查，发现血压偏高，其后未规则服用降压药进行治疗，常服用具有一定降压作用的中成药或偏方进行治疗，血压控制情况时好时坏，收缩压一般在140~150mmHg，舒张压在100~110mmHg。7年多来时常有头晕、头痛等不适，头痛以项后部胀痛为主。喉中痰多，胸脘时常感觉痞闷不适，余无特殊不适。舌红苔黄腻，脉弦滑略数。当时测量患者血压：收缩压138mmHg，舒张压102mmHg。此例患者经对四诊信息进行分析，可以认为属于典型的痰浊中阻、浊阴不降所导致的高血压病，且有痰浊郁而化热的表现，治疗当以清热化痰降逆为主要治法，以半夏白术天麻汤配合黄连温胆汤为基础方加减化裁治疗。当时处以法半夏20g，生白术10g，明天麻15g，橘红10g，茯苓12g，黄连3g，枳壳8g，竹茹10g，胆南星5g，刺蒺藜8g，蔓荆子6g，茺蔚子6g。水煎服，日1剂，分3次饭后温服，共7剂。患者后于2015年10月29日复诊时诉，服上药约2剂后即感项后部胀痛感明显解除，头晕等症亦有明显减轻，在服药期间曾多次测量血压，发现收缩压与舒张压均有所下降。由于患者病情减轻，证明药方对证，效不变方，仍以前方为基础予以治疗，守上方不变又处以7剂，仍以水煎服治之。后2015年

11月6日三诊时，患者诉服药期间血压经多次检查均显示处于正常范围之内，遂予上方6剂以巩固疗效，善后。后经长期随访发现，患者病情一直保持稳定，病情几无反复。

**按语：**此例中的病患属于典型的高血压病2级患者，其病程较长，血压以舒张压偏高为主。在对患者的病情检查当中，发现患者主症头痛以后项部胀痛为主，且伴有呕恶痰涎、胸脘闷胀等症，按其病状当为痰浊内盛，中阻气机，清阳不得升，浊阴不得降所致，且其病机当以浊阴不得降为主。由于浊阴不降，浊气上逆，故出现眩晕、头痛诸症，且头痛以后项部疼痛为主，而泛恶痰涎、胸脘痞闷等皆是痰浊内盛、阻遏气机所致。由于痰浊郁久，有化热之趋势，故患者表现出舌红苔黄腻的舌象，而脉弦滑略数皆为痰浊郁而化热之征。对于此例患者，在治疗时必须采用化痰降逆兼以清热的治法，以祛除中阻之痰浊，使逆乱之阴阳气机得以恢复，待清阳得升，浊阴得降，则患者诸症必将除矣。选取具有化痰降逆之功的半夏白术天麻汤配合具有清热化痰、降浊和胃之功效的黄连温胆汤为主方，加上具有清肝平肝、清利头目之功效的刺蒺藜、蔓荆子、茺蔚子等药，故收到如上文所述较好的治疗效果。本例患者在前后共服20剂之后，基本得以治愈且长期保持病情稳定，没有病情反复的情况出现。由此可见，针对高血压病患者需在辨证论治的基础上，抓住病机中阴阳二气升降失常的根本矛盾，从祛除导致患者阴阳二气升降失常的病因角度入手，施以对证的治法，方能取得较好的治疗效果。

——潘立文，李光富，李海艳．从气机升降角度论治高血压病思考与体会［J］．辽宁中医药大学学报，2017，19（08）：111－114．

# 第八节　颅脑外伤

## 一、疾病介绍

### （一）定义

颅脑损伤患者经治疗后常有头痛、头晕、记忆力减退、注意力不集中、烦躁、易怒或抑郁等表现，有躯体、情感和认知方面的症状。但临床检查又无明显阳性体征。此现象最早由 Homen 于 1890 年报告。后来又有摇晃综合征等多种名称。江基尧等（1999 年）认为宜称为颅脑损伤后综合征，有的学者称之为脑外伤后综合征。

### （二）发病机理

目前其病理基础及发病机理尚未完全明确，存有争议。多数学者认为主要是外伤引起的轻微脑组织器质性损害或功能性紊乱所致。受外伤刺激引起的精神心理因素及某些社会因素在发病中也起了一定的作用。江基尧等认为颅脑损伤综合征与颅脑受伤机制、外伤性蛛网膜下腔出血、血脑屏障的损害，心理因素和个人心理素质等有密切关系。绝大部分与大脑皮质、传导束等损伤及供颅血液循环等异常有关。王楚怀、谢维琪等经过多年临床研究发现绝大部分患者同时伴有不同程度的颈椎损伤，在治疗脑部损伤的同时，对颈部的损伤一并处理，取得了更满意的治疗效果。张学斌，游国雄等认为颈椎介于重量较大、活动频繁的颅脑与缺少活动而比较稳定的胸椎之间，其活动度很大，负重亦多，且解剖结构上又相对比较薄弱，椎动脉又自横突孔中穿行。椎－基底动脉系统除直接供应脑干、小脑血液外，尚通过后交通动脉在与边缘系统中乳头体、旁海马回、下丘脑等重要组织结构的供血。因此，除如高速弹片伤或头部固定的打击伤外，几乎所有的颅脑外伤均可伴发颈部的过度活动，从而导致颈椎、颈肌、颈部供脑血管及相应的颈神经受损，特别是使椎动脉受累，最终导致外伤性椎－基底动脉供血不足，从而出现一系列临床症状。刘诗翔、刘波等认为，重型颅脑外伤所致血管痉挛应可能和脑出血、蛛网膜下腔出血后的脑血管痉挛有相同的病理意义，而脑外伤后综合征的血流缓慢则直接提示脑供血不足。因此有理由认为，脑外伤后综合征患者存在脑循环功能障碍，而且以左半球为主，脑外伤后综合征的治疗策略应该以改善脑循环为重要的治疗手段，并建议将经颅多普勒超声和血液流变学作为脑外伤后综合征的疗效判别指标。

## （三）辨证分型论治

张国庆、商建军、肖连东等认为，脑外伤后综合征的病因既有脑皮质功能障碍、血脑屏障功能紊乱或局部代谢障碍等器质性因素，也有自主神经功能失调、心理因素等功能性原因，脑血流量与脑功能有密切关系。中医学认为，脑外伤后综合征其病位在脑，但其病因却与肝、肾、气、血、湿有关。故他们将脑外伤后综合征分为瘀阻清窍型、心神不定型、肝阳上扰型、气血双亏型、肾精不足型等。而治疗上分别予以祛瘀清上，通窍活血；镇惊安神；平肝潜阳，祛除瘀血；补气养血，安神益智；滋肾填髓，补肾益精等。汤忠华认为，脑为髓海，在有关古代文献中，将脑的功能分属心、肝、肾等脏。心者，君主之官，主神明，心气虚可见神明无主，心悸心慌，失眠多梦；肾主骨生髓，肾精能生髓充脑，命火能温煦脑髓，脑外伤后，或由惊恐伤肾，或真阴暗耗，均可变生头晕目眩。故对脑外伤后综合征亦采取辨证论治：瘀血内阻证，治宜活血化瘀，通窍止痛。方选通窍活血汤加减。肝胃不和证，治宜疏肝和胃，降逆止呕。方选柴胡疏肝散合半夏厚朴汤加减。肝阳上亢证，治宜平肝潜阳，滋养肝肾。方选天麻钩藤饮加减。心脾两虚证，多见于脑外伤后心慌失眠为主症者。治宜补养心脾，益气安神。方选归脾汤加减。

### （四）中成药治疗

杨庆武、王如密、王守森等运用养血清脑颗粒治疗脑外伤后综合征。他们认为脑外伤后综合征是头部外伤后引起气血受阻，瘀滞脑络，以致五脏六腑之精气不能上注于头，脑失所养，清窍不宣而出现头痛、头晕、失眠等症状。治疗以活血化瘀、养肝补肾、宁心安神为主。治疗以活血化瘀、养肝补肾、宁心安神为主。养血清脑颗粒主方由四物汤加味而成，诸药合用，共奏补血养阴，平肝潜阳，活血止痛，通经活络之功。西医学研究证明，养血清脑颗粒能：①抑制血小板的异常聚集，调节颅内血管的异常舒缩，改善脑循环。②有较强的镇痛作用。③有缓和而持久的镇静作用。④解除平滑肌痉挛。养血清脑颗粒结合小脑电刺激治疗脑外伤后综合征，效果明显、安全，患者易于接受，对于提高脑外伤后综合征患者的生存质量是较好的治疗方法。楼林运用天麻杜仲治疗颅脑损伤后综合征。结果表明天麻杜仲可调节脑血管张力，增加脑血流量，对中枢神经有抑制效应，有镇头痛作用。还可调节环核苷酸代谢，有镇静安眠治头痛头昏作用。对垂体2肾上腺皮质功能有兴奋作用。对

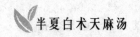 

多种炎症的渗出和肿胀有抑制作用。能促进免疫功能和细胞膜的稳定。因此，在应用西药脑代谢激活剂、自主神经功能调节剂、脑血管扩张剂、抗焦虑剂等的同时加用中药天麻杜仲会取得更好的效果可提高有效率。

## （五）其他治疗

治疗脑外伤后综合征还有其他多种方法，如杨庆武、王如密、王守森等运用养血清脑颗粒并用小脑电刺激治疗；庄志军、王如密、张进朝等运用清脑复神液并用小脑顶核电刺激治疗；王春恒、刘贤宝、李富贤等运用自制中药药枕治疗；郭严运用针刺治疗；黄有荣运用头部穴位指压推拿合活血安神汤治疗等等。

——熊翔．颅脑损伤后综合征中西医结合治疗现状 ［J］．中医药临床杂志，2010，22（12）：1107－1109．

## 二、临床运用

高某等观察温胆汤合半夏白术天麻汤治疗颅脑外伤后眩晕的疗效，针对颅脑外伤后眩晕患者，讨论运用温胆汤合半夏白术天麻汤的治疗效果，为日后的临床治疗提供参考与指导。方法：选择颅脑外伤后眩晕患者 30 例为研究对象，应用抽签的方法，随机划分为观察组与对照组。对照组应用西医常规治疗；观察组应用温胆汤合半夏白术天麻汤进行治疗，对比两组患者临床疗效。对照组选择尼莫地平片（尼莫同）进行口服治疗，每天用药 3 次，每次用药剂量为 30mg，于晨起时服药治疗，12周为 1 个疗程。根据患者的临床表现，如果病情加重，则可以在晚间增加 5mg 药量。倍它司汀：1 次 1～2 片，控制剂量为

8mg，1 日 3 次，饭后口服，可视年龄、症状酌情增减。观察组应用温胆汤合半夏白术天麻汤进行治疗。药方为法半夏 12g、白术 10g、天麻 18g、茯苓 10g、陈皮 12g、姜竹茹 18g、黄连9g、黄芩 10g、石菖蒲 12g。共计服药 5 剂，每天服药 1 次。将药物经过清水浸泡 30 分钟以后，进行煎煮，留取药汁浓缩为 150mL。

——高甜甜，钱耀华，申华龙．温胆汤合半夏白术天麻汤治疗颅脑外伤后眩晕的疗效观察［J］．中国继续医学教育，2016，8（23）：184－185．

刘某等探讨半夏白术天麻汤加味方治疗颅脑外伤综合征的疗效及对脑血流的影响。方法：将 160 例颅脑外伤综合征患者随机分为治疗组 89 例和对照组 71 例。方法为治疗组给予半夏白术天麻汤加味治疗。药物组成：半夏、白术、天麻各 12g，川芎 25g，茯苓 15g，白芷 10g，橘红 6g，蜈蚣 2 条，甘草 6g。前额痛加葛根 12g；后枕痛加羌活 10g；颠顶痛加吴茱萸 10g。眩晕明显者加钩藤 12g，失眠、健忘加酸枣仁 12g 等。水煎服日1 剂，早晚两次空腹口服。对照组给予吡拉西坦、吡硫醇及维生素 $B_6$ 口服治疗。2 组均 15 日为 1 个疗程，2 个疗程后判断疗效。观察指标　所有患者治疗前后均经颅多普勒监测脑血流动力学，监测血流速度（Vs），搏动指数（PI）等。记录伤后 1日、3 日、5 日、7 日及 10 日的数值。结果：治疗组疗效优于对照组，脑血流动力学各项指标在治疗 3 日后改善情况优于对照组（$P < 0.01$）。

——刘金阳，闫丽．半夏白术天麻汤加味治疗颅脑外伤及对脑血流的影响［J］．陕西中医，2012，33（07）：818－819．

李某采用半夏白术天麻汤加减合特定电磁波治疗脑外伤后

综合征 38 例。治疗方法：予半夏白术天麻汤加减。药物组成：半夏、白术、天麻各 10g，茯苓 15g，橘红 6g，川芎 20～30g，白芷 10g，蜈蚣（去头、足）2～3 条，甘草 6g。太阳头痛（后枕痛）加麻黄 5g、羌活 10g；阳明头痛（前额痛）加葛根 15g、升麻 5g；少阳头痛（两颞痛）加柴胡 6g；厥阴头痛（颠顶痛）加吴茱萸 10g；头晕较甚加白僵蚕 9g、胆南星 9g；心烦、失眠、健忘加酸枣仁 10g、女贞子 10g、墨旱莲 10g。每日 1 剂，水煎，于午休、晚睡前分 2 次温服。同时每日给予特定电磁波（TDP）照射头部患处 2 次，每次 40 分钟，距离患处 30cm 左右直接照射，温度 40℃左右，以舒适为宜，可用照射距离调节温度。10 日为 1 个疗程，疗程间休息 2 日，2 个疗程后判定疗效。本组 38 例，痊愈 21 例，好转 13 例，无效 4 例。总有效率 89.47%。

——李艳平．半夏白术天麻汤加减合特定电磁波治疗脑外伤后综合征 38 例［J］．河北中医，2007（09）：806.

## 三、医案精选

患者女，32 岁。1997 年 4 月 23 日骑自行车翻倒，头部受伤，即刻昏迷，送本院。患者头部无裂伤，左颞部头皮血肿。颅脑 CT 检查示：左颞枕脑挫伤伴出血。体温 37.5℃，脉搏 68 次/分，呼吸 20 次/分，血压 15/9kPa，瞳孔 0.25mm，等大，对光反射迟钝。诊断"左颞枕叶脑挫伤，脑内血肿"。治疗：抗炎、止血、降颅压及支持等治疗。第二日中医会诊，患者昏迷，不发热，形肥体胖，面白肢凉，喉间痰鸣，静卧少动，未排便；口唇红干，苔白腻，舌暗不鲜，脉弦滑。证属痰瘀互结，阻塞脑窍。治宜涤痰化瘀醒脑法，药用胆星、半夏、陈皮、郁金、枳实、茯苓、菖蒲、泽兰、赤芍、桃仁、天麻各 10g，熟大黄、川芎、红花、甘草各5g，每日1剂，水煎，分2次鼻饲，连服3剂。意识转清，但出现明显精神异常症状，调治2个月出院，随访已恢复工作。

**按语：**脑为髓之海。头部受伤髓受损，络破血瘀，继则瘀积为痰，痰瘀互结，阻遏气机、闭塞脑窍。诊见患者昏迷深长，喉间痰鸣，或口角流涎，静卧少动，或肢体无力，便秘；口唇暗紫，苔白腻，舌暗不鲜，脉弦滑等痰瘀互结之证。治宜涤痰化瘀醒脑法，方用涤痰开窍汤合通窍活血汤加减。药用南星、半夏、陈皮、菖蒲、郁金、川芎、桃红、红花、赤芍、茯苓、枳实等。

——章铨荣. 中西医结合疗法治疗脑外伤［J］. 中西医结合实用临床急救，1999（01）：47－48.

# 第九节　继发性闭经

## 一、疾病介绍

### （一）定义

中西医对闭经的定义基本一致，即女子年逾16周岁月经尚未来潮；或年逾14周岁，第二性征尚未发育；或月经周期已建立后又中断6个月以上者；或月经停闭超过3个周期者称闭经。前者称为原发性闭经，后者称为继发性闭经。闭经一词首见于《黄帝内经》，古称"不月""月事不来""经闭""经水不通"等。

### （二）中医临床研究

#### 1. 病因病机

张玉珍认为：闭经的原因归纳起来不外虚实两端。虚者，

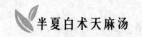

多因肾气不足，冲任亏虚；或肝肾亏损，精血不足，或脾胃虚弱，气血乏源；或阴虚血燥，精亏血少，导致冲任血海空虚，无血可下而致闭经；实者，多为气血阻滞，或痰湿流注下焦，冲任阻滞，血海阻隔，经血不得下行而成闭经。魏绍斌等认为：闭经的常见病因与此相似，亦分虚实两端。

2. *辨证治疗*

孙自学等将闭经分为 5 型，即肝肾不足、气血虚弱、气滞血瘀、寒湿凝滞、痰湿阻滞，并提出攻补兼施调理法治疗闭经。在调补的基础上，以攻的方法，使瘀去新生，月经来潮后，以补脾肾为主，理肝为辅。魏绍斌等将本病分为虚实 2 类，虚证用加减苁蓉菟丝子丸，或寿胎丸合四物汤或人参营养汤。实证方选血府逐瘀汤，或苍附导痰丸或少腹逐瘀汤等。张凤暖将本病分为 3 大类：精血不足型、肝经郁火型、痰湿阻络型，分别给予补益精血、清肝解郁、化痰除湿通络等药物治疗。

3. *辨病治疗*

（1）子宫性闭经

田裕红等采用定经汤合少腹逐瘀汤治疗创伤性子宫性闭经 36 例。先用定经汤补肾养血、活血调经，后用少腹逐瘀汤以活血化瘀、温通经脉，结果显示，有效率占 91..7%。汪萍认为，人流术后引起的闭经是因胞宫受损，瘀血阻滞所致，治疗采用加味逍遥散加益母草、牛膝、川芎、红花、阿胶调理冲任、活血化瘀，以修复受创伤的子宫内膜。

（2）卵巢性闭经

施丽洁采用补肾益精中药归肾汤加味治疗卵巢早衰，药物组成：杜仲、枸杞子、菟丝子、当归、熟地黄、山茱萸、茯苓等。给予所有患者连服 3 个月经周期，结果显示，有效率占 90.0%。朱也君以加味左归丸为基本方随症加减治疗 30 例卵巢早衰所致闭经的患者，并设西药对照组，结果显示：治疗组有效率占 93.3%，对照组有效率占 80.0%。任青玲等采用河车大造胶囊治疗卵巢早衰闭经，所有患者口服河车大造胶囊，共服用 3 个月，有效率占 71.43%。黄健采用苍附导痰汤治疗痰湿型多囊卵巢综合征引起的闭经，对照组于黄体酮撤退出血第 5 天给予氯米芬，治疗组在对照组治疗的基础上用苍附导痰汤治疗，并随症加减。结果显示：治疗组有效率占 88.6%，明显优于对照组。

（3）下丘脑性闭经

杜小利等自拟养血调经方治疗神经性厌食性闭经 50 例，认为厌食性闭经与脾胃虚弱、气血亏虚有密切关系，治疗重在补气养血调冲任，药用黄芪、党参、白术、当归、白芍等。结果显示：有效率占 84.0%。吴凌燕认为：下丘脑垂体性闭经是由于肝郁气滞、肾气亏损、血脉不畅所致，在月经前半周期用益肾疏肝药物，方用寿胎丸合逍遥散加减；后半期改用疏肝活血法，方用一贯煎合桃红四物汤加减，取得了较好的疗效。

（4）垂体性闭经

杨淑英采用补肾添精药物治疗席汉综合征 35 例，药物组成：肉苁蓉、巴戟天、川芎、阿胶、鹿角片、黄芪、鸡血藤、熟地黄、河车粉等。结果显示：有效率占 77.0%。李洪安采用加味参附汤治疗席汉综合征 6 例，药物组成：人参、附子、鹿角片、干姜、仙茅、淫羊藿、茯苓、泽泻、焦三仙等。结果显示：2 例近期临床治愈，3 例显效，1 例有效。

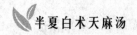

（5）闭经溢乳综合征

冯杜熊等采用化痰泄浊法治疗闭经溢乳综合征 40 例，基础方：茯苓（带皮）、猪苓、泽泻、车前子、大腹皮各 12g，瞿麦 15g，枳实、生大黄各 9g，番泻叶、远志各 6g，青皮 4g，生麦芽 60g。并随症加减。每日 1 剂，观察 3~6 个月。并酌情加用桃红四物汤及缓泻药物。结果显示：有效率占 95.0%。康幼雯采用疏肝和胃汤治疗闭经溢乳综合征，药物组成：炒麦芽 90g，白芍、茯苓、莲须各 30g，当归、柴胡各 20g，石菖蒲、牡丹皮、山栀子各 10g。并随症加减。每日 1 剂。结果显示：显效 39 例，有效 9 例，效果满意。

## （三）西医临床研究

### 1. 发病机制

乐杰认为，正常月经的建立和维持有赖于下丘脑－垂体－卵巢轴的神经内分泌调节，其中的任何一个环节发生障碍均可导致闭经，主要分为下丘脑性闭经、垂体性闭经、卵巢性闭经、子宫性闭经。买妮莎汗对收治的人工流产术后闭经的患者进行宫腔镜、子宫内膜病检、激素水平测定等检查，认为人工流产术后子宫内膜损伤、宫腔或宫颈粘连、激素水平异常等均可导致闭经。刘琢认为，人工流产术后闭经多因宫颈粘连、闭锁及宫腔粘连所致。卵巢性闭经可因患者卵巢肿瘤，或其他恶性肿瘤，行手术、放疗、化疗引起卵巢功能减退所致。功能性下丘脑闭经是一种好发于年轻女性的最常见的低促性腺激素性闭经，以精神性闭经为最常见。精神紧张、环境变化、神经性厌食、剧烈运动和下丘脑肿瘤均可造成促性腺激素分泌的抑制，导致不排卵及闭经。药物性闭经也属下丘脑性闭经，如抗精神病药物、长期口服避孕药、吸毒等均可引起闭经，但多为可逆性。另外一些内分泌腺疾病，如甲状腺、肾上腺等功能紊乱时，可因影响其他内分泌腺功能而为闭经。

2. 西医治疗及中西医结合治疗

乔杰认为，PCOS 性闭经妇女的首选治疗方法是生活方式的调整，尤其是肥胖 PCOS 患者。子宫内膜保护可以单纯运用孕激素或者运用以孕激素为主的复合型口服避孕药。梁玉杰运用中西医结合治疗人工流产术后闭经，患者均经静脉注射甲硝唑等药物，同时口服自拟复经汤，药物组成：鹿角胶、紫河车、杜仲、菟丝子、枸杞子、淫羊藿、当归、牛膝等。并随症加减。结果显示：有效率占 89.0%。王丽英采用中西医结合治疗多囊卵巢综合征闭经，并设对照组。对照组给予服用醋酸甲羟孕酮，治疗组在对照组治疗的基础上给予补肾柔肝通络中药，每日 1剂。结果显示：治疗组有效率占 94.29%，明显优于对照组。张月采用己烯雌酚逐月减量法治疗人工流产后闭经，配合调经促孕丸（鹿茸、淫羊藿、菟丝子、枸杞子、山药、茯苓、黄芪、丹参等）口服，结果显示：有效率占 97.82%。龙小艳等采用宫颈、宫腔探查术，术中用水囊安置避孕环，术后给予抗炎并加中药（杜仲、菟丝子、当归、川牛膝、红花、紫河车、淫羊藿、丹参等）口服，治疗本病 43 例，效果满意。金辉等采用复经散加手术治疗人流术后闭经 35 例，采用探针分离宫颈粘连及宫腔粘连，并加用复经散（黄芪、党参、桃仁、红花、当归等）益气活血、化瘀调经，上药研为细末，用时 15g 以黄酒调和为药丸，贴于肚脐，结果显示：有效率占 94.5%。郭峰等采用中西医结合治疗席汉氏综合征，激素替代治疗应用泼尼松片，维持量为 5mg/d，口服。中医治疗以温肾、益气养血为主，如补中益气汤、人参甘草煎剂等。结果显示：痊愈 11 例，其中有 4 例要求生育者均再次妊娠分娩；显效 9 例，其中 6 例无生育要求者经采用激素替代治疗后均见部分阴毛生长，生殖道萎缩明显改善。

——李致远，王文玲．继发性闭经的中西医治疗进展［J］．中医研究，2013，26（01）：78 - 80．

## 二、临床运用

霍某运用半夏白术天麻汤治疗闭经验案 1 则，随访 3 月，月经正常来潮。取得满意疗效。

——霍翠兰．半夏白术天麻汤治闭经验案［J］．新中医，2005（07）：81．

凌某用半夏白术天麻汤加活血通经之药治疗痰湿内盛证继发性闭经案例 1 则，疗效明显。

——凌家艳，刘庆．继发性闭经治案举隅［J］．实用中医药杂志，2006（09）：594．

## 三、医案精选

### 病案 1

吕某，女，22 岁，未婚，2004 年 3 月 18 日初诊。患者闭经 3 年，多方求治不效。14 岁月经初潮，周期 28 天，行经 3 - 7 天，经色红、量中等。2001 年 5 月时值行经期，因连吃冰淇淋 3 支，翌日月经干净，以后月经闭止，直至求诊时月经仍未潮。其间曾以人工周期、中药、西药等多法治疗不效。患者形体肥胖，自觉每月有周期性头晕、头痛、呕吐，甚则不能起床，伴神疲、体倦、怕冷、腰酸痛、乏力、纳呆、痰多，舌紫暗，苔白腻而滑，脉沉滑。证属寒湿困脾，脾虚致闭经。治宜燥湿化痰，温中健脾，佐以调经。方拟半夏白术天麻汤加减。处方：天麻、藁本、姜半夏各9g，炒白术、陈皮、茯苓、党参、炙黄芪、乌药各10g，砂仁、吴茱萸、高良姜各6g，细辛3g，大枣5枚。每天1剂，水煎服。4月1日二诊：服10剂药后，患者自觉周期性头晕、头痛、呕吐减轻，唯感晨起轻微头痛、腰酸痛，月经仍未潮，舌紫暗、苔白腻而润，脉沉滑。续用上法，守方炙黄芪易为黄芪，去细辛加香橼10g。10剂，每天1剂，水煎服。4月12日三诊：服上药后，患者自觉小腹部有坠胀感，腰酸痛，头晕、头痛、呕吐诸症消失，舌淡紫、苔白稍腻而润，脉沉滑。治以温补脾肾，化痰利湿调经。处方：炒白术、怀牛膝、山药、杜仲、凤仙花、王不留行、红花、乌药各10g，天麻、姜半夏、砂仁、川芎各6g，香附、香橼各9g，续断12g，大枣5枚。4月30日四诊：服15剂，月经来潮量少、色暗红，夹有血块，小腹坠胀疼痛，腰酸痛，怕冷，得热痛减，舌红、苔薄白而润根稍腻，脉弦滑。续守温补脾肾，活血调经法。处方：杜仲、炒白术、凤仙花、怀牛膝、王不留行、红花、生地黄、益母草各10g，姜半夏、砂仁各6g，香附、泽兰各9g，续断、茯苓、山药各12g，大枣5枚。15剂，每天1剂，水煎服。6月10日四诊随访，患者服药后，月经按时来潮，量中等，色暗红，夹血块而下，腰酸腹痛，5~6天月经干净，诸症消除。随访3月，月经正常来潮。

**按语：**《素问》曰："女子七岁，肾气盛，齿更发长；二七而天癸至，任脉通，太冲脉盛，月事以时下，故有子。"女子到了青春发育时期，精气、血液会合，充盈于冲任二脉，则月经正常来潮。本例患者素体丰腴，痰湿过甚，加之行经期过食寒凉而致闭经3年，并伴有周期性头晕、头痛、呕吐等症。患者此前虽经多方治疗不效，治法上大都侧重于活血化瘀、通经，而忽略痰湿内盛。古人曰："百病多由痰作祟。"患者因痰湿盛，阻滞中焦，脾气不升，胃气不降，清阳不升，浊阴不降，冲任二脉被痰湿所阻，血海被寒湿凝滞，血寒气滞，冲任损伤，胞脉失养故月经不行。治法宜从燥湿化痰。故以半夏白术天麻汤燥湿化痰而治之。一二诊服药后，患者眩晕、头痛、呕吐等症均消失，三、四诊仍基于前法并温补脾肾，活血调经。守法续进，终获全功使月经正常来潮。

——霍翠兰. 半夏白术天麻汤治闭经验案［J］. 新中医，2005（07）：81.

**病案2**

姜某，女，20岁，未婚，2005年9月28日初诊。月经14岁初潮后，经常40余天一行，量少，渐至闭经，已3个月月经未潮，神疲嗜睡，纳呆便溏，肥胖，腰酸，带下，舌红苔白腻，脉滑。辨为素体肥胖，痰湿内盛，痰湿阻于冲任，气血运行受阻，血海不能满溢，发为闭经。治宜燥湿化痰，活血通经。方用半夏白术天麻汤。北条参15g，姜半夏10g，白术10g，伏苓10g，炙甘草8g，陈皮10g，黄芪30g，苍术15g，黄柏15g，麦芽30g，神曲10g，天麻10g，益母草30g，牛膝15g。服7剂后白带减少，精神好转，继服7剂后月经来潮。

**按语：** 痰湿阻于冲任，气血运行受阻，血海不能满溢，发为闭经。半夏白术天麻汤方中二陈汤豁痰除湿，苍术、黄柏燥湿止带，黄芪补气健脾，麦芽、神曲健脾助运化。加益母草、牛膝活血通经。全方有燥湿化痰、活血通经之效，故疗效明显。

——凌家艳，刘庆. 继发性闭经治案举隅［J］. 实用中医药杂志，2006（09）：594.

# 第十节　经行头痛

## 一、介绍

### （一）定义

经行头痛属月经前后诸证范畴，是指每值经期或经行前后，出现以头痛为主要临床表现的病，是妇科常见病、多发病，严重影响工作和生活质量。

### （二）病因病机

历代医家对经行头痛的病因病机阐述较少，常见的病因病机可见情志内伤或素体阴虚导致阴虚阳亢，上扰清窍；或瘀血、痰湿内阻，络脉不通；或素体血虚、久病体虚，经行时血虚不能上荣，脑失所养。王云铭主任医师认为经行头痛的病因病机为冲督亏损、风邪上扰，以滋补冲督、通行阳气、平肝疏风辨治，疗效显著。王忠民主任医师治疗经行头痛以补肾为主，兼施燮理气血、疏肝解郁、活血化瘀等法。

### （三）中医治疗

1. 辨证分型

杨枫将辨证属厥阴肝寒经行头痛者 34 例，运用吴茱萸汤加减治疗。基本方：吴茱萸、党参、生地、当归各 10g，桂枝、川芎、白芷、赤芍各 9g，生姜、小茴香各 6g。经前两天开始服用，连续服 1 周左右，连服 3 个或 6 个月经周期后观察疗效。结果：治愈 18 例，好转 14 例，无效 2 例。有效率 94.1%。赵姝以血府逐瘀汤加减治疗经行前后出现头痛 32 例，治愈 24 例，好转 6 例，无效 2 例。有效率 93.75%。药物组成：当归、炒白芍、赤芍各 12g，炒枳壳、桃仁、柴胡、红花、川芎各 10g，生甘草 5g，川牛膝、丹参各 15g。1 日 1 剂，早、晚分服。毕艳平等运用半夏白术天麻汤加减（清半夏、僵蚕、甘草各 10g，白术、天麻、枳实、陈皮、香附各 15g，茯苓 20g）为基础方治疗痰湿型经行头痛 30 例，于月经来潮前 1 周开始服用，至月经第 3 天为 1 个疗程，3 个月经周期后，有效率 89.9%。张红霞等将肾阴虚肝旺型经行头痛 60 例患者分为治疗组及对照组各 30 例，治疗组：天麻钩藤饮加减（基础方：天麻、钩藤、栀子、黄芩、桑寄生、川芎、泽泻各 10g，石决明、牛膝、熟地黄、枸杞子、何首乌各 15g），经前 1 周开始服用，月经来潮后 1 周停药，连服 3 个月经周期。对照组：布洛芬 0.3g 口服，一日两次，于月经前后出现头痛时服用，头痛消失时停药，连用 3 个月经周期。结果：治疗组有效率 86.67%，对照组有效率 80.0%，天麻钩藤饮加减治疗肾阴亏虚和肝火旺盛型经行头痛具有显著的临床效果。

2. 自拟方治疗

冯欢运用自拟加味四物汤（基础方：熟地、当归、白芷、天麻各 15g，川芎 15~30g，玄胡索 15~30g，全蝎 5g，蜈蚣 2 条）随症加减，治疗经行头痛 21 例，有效率为 100%。陈建运用自拟芎芷逍遥散加减（基本方：川芎 30g，丹参、白芍、茯苓各 20g，白芷、钩藤、柴胡、当归、炒白术各 15g，甘草 10g）治疗经行头痛 48 例，有效率为 97.92%。刘金星教授认为痰瘀互结是经行头痛的主要病因病机，痰湿之邪阻碍气机，气滞则血瘀，痰瘀互结，导致清窍失养，从而头痛发作。治以活血化瘀止痛、祛风化痰通络，拟方活血汤加味（熟地、当归、白芍、川芎、桃仁、红花、香附、枳壳各 12g，土鳖虫、乌药、僵蚕、全蝎各 9g，川牛膝、益母草、制玄胡索各 18g，防风、白附子各 6g），于月经前 1 周开始服用，至月经来潮后停服，对患者进行随访，临床疗效显著。

### 3. 异病同治

仲景有言"但见一证便是，不必悉具"，胥丽霞认为经行头痛每月一发作的反复循环之特点，类似于少阳证之"往来寒热"，运用小柴胡汤加减和解少阳，疏肝理气止痛，取得了良好的效果。侯逸凤发现有些经行头痛患者出现面色萎黄，身体消瘦，神疲乏力，头痛剧烈时带下量增多，属脾虚之症，予以完带汤加减治疗，取得了很好的临床疗效。

### （四）综合治疗

徐丽等运用黑逍遥散配合针灸治疗肝郁血虚型经行头痛 35 例，药物组成基本方：熟地黄 25g，当归、白芍各 20g，白术、茯苓各 15g，柴胡、炙甘草各 10g，自月经前 7 天开始服用，1 剂/日，服 10 天，连续 3 个月经周期。针灸取穴：百会、四神聪、太阳、血海、风池、列缺、太冲，随症加减。操作方法：百会、四神聪、太阳、风池、列缺行平补平泻法，血海行补法，太冲行泻法，得气后留针 0.5 小时，月经前 7 天开始，每日 1 次，至月经第 3 天结束，连续 3 个月经周期后停针观察。3 个疗程后，治愈 20 例，好转 9 例，显效 4 例，无效 2 例，有效率 94.29%。李万婷将 60 例经行头痛患者分为治疗组（30 例）：运用中药配合针灸治疗；对照组（30 例）：口服盐酸氟桂利嗪胶囊治疗。治疗组中药予以逍遥散合四物汤加减。基础方：钩藤 30g，当归、醋柴胡、川芎各 10g，白芍 20g，茯苓、白术、熟地、白蒺藜、益母草各15g，薄荷、煨姜、甘草各10g。月经前7天开始服用，连服7天，针灸选穴：百会、四神聪、合谷、太冲、风池、太阳穴平补平泻，太溪、三阴交用补法，月经前7天开始针刺，针刺至月经来潮后头痛停止发作。对照组：头痛发作时，予以盐酸氟桂利嗪胶囊5mg睡前服。两组均治疗3个月经周期。治疗组有效率为93.33%，对照组有效率为70.00%，中药配合针灸治疗经行头痛疗效显著。

## （五）针灸及其他治疗

刘志霞选取太阳、角孙、率谷、百会、后顶、风池、合谷、太冲、三阴交、涌泉等穴治疗经行头痛30例，下次月经来潮前3日进行治疗，每日1次，至月经干净为止，3个周期后，有效率为93.33%。张会莲等运用刺络放血法治疗经行头痛，操作方法：取患者双侧肝俞、膈俞、心俞，常规消毒后，用一次性注射器针头（0.45×16RWSB）斜刺入皮下1~2mm，快速散刺2~3针，用闪火法将玻璃罐吸附在选取的穴位上，留罐5分钟左右，使拔罐部位出血1~3mL，起罐后用棉球消毒并按压片刻。每月经行前1周开始刺络放血治疗，3个月经周期为1个疗程，连续治疗两个疗程后，治愈29例，显效7例，有效7例，无效6例，有效率为87.8%。曹玲等采用电针刺治疗经行头痛38例，选穴：选取头维、率谷（患侧）、百会、风池。方法：常规消毒后，用毫针（规格为0.3mm×40mm），从率谷穴进针透向角孙穴，头维穴垂直发迹平刺，百会穴针尖向后平刺，同时在头维、率谷、百会穴左右各1寸处各刺1针，针尖方向向第一针针尖，深度均为0.5寸左右；采用频率为80~100次/分的捻转手法。风池穴行平补平泻。各穴均得气后分为2组：

率谷与风池、头维与百会分别接上由上海华谊医用仪器厂生产的型号为 G‐6805 的电针治疗仪的一个插头的两端，采用频率约为 40 次/分、波形为疏密波的直流电，强度适宜为度，均留针 30 分钟，1 次/日。

——吴俊，李伟莉．近十年中医药治疗经行头痛临床进展[J]．中医药临床杂志，2016，28（09）：1342 - 1344.

## 二、临床运用

张某观察半夏白术天麻汤加味治疗经行头痛 30 例临床疗效。治疗组：药物组成：半夏白术天麻汤加减：半夏、白术、川芎、茯苓各 10g，橘红、生姜各 6g，白蒺藜、蔓荆子、制香附各 15g，生谷芽 40g，大枣 20g，天麻 9g，甘草 9g。7 剂。1 日 1 剂，水煎分早、中、晚 3 次服用。药物加减随月经周期（月经期、卵泡期、排卵期、黄体期）化裁：经期，上方加益母草 20g；卵泡期，上方去川芎，加黄芪 30g，党参 15g；排卵期：上方去川芎，加丹参 20g，鸡血藤 30g；黄体期：上方去川芎，加白芍 20g，桑寄生 15g。1 个月为 1 个疗程，两个疗程后观察结果。对照组：经期服用散利痛（拜耳医药保健有限公司）每日两次，每次 1 片，连服 2~3 天，头痛停止后停药。疗程同上。结果：治疗组治愈 26 例，好转 3 例，无效 1 例，总有效率为 96.67%；对照组治愈 2 例，好转 14 例，无效 14 例，总有效率为 53.33%。

——张帆．半夏白术天麻汤加味治疗经行头痛 30 例临床观察[J]．浙江中医杂志，2015，50（02）：113.

毕某等观察半夏白术天麻汤加减治疗痰湿型经行头痛患者的临床疗效。方法：将 60 例痰湿型经行头痛患者按随机数字表法分为治疗组和对照组各 30 例。方法为对照组给予布洛芬缓释胶囊（芬必得，国药准字 H20013062，天津中美史克制药有限公司生产）口服治疗，每粒 0.3g，每次 1 粒，每日 2 次，分早晚口服。于经前或经期出现头痛时开始服用，至头痛消失时停药。治疗组采用半夏白术天麻汤加减治疗，方剂组成为：清半夏 10g、白术 15g、天麻 15g、茯苓 20g、陈皮 10g、枳实 15g、甘草 10g、香附 15g、僵蚕 10g。经前 7 天服用，至月经来潮第 3 天为 1 个疗程，连续服用 3 个月经周期，停药后随访 3 个月。

——毕艳平，赵晶晶，王静，等.半夏白术天麻汤加减治疗痰湿型经行头痛临床研究 [J].亚太传统医药，2015，11 (20)：93 –95.

赵某等探讨半夏白术天麻汤辅助治疗经行头痛的疗效及对血清学指标的影响。方法为将经行头痛患者 100 例，按照随机数表法分为对照组、观察组各 50 例。对照组患者接受临床经行头痛常规治疗，具体如下：布洛芬缓释胶囊（辅仁药业集团有限公司，国药准字 H20113204）每粒 0.3g，口服。1 粒/次，2 次/日，早晚各服用 1 次。经期出现头痛时开始服用，至头痛消失时停药。观察组患者在常规治疗基础上加入半夏白术天麻汤辅助治疗，组方：清半夏、甘草、僵蚕各 10g，白术、天麻、陈皮、枳实、香附各 15g、茯苓 20g，煎服。经前 7 天开始服用，至月经来潮第 3 天停用，以此为 1 个疗程，连续服用 3 个月经周期。结果：两组患者头痛强度主观评分比较：治疗前，两组患者的 VAS 评分值差异无统计学意义（$P > 0.05$）；治疗后，两组患者的 VAS 评分值均低于治疗前，且观察组的 VAS 评分值低于对照组，差异有统计学意义（$P < 0.05$）。两组患者治疗效果比较：治疗后，两组患者的疗效差异有统计学意义，且

观察组患者的治疗总有效率显著高于对照组患者（$P < 0.05$）。两组患者血清学指标比较：治疗前，两组患者血清中 ET-1、AVP、NO、PGF2α、PGE2 含量的差异无统计学意义（$P > 0.05$）；治疗后，两组患者血清中 ET-1、AVP、PGF2α 的含量均低于治疗前，NO、PGE2 的含量高于治疗前，且观察组患者血清中 ET-1、AVP、PGF2α 的含量低于对照组患者，NO、PGE2 的含量高于对照组患者，差异有统计学意义（$P < 0.05$）。

——赵锐，杨尚凌. 半夏白术天麻汤辅助治疗经行头痛 50 例 [J]. 环球中医药，2018，11（06）：929-931.

## 三、医案精选

**病案1**

王某，女，42 岁。2010 年 5 月 21 日初诊。诉每逢经前头痛已有 3 年，加重半年。此次月经来潮右耳缘至头顶部针刺样疼痛，头晕头胀伴面部作胀发麻，耳内偶尔隐痛，心烦易怒，月经量正常，色暗，经期紊乱。舌质紫暗苔白厚，脉弦数。《素问》："六七，三阳脉衰于上，面始焦，发始堕""邪之所凑，其气必虚。"女性 42 岁，更年前期，三阳经脉气血虚衰易受邪侵，少阳枢机位于半表半里，既可受太阳之风邪传里，又可受阳明痰热外透之余邪，风痰之邪合犯相火，相火疏泄失常，随木性上扰，多为头痛、眩晕、面麻、耳鸣、耳聋等。气血逆乱，络脉壅塞可兼瘀血。体征结合舌脉可辨为枢机不利，痰热阻滞，兼有瘀血证。治以展利枢机、清热化痰兼活血通络止痛。方选小柴胡汤、半夏白术天麻汤加减。药用：柴胡 10g，黄芩 10g，法夏 10g，茯苓 20g，苍术 10g，陈皮 10g，天麻 10g，钩藤 20g，当归 10g，川芎 10g，鸡血藤 20g，生石膏 20g，白芷 10g，全蝎 5g，蜈蚣 1 条。上药加水 1000mL 浸泡 20 分钟，武火煎沸腾，文火再煎 30 分钟去渣取汁 450mL，分 3 次温服。服上方 7 剂，头痛、耳痛明显减轻，但小腹隐痛，睡眠不安，舌质紫暗苔白厚，脉弦数。守上方加益母草 30g，酸枣仁 20g。继服 7 剂诸症平息，随访半年未发。

**按语：**《女科经论》引程若水之言："妇人经水与乳，俱由脾胃所生。"经曰"饮食自倍，脾胃乃伤"，如前所述，由于现代人的饮食规律失调则伤脾胃，聚湿成痰，痰凝热化，阻碍气血生成运行。《医学衷中参西录》"冲为血海……其脉上隶阳明，下连少阴"，经行若痰热之邪中犯阳明，下移血海，循冲上达颠顶而致头痛。主要表现为头部昏蒙，紧束感，前额重痛，可伴眩晕、失眠、烦躁、便溏、舌胖而润、边齿痕，质淡或红，苔白厚或腻、脉滑等症。治以清热化痰、和血止痛而用半夏白术天麻汤、温胆汤之类。常用药：法夏、陈皮、茯苓、炒白术以健脾祛湿，柴胡、黄芩、竹茹以清中焦湿热，以葛根、白芷、生石膏既清阳明之热又止痛，天麻、钩藤、当归、川芎和血息风止痛，眠差者可加炒栀子、淡豆豉以清热安神。

——张德新 . 经行头痛治法探析［J］. 辽宁中医杂志，2014，41（02）：237 - 238.

**病案 2**

荣某，女，34 岁，教师，已婚，于 2014 年 4 月 20 日初诊。患者平素嗜食辛辣，形体肥胖，经行头痛 1 年余，月经量少，色淡，末次月经 2014 年 3 月 25 日，自诉右侧偏头痛，伴有头晕、恶心。平素白带绵绵量多，质稀，时作嗳气。舌胖大，苔白腻，边有齿痕，脉弦滑。中医诊断：经行头痛，证属痰浊瘀滞，治拟化痰降浊、通络止痛。方用清半夏10g、天麻15g、茯苓20g、陈皮15g、白术15g、枳实15g、甘草10g、香附15g、姜竹茹15g、僵蚕10g，水煎服，每日1剂，连服7日。患者经行头痛症状减轻，嘱患者下次月经前7日复诊，规律用药3个月，诸症消失，停药后随访3个月未再犯。

**按语：**中医学认为，经行头痛病因较为复杂，《张氏医通·卷十》记载："每遇经行辄头痛，气满，心下怔忡，饮食减少，肌肤不泽，此痰湿为患也。"说明经行头痛的发生与痰关系密切，故化痰止痛为治疗经行头痛的重要原则之一。李红梅教授在多年的临床工作中发现，由于现代生活水平的提高及生活方式的改变，嗜食辛辣肥甘厚味，作息时间的紊乱，缺乏运动，痰浊阻滞之经行头痛较为常见。《丹溪心法》云："头痛多主痰"，饮食不节、嗜酒过多、过食辛辣肥甘厚味之品伤脾均会导致痰浊内生；脾为后天之本，若脾虚不能散精布液，不能升清降浊，亦可聚湿为痰。痰湿阻滞于冲任，在经行之际，冲脉气盛，冲气夹痰湿上逆，阻塞脑络清窍，"不通则痛"，遂致头痛。半夏白术天麻汤出自《医学心悟》，其方原用于治疗风痰上扰所致的眩晕，根据相同的病机及"异病同治"的原则，李红梅教授运用半夏白术天麻汤加减治疗经行头痛，可取得显著的疗效。方中陈皮燥湿化痰，理气行滞；枳实消痰除痞，降气导滞，两药合用，一温一凉，使理气化痰之力大增。香附疏肝解郁，理气调中。僵蚕祛风解痉，化痰散结。加姜枣调和脾胃，生姜兼治半夏之毒。诸药合用，共奏化痰降浊、通络止痛之功效，使经络通畅，脾气健运，气血充盈，脑得濡养，而经行头痛自愈。现代药理研究表明：半夏镇吐效果好，可能与其能激活迷走神经传导活动有关；天麻具有镇痛、镇静、增加血流量、减少血管阻力、改善血供等作用；茯苓

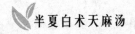

可多方面调节免疫功能，有镇静的作用；陈皮具有抗炎作用，可降低毛细血管通透性，防止微血管出血。

——毕艳平，赵晶晶，王静，等．半夏白术天麻汤加减治疗痰湿型经行头痛临床研究 ［J］．亚太传统医药，2015，11（20）：93－95．

# 第十一节　更年期综合征

## 一、疾病介绍

### （一）定义

更年期综合征即围绝经期综合征，是指妇女在绝经前后由于卵巢功能逐渐衰退、雌激素水平逐渐下降，出现的以自主神经系统功能紊乱为主且伴有神经心理症状的一组证候群。中医无此病名的记载，较多见于"脏躁""百合病""年老血崩"等病证中。

### （二）西医研究

1. 病理机制

（1）内分泌因素

冯利等发现血清 FSH、LH 升高，E2 降低是卵巢功能衰退的一个重要标志。更年期综合征患者均可出现程度不同的神经内分泌功能紊乱，如雌激素减少，中枢神经递质 P 物质（SP）升高，β－EP 内啡肽（β－EP）下降等。

（2）神经递质

围绝经期综合征发病的主要机制是自主神经功能紊乱，自主神经递质的测定成为探讨更年期综合征发病机理之一。某项研究表明，脑内儿茶酚胺递质的变化、下丘脑体温调节中枢功能的紊乱以及 GnRH、FSH、LH 的升高是诱导更年期综合征潮热产生的机制。

（3）免疫因素

李大金等发现更年期妇女外周血 T 淋巴细胞群及亚群表现为免疫细胞功能衰退，认为这是其免疫调节发生紊乱的主要原因。如调高免疫应答能力的亚群（$CD_4$ 及 $CD_3$ 细胞）降低，或调低免疫应答能力的亚群（$CD_8$ 细胞）增高所致。

（4）自由基学说

自由基可与体内许多物质发生反应，并生成氧化物或过氧化物，其对机体造成损害，最终导致生物体衰老死亡。其中卵巢内自由基的产生和抗氧化酶活性的下降可能是卵巢衰老的原因之一。超氧化物歧化酶（SOD）、谷胱甘肽过氧化酶（GSH－PX）是体内清除自由基的主要抗氧化酶之一。

（5）血管舒张因子的影响

王莉等研究发现一氧化氮（NO）和内皮素（ET）是目前发现的作用最强的血管舒缩因子，且研究证实其对 HPOA 有重要的调节作用。围绝经期综合征患者潮热汗出的主要原因可能是体内 ET、NO 的异常，导致了血管舒缩功能的改变。

2. 西医治疗

（1）非激素类药物治疗

主要是针对症状相对较轻，不愿意或不适合使用激素的更年期患者。常通过心理疏导以减轻患者的精神症状，必要时辅以一些镇静剂或调节自主神经功能的药物，如艾司唑仑、可乐定、谷维素等。另外还有如阴道润滑剂、钙剂、维生素 D、降

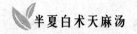

钙素等。

（2）激素疗法（HRT）

①雌激素：天然类常首选倍美力、诺坤复等。②孕激素：通常选用天然黄体酮或甲羟孕酮，因后者较接近天然黄体酮，使用最多。③雌、孕激素的复方制剂：目前有倍美安、倍美盈、诺更宁和诺康律等，可分别用于连续联合及序贯方案。

### （三）中医研究

**1. 病因病机**

**（1）肾脏虚损论**

叶燕萍通过辨证论治法对 106 例女性围绝经期综合征患者进行分型，其中肾虚型占 84%。中医妇科名医罗元恺将其病机概括为肾气衰-天癸竭-闭经或绝经-不孕，均说明围绝经期综合征的主要病机是肾虚。

**（2）心肝脾肾多脏功能失调**

夏融认为，围绝经期综合征的精神情志症状主要是由于"心主神明"功能的失调引起；钱丽旗等认为，肝藏血，主疏泄，具有调节血液的作用，其主宰着妇女的月经，故肝在更年期综合征的病变中起主导作用；薛静燕认为，在辨治围绝经期综合征时，在重视先天之本属肾的同时，不可忽视后天脾胃的作用，因先天之精需靠后天水谷之气的充养，才能维持其正常功能。因此脾胃虚弱可引起月经及生殖方面的改变，亦是导致更年期综合征的重要因素之一。

**（3）瘀血内停**

瘀血的形成主要与下列因素有关：①肾虚致瘀：陈慧侬认为，人体各脏腑、经络、组织及气血因肾气渐衰后其濡养和温煦功能也逐渐下降，同时气血功能也日趋紊乱，血滞成瘀，瘀血乃由此生成。②血虚致瘀：有医家认为，妇女以血为本，因月经、妊娠、分娩、哺乳均以血为物质基础，血虚易致血瘀。③心火致瘀：陈慧侬认为，心主血脉，心火太盛，必灼津耗液，津血同源，津枯血必稠，液耗血必少，血稠或血少势必导致血液不能畅流于血脉而瘀阻由生。

**2. 治疗方法**

（1）辨证论治

不同医家根据不同的病因病机采取不同的治疗方法。张桂珍主张从肾论治本病，采用补肾六法治疗女性围绝经期综合征。肝肾阴虚型，治以滋补肝肾；心肾阴虚型，治以滋肾清心；肾虚肝郁型，治以滋肾疏肝；脾肾两虚型，治以温肾健脾；肾虚血虚型，治以补肾养血；肾虚血瘀型，治以补肾活血。陈冠林等根据周福生教授的"心－肝－肾"三脏辨治更年期综合征，认为更年期综合征辨治需从"心－肝－肾"模式着眼，注重"交通心肾，滋水清肝，三脏同治"。以"滋阴降火、宁心安神、清肝补肾"为治疗大法。

（2）专方专治

夏桂成以更年 1 号新方治疗女性围绝经期综合征 120 例，方药：山药、山茱萸、牡丹皮、茯苓、钩藤、莲子心、紫贝齿，总有效率89.2%。方如丹以自拟滋肾养肝清心汤（菟丝子、旱莲草、女贞子、茯苓、丹参、麦冬、山茱萸、酸枣仁、五味子、炙甘草）配合心理治疗，心、肝、肾三脏同治，治疗本病38例，显效16例，有效22例。

（3）中西医结合治疗

邢小阳等以中西医结合治疗妇女围绝经期综合征，将 90 例患者随机分为治疗组和对照组各 45 例，对照组以常规西药对症治疗，治疗组在对照组用药基础上加用中药配合针灸治疗。治疗前后观察多项指标，经统计学分析，治疗组在改善症状、减轻毒副反应以及提高总有效率方面明显优于对照组（$P < 0.01$）。

（4）针灸

刘希茹取穴：关元、阳陵泉、足三里、三阴交为主穴。根据主症的不同，分别加不同的穴位，如月经不调加地机、血海；潮热、心悸、多汗、失眠加阴隙、神门；烦躁易怒加太冲；骨质疏松加太溪；皮肤干燥者加列缺、照海。其总有效率为 93.3%。

（5）其他治法

陈启波运用针刺配合耳穴贴压法治疗围绝经期综合征，发现针刺加穴位贴压能较好地调节内分泌及自主神经系统功能，可使血清 $E_2$ 含量提高，血清 FSH 和 LH 含量降低。

——乔平，何贵翔. 围绝经期综合征的中西医研究进展 [J]. 长春中医药大学学报，2010，26（05）：789 - 791.

## 二、临床运用

吕某运用半夏白术天麻汤酌加车前子、泽泻利湿，丹参、酸枣仁安神，郁金、石菖蒲化痰浊开窍，治疗 1 例痰热夹风更年期综合征剧烈眩晕患者，7 剂后眩晕即止，随访一切如常。

——吕崇山. 半夏白术天麻汤治疗难治病举隅 [J]. 北京中医药大学学报（中医临床版），2003（02）：53 - 54.

苑某用半夏白术天麻汤治疗更年期失眠伴头昏痛等症，8 剂药奏效，诸症皆消。

——苑丽. 半夏白术天麻汤运用举隅 [J]. 河北中医，1997（02）：43 - 44.

## 三、医案精选

**病案1**

林某，女，49岁，2000年3月15日就诊。患者近1年月经紊乱，常逢月经期眩晕难忍，伴头痛，呕恶痰涎，夜寐欠佳，胸闷，心悸，神疲乏力，晨起口苦，情绪不稳易激动，烘热汗出，手足微微颤抖，形体肥胖，舌质淡红，舌苔黄厚腻，脉濡滑数。中医辨证：痰热夹风，上扰清窍。治宜清热化痰息风。方用半夏白术天麻汤加味。处方：法半夏、天麻、白术各12g，竹茹、车前子各15g，茯苓、泽泻、丹参、酸枣仁各20g，郁金12g，石菖蒲10g，枳实9g，橘红6g，黄连5g，甘草3g。水煎，日服1剂。嘱其饮食宜清淡，忌肥甘厚味，减少情绪波动。7剂后眩晕止，睡眠也大有改善，情绪稳定。后每逢月经来潮偶有不适，但症状较轻，皆以上方调治见效至绝经。绝经后1年，随访一切如常。

**按语：**更年期综合征多由于肾阴或肾阳渐衰、冲任二脉虚损、天癸渐竭所致。但此患者时值更年期，形体肥胖，痰浊内盛，日久化热以致痰热内盛，夹肝风上扰清窍则眩晕、呕恶痰涎，上扰心神则失眠、胸闷、心悸，肝风内动则见手足微微颤抖。治以半夏白术天麻汤化痰息风。方中以黄连温胆汤清热化痰降气，配以天麻平肝息风，酌加车前子、泽泻利湿，丹参、酸枣仁安神，郁金、石菖蒲化痰浊开窍。诸药配合，眩晕则愈。

——吕崇山．半夏白术天麻汤治疗难治病举隅 [J]．北京中医药大学学报（中医临床版），2003（02）：53-54．

**病案2**

崔某，女，49岁，农民。1994年4月初来诊。患者半年前就诊于某医院，诊断为更年期综合征，平时常夜眠不好，易汗出，心悸时烦躁，近来又出现嗜睡，睡醒后头昏痛，乏力，纳呆，多方医治效不佳。诊见患者体形丰腴，精神尚可，脉虚弦稍有力，舌红润，苔根中部薄白腻。初予养血平肝宁神法，3剂后，诸症不减。二诊改用健脾祛湿，平肝调中法。方用半夏白术天麻汤加减。处方：半夏12g，白术12g，天麻9g，泽泻12g，茯苓15g，黄芪20g，太子参12g，陈皮12g，干姜4g，黄柏8g，丹参20g，酸枣仁20g，白芍12g，麦芽12g，甘草6g。患者服上药3剂后，嗜睡好转，眩晕亦轻，饮食较前增多，身体较前有力。续服上方5剂，症状基本消失。

——苑丽．半夏白术天麻汤运用举隅［J］．河北中医，1997（02）：43-44.

# 第十二节　颈椎病

## 一、疾病介绍

### （一）定义

颈椎病是颈椎骨关节改变与继发的椎间关节退行性病变，如椎体骨赘形成、黄韧带透明变形等引起脊髓、神经根和脑血液循环障碍。一般分为神经根型、椎动脉型、脊髓型、交感型、混合型5个类型。

### （二）病因

有学者认为病因主要为：①颈椎的退行性变；②先天性椎管狭窄；③慢性劳损，包括睡眠体位不佳、工作姿势不当和不适当的体育锻炼。④其他因素：如外伤、血管硬化、局部炎症等。

### （三）诊断

颈椎病诊断检查可根据症状和 X 线片综合判定颈椎病：①临床表现和 X 线片均符合颈椎病；②具有典型的临床表现，而颈部 X 线片未见明显异常，但除外其他疾病者。

### （四）治疗

#### 1. 牵引疗法

汪辉东等用牵引配合中医辨证治疗椎动脉型颈椎病，取得一定临床疗效。

#### 2. 推拿手法治疗

范蠡对 22 例椎动脉型颈椎病患者采用针灸推拿方法治疗，发现针灸推拿治疗可显著提高椎动脉型颈椎病临床效果，能消除症状，改善患者生存质量。

#### 3. 针灸治疗

傅荣、陈国喜运用针灸治疗 28 例颈椎病患者，效果满意。主穴取双侧养老穴，如背部沿脊柱处疼痛者，加双侧后溪穴、风池穴，颈部受累椎体压痛者，在压痛的椎体间隙旁开 1 寸处加阿是穴。头晕加四神聪、百会。针灸治疗期间不用任何抗炎止痛药及其他方法治疗。治疗结果：显效 26 例，有效 2 例，本组病例全部有效，有效率为 100%。吴绵绵在星状神经节阻滞治疗基础上采用针灸治疗颈椎病，取得较好疗效。方法：将 120 例颈椎病患者分为治疗组和对照组，每组 60 例，两组均给予星状神经节阻滞治疗，治疗组在此基础上行针灸治疗。治疗组总有效率显著高于对照组。

**4. 中药治疗**

徐卫群采用自拟舒颈汤：葛根 15g、补骨脂 15g、天麻 9g、丹参 9g、桂枝 12g、黄芪 12g、甘草 6g。上肢麻木疼痛加桑枝 9g，下肢麻木疼痛加牛膝 9g。治疗颈椎病取得较好疗效。方法：将 162 例患者随机分为两组，每组各 81 例。治疗组采用内服自拟中药及手法治疗，对照组采用局部药物加手法治疗。结果：两组综合显效率比较，治疗组显效率为 88.9%，对照组显效率为 51.9%，两组间差异具有统计学意义（$P<0.05$）。

**5. 中西医结合治疗**

董健、赵军采用中西医结合方法治疗颈椎病 80 例，取得了满意疗效。黄聚恩等用中西医结合治疗椎动脉型颈椎病 58 例，以 5% 葡萄糖注射液 500mL，加脑活素 20mL、山莨菪碱 20mg，静脉滴注，1 日 1 次，7 次为 1 个疗程；口服维生素 $B_1$ 20mg、维生素 E 100mg，均 3 次/日；颈部外敷川芎乳没散（川芎、乳香、没药，按 10∶1∶1 比例研粉，醋调），2～4 小时/次，每日 1 次，7 次为 1 个疗程。症状改善后进行按摩与锻炼。总有效率 100%。

**6. 综合疗法**

卢渊铭采用血栓通胶囊联合中药治疗椎动脉型颈椎病。方法：68 例患者随机分为治疗组和对照组，对照组 33 例，给予丹红注射液及常规康复治疗；治疗组 35 例，在对照组治疗的基础上加服中药四物汤，比较两组治疗 1 个月后临床有效率及椎动脉血流速度。结果：治疗组的临床总有效率为 99.6%，明显高于对照组（89.3%），具有统计学差异（$P<0.05$）；治疗组经联合治疗后，左右椎动脉及基底动脉的血流速度均较对照组

改善。结果：丹红注射液联合中药治疗椎动脉型颈椎病的疗效显著。王丽杰采用电针配合推拿治疗 300 例颈椎病，总有效率为 100%，且治疗后无不良反应，安全有效，具有简、便、廉等优点，患者易接受。饶振芳将 88 例神经根型颈椎病患者随机分成治疗组和对照组，对照组入院后予 20% 甘露醇 125mL + 地塞米松 5mg 静滴，1 次／日，连续 3 天，同时予生理盐水 250mL + 川芎嗪 0.24g 静滴，1 次／日，连续两周。治疗组在对照组用药的基础上配合颈椎牵引、中医推拿、电针治疗，每种治疗 1 次／日，疗程为两周，观察对比两组的治疗效果。治疗组总有效率 88.3% 明显高于对照组 67.6%。

——周其才，李洪涛，张兵伟，等. 颈椎病的中西医研究概况［J］. 黑龙江中医药，2005（02）：63 - 65.

## 二、临床运用

严某观察半夏白术天麻汤加减治疗椎动脉型颈椎病的临床疗效。方法：将 60 例患者随机分 2 组各 30 例。治疗组给予半夏白术天麻汤加减治疗。处方：天麻、陈皮各 9g，当归、半夏、白术、钩藤各 12g，生黄芪、葛根、川芎、珍珠母各 30g。加减：失眠加酸枣仁 30g，远志 10g；恶心加紫苏梗 15g；头痛加白芷 15g；肩臂痛加姜黄 15g。每天 1 剂，水煎服。7 天为 1 疗程。对照组予盐酸氟桂利嗪胶囊（西安杨森制药有限公司生产）5mg，口服，每天 1 次；或加醋氯芬酸胶囊（山东云门药业有限责任公司生产）100mg，口服，每天 2 次。两组均以 7 天为 1 疗程，治疗周期为 2～4 疗程。结果：治愈率、总有效率治疗组分别为 53.3%、93.3%，对照组分别为 26.7%、73.3%，两组比较，差异均有统计学意义（$P < 0.05$）。治疗组

患者眩晕、颈肩痛、头痛、日常生活及工作评分治疗前后比较，差异均有统计学意义（$P < 0.05$）；对照组患者眩晕、颈肩痛评分治疗前后比较，差异也有统计学意义（$P < 0.05$）。治疗组患者眩晕、头痛、日常生活及工作评分均较对照组提高，差异有统计学意义（$P < 0.05$）。治疗后两组患者各项阳性体征总有效率比较，差异均无统计学意义（$P > 0.05$）。两组治疗前后检查血常规、尿常规、肝肾功能和心电图均未发现异常。

——严战涛，陈轶腾，姚玉伟，等. 半夏白术天麻汤加减治疗椎动脉型颈椎病临床研究［J］. 新中医，2015，47（05）：157 – 158.

陈某探讨半夏白术天麻汤结合热敏灸疗治疗椎动脉型颈椎病的疗效。方法：将 64 例椎动脉型颈椎病患者按照治疗方法分成治疗组和对照组各 32 例。对照组采用半夏白术天麻汤治疗，治疗组采用半夏白术天麻汤结合热敏灸疗治疗，具体为：半夏白术天麻汤药方：制半夏、天麻各 20g，灸甘草 6g，白术 15g，陈皮、茯苓各 12g，大枣 2 枚，生姜 3 片。水煎 2 遍，取汁 300mL，1 剂/天，分早晚 2 次服用，连续服用 3 周。热敏灸疗要求充分暴露探查部位。患者保持均匀呼吸，肌肉放松，穴位以头顶部风池穴和颈夹脊穴为中心，3cm 为半径的范围内，距离皮肤 3cm 左右采用点燃的纯艾条（规格 23cm × 23cm），以雀啄灸法对患者的热敏点进行探查，在患者感受到"透热"（灸热向皮肤深处进行灌注）、"扩热"（灸热以灸点为中心向周围呈片状扩散）或者"传热"（灸热从灸点向头部传导），此点即为热敏点；然后再热敏点上行温和灸，至"透热""扩热""传热"消失后完成 1 次灸疗，每次灸疗时间在 40 分左右，每天治疗 1 次，1 周为 1 个疗程，连续治疗 3 个疗程。结果：治疗组治疗总有效率明显高于对照组（$P < 0.05$）；两组治疗后症状体征积分、椎 - 基底动脉血流速度较治疗前有明显提高（$P < 0.05$），且治疗组提高水平明显优于对照组（$P < 0.05$）。

——陈扬声．半夏白术天麻汤结合热敏灸疗治疗椎动脉型颈椎病的疗效分析［J］．中医药导报，2014，20（05）：100 - 101.

朱某观察半夏白术天麻汤加减治疗交感神经型颈椎病临床疗效。方法：将确诊为交感型颈椎病痰浊困阻型患者 102 例患者纳入研究并随机分为 2 组，对照组 50 例采用牵引治疗，并予甲钴胺片营养神经；观察组 52 例在对照组治疗方案的基础上联合半夏白术天麻汤加减口服治疗，处方：天麻、白术、茯苓、半夏、葛根、黄芪各 15g，生姜、丹参、川芎、橘皮、红花、桂枝各 10g，甘草 5g，并随症加减。出汗多者加白术 15g；心慌者加酸枣仁、五味子各 10g；恶心欲呕者加姜半夏 10g。药物均由中药房提供并代煎，每次 150mL，每天 2 次。两组均以 30 天为 1 个疗程。结果：治疗后，两组症状头晕、颈部疼痛、恶心、耳鸣积分分别与治疗前比较，差异均有统计学意义（$P < 0.05$）；且两组间比较，差异均有统计学意义（$P < 0.05$）；治疗后，观察组左椎动脉、右椎动脉、基底动脉血流速度增快或减慢，患者各自血流速度情况分别与治疗前比较，差异均有统计学意义（$P < 0.05$），且两组间比较，差异均有统计学意义（$P < 0.05$）；两组间临床疗效比较，差异有统计学意义（$P < 0.05$）。

——朱圣兵．半夏白术天麻汤加减治疗交感神经型颈椎病疗效观察［J］．新中医，2017，49（05）：68 - 71.

张某等观察葛根汤合半夏白术天麻汤治疗椎动脉型颈椎病的临床疗效。方法：选择 60 例符合纳入标准的椎动脉型颈椎病患者，随机分为对照组和治疗组，对照组予颈复康冲剂治疗，颈复康冲剂（河北承德中药集团有限公司，批号为990104，规格：10g/包），每次2包，2次/天，温开水送服。10天为1个疗程，共2个疗程。治疗组采用葛根汤合半夏白术天麻汤治疗，药物组成：葛根30g，天麻15g，半夏10g、茯苓20g，白术20g，桂枝10g，芍药6g，橘红5g，麻黄5g，炙甘草6g，大枣9g，生姜9g。煎汤，每天1剂，每次200mL，分早、晚服，10天为1个疗程，共2个疗程。加减：伴上肢麻木者，加羌活、僵蚕各10g，防风、地龙各10g；伴颈肩疼痛较重者，加没药10g，延胡索15g；伴欲吐或呕吐者，加钩藤、砂仁各10g；伴下肢乏力者，加熟地、黄芪各20g。结果：对照组总有效率为83.33%，治疗组总有效率为93.33%，治疗组疗效明显优于对照组（$P < 0.01$），且治疗组中医证候积分改善优于对照组（$P < 0.01$）。

——直彦亮，张震，林一峰，等. 葛根汤合半夏白术天麻汤加减治疗椎动脉型颈椎病的临床观察 [J]. 中国民族民间医药，2017，26（05）：135 – 136.

## 三、医案精选

患者男，62岁，初诊，2007年5月3日，于行走途中忽然发作头晕，目眩，视物旋转，恶心，欲吐，继而昏倒在路边，神志清楚，但不敢活动，扶行入院，眼闭不敢视物，颈项强，不敢转动，诊见：舌苔厚腻微黄，脉滑。检查：生命体征平稳，血压130/86mmHg，无眼球水平震颤及耳鸣，予卧床休息，西药对症支持治疗，中药：半夏10g，白术10g，茯苓25g，甘草6g，黄柏10g，天麻15g，陈皮10g，石菖蒲10g。1剂水煎服。

5月4日复诊，症状缓解，但仍不能转动头部，颈部不适，活动仍有恶心、欲呕，颈椎 CT 示：$C_{4\sim5}$、$C_{5\sim6}$ 椎体骨质增生，$C_{4\sim5}$ 椎间盘膨出、硬膜囊受压，于前方中加粉葛 50g，川芎 10g，续服 5 剂，停止输液治疗，住院 5 天，症状痊愈出院，出院后续服 10 剂，随访 1 年未复发。

**按语：**颈椎病所致眩晕由颈椎压迫导致脑供血不足，共济失调所致，经 X 线或 CT、磁共振等检查可发现颈椎骨质增生、椎间盘突出、膨出等病变，多伴有颈部不适或疼痛，发病多与头部位置忽然改变有关，治疗多以半夏白术天麻汤为主方，加用粉葛、川芎治疗。粉葛甘辛凉，归脾、胃经，解肌退热，生津止渴，可升发清阳，鼓舞脾胃清阳之气上升，《本经》注："主消渴，身大热，呕吐，诸痹，起阳气，解诸毒。"现代药理研究，葛根能扩张血管，能较好缓解项紧症状，川芎能行血中之气，辛温升散，能上行头目，还能旁通络脉，用之于颈性眩晕，可取得更好良效。

——曲玉梅，赵锦霞，刘雪颖. 眩晕症的临床分型与中医辨治疗举隅［J］. 中国现代药物应用，2010，4（09）：127－128.

# 第十三节　多发性抽动症

## 一、疾病介绍

### （一）定义

抽动－秽语综合征（tourettesyndrome，TS）又称多发性抽动症，是一种原因不明慢性复杂的神经精神障碍性疾病，多伴

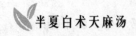

随发声抽动、运动抽动、多动、强迫等表现。该病多发于学龄期儿童，发病率在1%左右，且男孩多发于女孩，一般病程较长，症状常反复变化不定，时轻时重，病情迁延持续，因此治疗较为困难。

## （二）病因病机

### 1. 西医发病机理

西医学对 TS 病因的研究：TS 的发病原因目前尚未清楚，有学者报道 TS 有遗传方面的倾向。临床研究提示，血铅水平的升高、雄性激素的应用、慢性间断性使用可卡因和其他精神刺激性药物都是 TS 发病原因之一。此外，一些孕期及围生期高危因素致患儿出现脑损伤，使患儿脑发育障碍或器质性损害，从而引起抽动；同时小儿的生长环境、营养状态、精神刺激等因素也可能与之相关。

### 2. 中医病因病机

中医学对 TS 病因的认识：中医学对 TS 病因的认识最早见于《素问》其中"至真要大论篇"曰："诸风掉眩，皆属于肝……诸热瞀瘛，皆属于火……诸暴强直，皆属于风。"王肯堂《证治准绳》中记载："水生肝木，水为风化，木克脾土，胃为脾之腑，故胃中有风，瘛疭渐生，其瘛疭症状，两肩微耸，两手下垂，时复动摇不已，名曰慢惊。"万全亦有"小儿肝常有余，脾常不足，肾常虚"等论述与 TS 症状相似，属于中医学"肝风""抽搐""慢惊风""瘛疭""筋惕肉瞤"等病证的范畴。本病位于肝，发于心、脾、肺、肾。风、火、痰、虚为其主要的致病因素，阴虚而致阳亢是主要的发病机制，其病机特点为本虚标实、上盛下虚。

## （三）治疗方法

### 1. 西医治疗

**（1）多巴胺受体阻滞剂**

氟哌啶醇是治疗该病的首选药物，但对相关行为症状如注意缺陷、多动障碍、强迫障碍等的疗效不明显。为了避免或减少氟哌啶醇的锥体外系不良反应发生，要以"低起点、慢增长"为准则，应遵循小剂量开始，剂量个体化。一般以 $0.25 \sim 0.50mg/d$，$3 \sim 5$ 天递增 $0.25mg$ 至起效，儿童常用量为 $2 \sim 8mg/d$，分 $2 \sim 3$ 次口服。小剂量维持，症状加重时临时加大剂量。该药不良反应较大，可有嗜睡、认知迟钝、锥体外系反应，通常加服等量的苯海索予以拮抗。硫必利具有拮抗多巴胺活性的作用，不良反应小，较安全。

**（2）选择性单胺受体拮抗剂**

利培酮与多巴胺能的 $D_2$ 受体和 5 – 羟色胺能的 $5 – HT_2$ 受体有很高的亲和力，从而对中枢神经系统多巴胺和 5 – 羟色胺具有拮抗作用。利培酮的常见不良反应为失眠、焦虑、易激惹、头痛和体质量增加等，与氟哌啶醇等药物相比较，利培酮的锥体外系不良反应较少。姚洪秀等通过比较利培酮与氟哌啶醇对 TS 患者认知功能的影响程度，提出利培酮对 TS 患者的认知功能有改善作用，较氟哌啶醇有优势。

**（3）中枢性 α – 受体激动剂**

可乐定为 α – 肾上腺素受体阻滞剂，尤其作用于 α2 – 肾上腺素受体，减弱中枢去甲肾上腺受体的活动。由于可乐定没有致迟发性运动障碍的危险，对于伴有行为问题如注意缺陷、多动障碍可将其作为首选药物。刘双柱用可乐定治疗多发性抽动

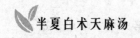

症 11 例, 剂量 0.05mg/d 开始, 逐渐加量, 7～28 天内增加至 0.15～0.30mg/d, 分 3 次口服。结果: 运动抽动控制有效率 81.8%, 发声抽动控制有效率 100%, 行为障碍有效率 40%, 脑电图有效率 55.6%。

(4) 其他药物

谢小玲等用甲氧氯普胺治疗能有效改善 TS 的运动、发声抽动和综合损伤。林云碧采用氟桂利嗪 2.5～5.0mg/d, 晚上睡前顿服, 持续 3 个月, 再减量维持 3 个月, 治疗多发性抽动秽语综合征 84 例, 临床观察结果: 氟桂利嗪对 TS 确有治疗效果, 不良反应甚少, 对部分比较消瘦的患儿可以增加食欲及体质量。王家勤采用添加德巴金缓释片按 10～15mg·(kg·d)$^{-1}$, 每晚睡前 1 次吞服, 7 天后加至 15～20mg·(kg·d)$^{-1}$, 持续两个月, 治疗学龄期难治性 TS13 例, 结果有效率为 92.3%。

2. 心理行为治疗

TS 患者常伴有强迫、注意力不集中、多动、焦虑、抑郁等行为和情绪障碍方面的表现。心理行为治疗主要是帮助患者消除心理困扰, 减少焦虑、抑郁情绪, 使其进行正常的学习和生活。有报道 76 例诊断为多发性抽动症或慢性抽动障碍的患者, 其中 53 例接受正规药物治疗, 23 例接受认知行为治疗, 治疗结束时两组治疗效果无显著性差异, 表明单用认知行为疗法有效。

3. 中医治疗

(1) 中药治疗

邢向晖教授将本病分为 3 证论治。痰热扰心证, 用抽动 I 号方 (黄连温胆汤加减); 肝风内动证, 用抽动 II 号方 (天麻钩藤饮合镇肝息风汤加减）；阴虚风动证，用抽动Ⅲ号方（大定风珠加减），效果良好。宣桂琪认为该病与风有关，与肝脏最为密切，治疗上分为8证。外感证，选用银翘散加味；肝亢风动证，选用泻青丸合龙胆泻肝汤加减；痰火扰神证，选用礞石滚痰丸合涤痰汤加味；脾虚肝亢证，选用钩藤异功散加减；阴虚风动证，选用三甲复脉汤加减；瘀血内阻证，选用通窍活血汤加减；阴虚火旺证，选用镇肝息风汤合杞菊地黄丸加减；心脾不足证，选用参苓白术散合甘麦大枣汤加味。杨国华教授认为该病多为"心肝阴虚"，治疗在甘麦大枣汤、天王补心丹的基础上重用酸甘之药以柔肝制阳。佟丹等提出肾虚肝亢、风痰扰动为抽动症的基本病机，方用定痫丸合一贯煎加减治疗，疗效确切。刘竹云等将本病分为肝肾阴虚，肝阳上亢证和后天不足，肺脾气虚证。前者采用六味地黄丸加菊花、柴胡、郁金、生甘草、牛蒡子、桔梗、钩藤、全蝎以平肝息风，病久可加鳖甲、龟板、生牡蛎等滋水涵木、育阴潜阳；后者治疗以归脾汤加减治疗，多在原方基础上加石菖蒲、半夏、苍耳子、辛夷、天麻、钩藤等以调理脾肺、息风化痰。吴心芳等采用自拟方补肾祛风止动汤（方药组成：威灵仙、枸杞子、杜仲、黄芪、白术、防风、地龙、全蝎、桑枝、桂枝、钩藤、白芍、炙甘草）治疗本病30例，同时设对照组35例，对照组用氟哌利多醇和苯海索口服。治疗组有效率为96.7%，对照组有效率为85.7%，两组有效率比较，治疗组明显优于对照组（$P<0.05$）。

（2）针灸、推拿治疗

焦伟等选用穴位针刺及埋线疗法治疗TS32例，有效率为81.25%。谭奇纹治疗多发性抽动症以调节手足阳明经经气和足太阳经经气为主，重视气街理论的应用，善用背腧穴。何立采用体针配合耳穴压籽法治疗该病 63 例，治疗 5 个疗程，有效率为 95.3%。姜雪原将 70 例 TS 患者随机分为治疗组 40 例与对照组 30 例，治疗组给予针灸、推拿结合治疗；对照组服用氟哌啶醇，各治疗 3 个疗程后统计疗效，治疗结束半年后再随访远期疗效。结果：治疗组近期疗效、远期疗效均优于对照组。故针灸推拿结合治疗抽动 - 秽语综合征具有较好的临床效果。

——朱晓萌，李安源. 抽动 - 秽语综合征中西医研究进展[J]. 中医学报，2013，28（12）：1920 - 1922.

## 二、临床运用

王某等观察用羚羊角汤合半夏白术天麻汤为主治疗小儿抽动秽语综合征 40 例的临床疗效。对照组给予硫必利片，每次 50mg，口服，每日 3 次。治疗组在对照组基础上加服羚羊角汤合半夏白术天麻汤治疗。处方：羚羊角（冲服）、甘草各 3g，龟板 10g，茯苓、菊花、石决明各 9g，生地、丹皮、白芍、柴胡、薄荷、蝉衣、夏枯草、陈皮、半夏、白术、天麻、大枣各 6g，生姜 1 片。用法：水煎服，每日 1 剂，每剂煎 2 遍，分早晚 2 次服。两组治疗 6 个月后判定疗效，治疗期间不合并使用其他药物。结果：两组临床疗效比较：对照组 40 例，临床控制 4 例，显效 9 例，有效 13 例，无效 14 例，总有效率 65%；治疗组 40 例，临床控制 12 例，显效 15 例，有效 9 例，无效 4 例，总有效率 90%。两组经统计学处理有显著性差异（$P < 0.05$），提示治疗组临床疗效优于对照组。

——王淑珍，张伯兴，赵从普. 羚羊角汤合半夏白术天麻汤为主治疗小儿抽动秽语综合征 40 例 [J]. 浙江中医杂志，2013，48（09）：667.

孙某等观察针药并用治疗难治性抽动秽语综合征临床疗效。方法：对33例抽动秽语综合征患者采用针灸配合汤药治疗。针灸治以镇静安神、平肝息风为主。针刺以补法。针灸取穴：头部取百会、四神聪、太阳、头维、风池，配合四肢取内关、神门。操作：患者取仰卧位或坐位，采用0.35mm 1.5寸毫针，局部酒精棉球常规消毒取穴，首取百会，使针体和皮肤呈15°沿头皮向后进针0.5～0.8寸，用快速捻转手法到达穴位，捻转有针感后留针。百会穴左右各旁开1寸同此方法取四神聪，用快速捻转手法，由轻到重、由小幅度到大幅度捻转后留针。配合双侧头维平刺进针，捻转并留针。以45°斜刺太阳、风池，有针感后留针，其中风池穴向鼻尖方向进针。上肢内关神门采取常规取穴与手法，但小儿脏腑成而未全，全而未壮，机体娇嫩，针刺不宜过强，内关、神门取而不留针。其余各穴留针50分钟，每天1次，7次为1个疗程。抽动秽语综合征在汤药治疗上以息风化痰、健运脾胃为主。小儿机体娇嫩，形体未充，发病容易，变化迅速，舌苔脉象多见舌淡紫或舌红苔略黄腻，脉略沉细，治疗用半夏白术天麻汤为基础方，息风化痰、健运脾胃。主方：半夏、胆南星、龙胆草、黄连各5g，炒枣仁、生龙牡各20g，夜交藤15g，石菖蒲、焦三仙、鸡内金各10g，蜈蚣1条，白芍、龟板各10g，甘草5g。上述方剂日1剂水煎服，早、晚分服，7天为1个疗程。随症加减：肝郁气滞型加合欢花、柴胡、郁金、木香、陈皮、香附等；阴虚火旺型加知母、枸杞子、女贞子、生地等；心火亢盛型加栀子、淡豆豉、淡竹叶等；心脾两虚型加减白术、黄芪、远志、合欢花等。

——孙莲雄，叶晨琳，邹伟.针药并用治疗难治性抽动秽语综合征33例［J］.针灸临床杂志，2011，27（02）：29－30.

张某观察半夏白术天麻汤加减治疗儿童抽动－秽语综合征18 例的临床疗效。治疗方法：①基本方：法半夏、炒白术、天麻、茯苓、陈皮、钩藤、白芍、僵蚕、石菖蒲、木瓜、甘草。②加减：脾虚纳差加炒莱菔子、砂仁；喉中痰鸣加麻黄、桑白皮；频繁单声干咳加川贝、杏仁；大便秘结加大黄、枳实；火热内郁者酌加黄芩、黄连、瓜蒌、胆星；肝肾阴虚加麦冬、生地、玄参；肝肾阳虚加桂枝、白芥子、细辛；苔腻湿甚加苍术、薏米、白蔻仁；兼气虚者加党参、黄芪；抽动频繁者加全蝎、蜈蚣。结果：经治疗半个月，显效 11 例（61.11%），有效 6 例（33.33%），无效 1 例（5.56%），有效率 94.44%。

——张旭德. 半夏白术天麻汤加减治疗儿童抽动－秽语综合征 18 例 ［J］. 中国社区医师（医学专业半月刊），2008（12）：87.

## 三、医案精选

患者，男，6 岁，2007 年 7 月出诊，家长诉患儿 3 个月来经常不自主地挤眼、耸肩努嘴、干咳且烦躁易怒，情绪不稳，好动。其母带其到多家医院诊治，均无明显疗效。查体：心、脑、肺、腹均未见异常，诊见：患儿不自觉眨眼耸肩、嘴角抽动，坐立不安好动，与其交谈时注意力不集中，性情急躁。纳差，二便可，舌淡苔白，脉弦细。诊为抽动－秽语综合征。辨证属脾虚肝旺，风痰内扰。处方：法半夏 5g，炒白术 10g，天麻 3g，茯苓 6g，陈皮 5g，钩藤 5g，白芍 6g，僵蚕 5g，石菖蒲 5g，木瓜 5g，天花粉 6g，炒莱菔子 6g，甘草 3g。5 剂，每日 1 剂，水煎服，嘱其家属切勿谩骂、训斥患儿，重视患儿心理调护。5 剂后复诊，患儿症状明显改善，食量增，原方基础上加远志5g，地龙6g，5剂，继服。1周后，其母诉患儿症状不再出现，注意力较前集中。随访3个月未再复发。

**按语：** 儿童抽动－秽语综合征在中医学中属"慢惊风""瘛疭""筋惕肉𥆧""肝风证"等范畴。笔者认为，此病主要由风痰作祟，阻遏筋脉，横窜经髓使阴阳动静失衡所致。半夏白术天麻汤中半夏、白术、茯苓、陈皮为二陈汤，理气化痰，健脾祛湿。天麻、钩藤、僵蚕息风止痉，平抑肝阳，祛风化痰。天麻息风定惊，"主诸风湿痹，四肢拘挛"（《开宝本草》），兼有强身益气之功，药理显示其有抗小鼠药物惊厥作用，且其作用随用药次数增多而增强，并能对抗电惊厥。钩藤、白芍、僵蚕都能对中枢神经系统产生一定程度的镇静作用，或对过度兴奋的肌肉具有一定的抑制作用。石菖蒲辛苦温，豁痰化湿，芳香开窍，宁心安神，治痰湿蒙蔽心窍之秽语。木瓜酸温舒筋活络，化湿和胃，即助二陈汤健脾祛湿，又合白芍、木瓜、甘草酸甘化阴，柔肝缓急。综观全方，共奏化痰息风、健脾祛湿、止痉开窍之功。

——张旭德. 半夏白术天麻汤加减治疗儿童抽动－秽语综合征18例 [J]. 中国社区医师（医学专业半月刊），2008（12）：87.

# 第十四节 病证之呕吐

## 一、病证介绍

### （一）定义

呕吐是指胃失和降，气逆于上，迫使胃中的食物和水液等经口吐出，或仅有干呕恶心的一种病证。前人以有声有物谓之呕；有物无声谓之吐，无物有声谓之干呕。但呕与吐往往并见，故一般合称呕吐。本病的发生常与外邪犯胃、饮食不节、情志失调和脾胃虚弱有关。基本病机为胃失和降，胃气上逆。病位在胃，但与肝脾有密切的关系。病性分虚实，实者由外邪、食滞、痰饮、肝气犯胃等，致胃气痞塞，上逆作呕，其中有偏寒、偏热之分；虚者为脾胃气阴亏虚，无力行使和降之职，其中又有阳虚、阴虚之别。初病暴病多实，病久损伤脾胃，可由实转虚；亦有脾胃素虚，复因饮食、情志所伤，而呈现虚实夹杂之证。常见于西医的急性胃炎、心源性呕吐、肝炎、肠梗阻、尿毒症等多种疾病。

### （二）诊断与鉴别诊断

1. 诊断要点

①食物、痰涎等从胃中上涌，经口而出。②胃脘胀闷，不思饮食，嗳气有腐臭味。

2. 鉴别诊断

（1）呕吐与反胃

均为胃部病变；病机都为胃失和降，气逆于上。反胃往往表现为朝食暮吐，暮食朝吐，吐出物多为未消化之宿食，吐后即感到舒适。呕吐往往吐无定时，或轻或重，吐出物为食物或痰涎清水，呕吐量或多或少。

（2）呕吐与噎膈

噎膈之吐大多于进食时发生，伴梗阻不畅，呈进行性加剧，初期哽噎不畅，但尚能进食，继而勉进半流质或流质饮食，甚则汤水不进，食入即吐，病情深重，病程较长，预后不良。呕吐之证，大多病情较轻，病程较短，若无严重疾病，预后较好。

## （三）辨证论治

本病的基本治则是和胃降逆。应分虚实进行辨证论治，实证重在祛邪，分别施以解表、消食、化痰、理气之法，辅以和胃降逆之品；虚证重在扶正，分别施以益气、温阳、养阴之法，辅以降逆止呕之药；虚实夹杂者宜攻补兼施。

1. 外邪犯胃证

证候：突发呕吐，脘腹满闷，如感受风寒，可兼有发热恶寒，头痛，周身酸楚或酸痛，舌苔薄白，脉浮紧；如感受风热，可兼有恶风，头痛身疼，汗出，舌尖红，苔薄白或薄黄，脉浮数；如感受暑湿，可兼有胸脘痞闷，身热心烦，口渴，舌质红，苔黄腻，脉濡数。

病机：外邪犯胃，胃失和降。

治法：解表疏邪，和胃降逆。

方药：外感风寒，藿香正气散加减：广藿香 9g，紫苏 9g，白芷 9g，姜半夏 9g，陈皮 6g，生姜 3g，厚朴 9g，白术 9g，茯苓 12g。外感风热，银翘散加减：金银花 12g，连翘 9g，竹叶 6g，薄荷 6g（后下），荆芥 9g，芦根 15g，姜竹茹 9g，陈皮 6g，清半夏 9g。外感暑湿，黄连香薷饮加减：香薷 9g，厚朴 9g，白扁豆花 6g，荷叶 9g，黄连 4.5g，陈皮 6g，清半夏 9g。

加减：若兼食滞、脘闷腹胀、嗳腐吞酸者，加神曲 9g，鸡内金 9g，莱菔子 15g 以消食化滞。

2. 饮食停滞证

证候：呕吐酸腐，脘腹满闷，吐后得舒，嗳气厌食，大便臭秽，或溏薄或秘结，舌苔垢腻，脉滑实。

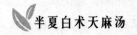

病机：饮食不节，胃气壅滞。

治法：消食导滞，和胃降逆。

方药：保和丸加减：山楂9g，神曲9g，莱菔子15g，陈皮6g，姜半夏9g，茯苓12g，连翘9g，生姜3g。

加减：腹满便秘，加枳实9g，大黄6g（后下）以导滞通腑；胃寒，去连翘，加干姜6g，桂枝9g以温胃散寒；胃热，加知母9g，蒲公英15g以清泄胃热。

3. 肝气犯胃证

证候：呕吐吞酸，嗳气频频，胃脘不适，胸胁胀痛，每遇情志刺激而病情加剧，苔薄白，脉弦。

病机：肝气郁结，横逆犯胃。

治法：疏肝和胃，降逆止呕。

方药：四逆散合半夏厚朴汤加减：柴胡9g，枳壳9g，白芍12g，姜半夏9g，厚朴9g，紫苏9g，郁金9g，茯苓12g，甘草6g。

加减：气郁化火，心烦、口苦、咽干，合左金丸以辛开苦降；兼腑气不通，大便秘结者，加大黄6g（后下），枳实9g等以清热通腑；气滞血瘀，胁肋刺痛，可加三七粉3g（冲服），赤芍9g等以活血化瘀。

4. 痰饮内阻证

证候：呕吐痰涎清水，脘闷不适，不思饮食，头晕心悸，舌苔白腻，脉滑。

病机：痰饮内阻，胃气上逆。

治法：温化痰饮，和胃降逆。

方药：小半夏汤合苓桂术甘汤加减：姜半夏9g，生姜3g，白术 9g，茯苓 12g，桂枝 9g，陈皮 6g，甘草 6g。加减：痰饮内阻，郁久化热，可去苓桂术甘汤，加黄连温胆汤以清热化痰。

**5. 脾胃虚弱证**

证候：饮食稍多即易呕吐，时作时止，面色少华，倦怠乏力，四肢不温，大便溏薄，舌质淡，薄白，脉细弱。

病机：脾虚不运，胃气上逆。

治法：温中健脾，和胃降逆。方药：香砂六君子汤加减：党参 12g，白术 9g，干姜 6g，砂仁（后下）6g，陈皮 6g，姜半夏 9g，甘草 6g。

加减：呕吐清水痰涎，加桂枝 9g，吴茱萸 3g 以振奋脾阳；脘冷肢凉，加附子（先煎）9g，肉桂 6g 以温补脾肾。

**6. 胃阴不足证**

证候：呕吐量少，反复发作，或时作干呕，口干咽燥，饥不欲食，舌红少苔，脉细数。

病机：胃阴不足，不得润降。

治法：滋养胃阴，降逆止呕。

方药：麦冬汤加减：麦冬 9g，太子参 9g，大枣 6g，姜半夏 6g，竹茹 9g，甘草 3g。

加减：大便干结，加火麻仁 12g，白蜜 9g，瓜蒌仁 9g 以润肠通便；呕吐较甚，可加枇杷叶 6g，旋覆花 6g（包煎）以和胃降逆。

**（四）其他治法**

**1. 单方验方**

（1）生姜嚼服。适用于干呕，吐逆不止。

（2）豆蔻 15g 研末，用生姜汁 1 匙为丸，每服 1~3g，开

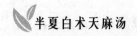

水送服。适用于胃寒呕吐。

2. 针刺

主穴：内关、中脘、胃俞、足三里。

配穴：外邪犯胃者，加外关、大椎；饮食停滞者，加梁门、天枢；肝气犯胃者，加太冲、期门；痰饮内阻者，加丰隆、公孙；脾胃虚弱者，加脾俞、公孙；胃阴不足者，加脾俞、三阴交。实证针用泻法，虚证针用补法或平补平泻法。

3. 灸法

脾胃虚寒者，宜灸隐白、脾俞。

4. 推拿

指压内关穴。

**（五）调摄与预防**

应根据病情和患者的状况适当休息，饮食宜易消化、富有营养，少食多餐。服用止吐药时应少量多次服。频繁呕吐应查明病因并补充体液，防止其电解质失衡。应注意防止外邪侵袭，饮食起居要有规律，勿暴饮暴食，勿恣食生冷、肥甘，勿饮酒过度，注意调畅情志，适量参加文体活动。

——唐志鹏. 呕吐诊疗指南 ［J］. 中国中医药现代远程教育，2011，9（14）：126－127.

## 二、临床运用

段某运用半夏白术天麻汤治疗眩晕恶心呕吐 35 例，治宜化痰降逆为主，药用半夏 12g，白术 12g，天麻 15g，茯苓 12g，苏叶 12g，生姜 3 片，陈皮 6g。若呕吐较重者，加旋覆花、代赭石；纳差者加神曲、麦芽、莱菔子；脑梗死肢体活动不灵者加桃仁、红花；心烦失眠者加酸枣仁、远志；便秘者加大黄，每日 1 剂，疗程 4~7 天不等。结果本组 35 例中，治愈 24 例（眩晕，恶心呕吐等证消失）；有效 10 例（头晕、恶心呕吐等证减轻）；无效 1 例（患者自感头晕无明显改变，给予大承气汤后头晕症状消失）。

——段兆洁，石青娥，梁学程. 半夏白术天麻汤治疗眩晕恶心呕吐 35 例［J］. 实用中医内科杂志，2005（05）：461.

邬某运用半夏白术天麻汤治疗腰硬膜外麻醉后呕吐 10 例。患者主诉有头晕、恶心或已发生第一次呕吐时，即急煎半夏白术天麻汤 1 剂，趁热顿服。连服 2 天，不再使用任何镇静止呕的西药。处方：法夏 12g、天麻 12g、白术 12g、云苓 15g、大枣 15g、甘草 3g、生姜 2 片，并加藿香 12g。结果 10 例患者中，痊愈 8 例，占 80%；显效 1 例，占 10%；无效 1 例，占 10%。总有效率 90%。

——邬裕琼. 半夏白术天麻汤治疗腰硬膜外麻醉后呕吐 10 例［J］. 江西中医药，2006（06）：54.

## 三、医案精选

### 案例 1

段某，男，52 岁。1997 年 11 月 5 日因晨起眩晕，恶心呕吐 1 小时入院。患者感头晕、目眩，不能坐起，转头时感头晕加重，恶心呕吐，呕吐为胃内容物，呕吐为非喷射性，舌质红苔黄厚腻，脉滑数。颈椎拍片、CT 检查提示：颈椎增生。诊断为颈椎病，中医辨证为眩晕（痰浊中阻），予半夏白术天麻汤治疗，1 剂后感眩晕减轻，恶心呕吐好转，继服 6 剂后诸症消失，随访 1 年再未发作。

**按语：** 脾湿生痰，肝风内动，痰浊蒙蔽清阳，风痰上扰清窍，故眩晕而头重痛。痰气交阻，浊阴不降，故胸闷呕吐。《素问·至真要大论》篇曰："诸风掉眩，皆属于肝。"《丹溪心法·头眩》曰："头眩，痰夹气虚并火，治痰为主，夹补气药及降火药。无痰则不作眩，痰因火动，又有湿痰者，有火痰者。"半夏白术天麻汤为治风痰之眩晕、头痛之常用方。方中，以半夏燥湿化痰，降逆止呕；以天麻化痰息风，而止头眩，二者合用，为治风痰眩晕头痛之要药。李杲云："足太阴痰厥头痛，非半夏不能疗，眼黑头旋，风虚内作，非天麻不能除。"故本方以此二味为君药。臣以白术健脾燥湿，与半夏、天麻配伍，祛湿化痰，止眩之功益佳。佐以茯苓健脾渗湿浊，与白术相合，尤为治痰之本；陈皮理气化痰，姜枣调和脾胃，使以甘草调和药性。

——段兆洁，石青娥，梁学程. 半夏白术天麻汤治疗眩晕恶心呕吐35例 [J]. 实用中医内科杂志，2005（05）：461.

**案例2**

患者，女，36岁，农民，2004年9月17日初诊。诉反复恶心呕吐，常于平卧休息后发生，多为清水痰涎，舌苔白腻，脉滑。胃镜检查：反流性胃食管病。辨证痰饮内停，胃气不降。方用半夏白术天麻汤加减，半夏20g、白术10g、陈皮10g、茯苓10g、甘草9g、生姜10g、桂枝10g、旋覆花10g、赭石15g，服3剂后上述症状明显缓解，连服10剂后症状消失。

**按语：**反流性胃食管病是诸多因素参与所致的食管下端括约肌功能障碍而出现的一种综合征。中医辨证属痰饮内停，胃气不降。方用半夏白术天麻汤去天麻加桂枝，重用生姜，以调中化痰，除湿化饮，加旋覆花、代赭石降气和胃而取效。

——高华. 半夏白术天麻汤临床新用 [J]. 内蒙古中医药，2010，29（13）：104.

# 第十五节　病证之耳鸣

## 一、病证介绍

### （一）定义

耳鸣，指患者自觉耳内有鸣响的感觉而周围环境中并无相应的声源，为一种发生和发展都十分复杂的临床上极为常见的症状。

——刘蓬. 耳鸣的中医治疗［J］. 听力学及言语疾病杂志，2000（3）：180 - 181.

### （二）辨证分析

1. 风热侵袭

肺主皮毛，肺经别出的络脉循行于耳中。若外感风热之邪，经皮毛而入肺，导致肺的宣降功能失调，则风热之邪可循经入耳，与气相击，闭塞清窍，导致耳鸣。

2. 肝火上扰

足少阳胆经循行于耳中，足厥阴肝经之络脉亦入耳，肝胆互为表里，因此正常情况下肝胆之气是上通于耳的。肝为阳刚之脏，喜条达而恶抑郁，若情志失调，则肝气易于郁结，肝郁日久可化火，火性炎上，所以肝火容易循经上炎，干扰耳窍的功能，导致耳鸣。

3. 痰火郁结

脾主运化水湿，为生痰之源。饮食不节，容易损伤脾胃，脾胃的功能失调，则水湿不能运化而产生痰湿，痰湿为阴邪，

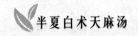 

容易阻滞气机，久则可以化火，火性是上炎的，痰借火势上蒙清窍，则可产生耳鸣。

**4. 脾胃虚弱**

脾为后天之本，气血生化之源，其性主升（升举清阳之气）；胃承受水谷，其性主降。若素体脾胃虚弱，或久病致脾胃虚弱，可能产生两种变化：一是不能升举清阳之气（所谓中气下陷），二是气血生化不足，二者均导致耳窍失养，功能紊乱，从而产生耳鸣。

**5. 肾精亏损**

肾为先天之本，耳为肾之外窍，正常情况下耳与肾的关系最为密切，耳之司听与平衡功能的维持均有赖于肾精的充养。先天不足，或后天保养不当，或随着年龄的自然增长至衰老，均可导致肾精亏损，不能濡养耳窍，使耳窍的功能失调，产生耳鸣。

——刘蓬. 中医药治疗耳鸣的研究 [J]. 听力学及言语疾病杂志，2007（5）：343－345.

## （三）治疗

**1. 辨证选方**

"证"是中医学特有的概念，它是指疾病特定时期的整体综合病理反应。耳鸣是一种症状，根据望、闻、问、切四诊所收集到的不同信息可将其分为若干个"证型"，据此进行选方治疗，这是中药治疗耳鸣的主要方法。耳鸣常见证型有风热侵袭、肝火上扰、痰火郁结、气滞血瘀、肾精亏损（包括肾阴不足及肾阳亏虚）、脾胃虚弱（包括气血不足及中气下陷）等，相应的治疗方剂常用银翘散、龙胆泻肝汤、清气化痰丸、通窍活血汤、耳聋左慈丸（或补骨脂丸）、归脾汤（或益气聪明汤）等进行加减化裁。

2. 经验方

依据临床经验拟定一种方剂或在此基础上再根据临床表现不同进行适当加减，这是目前报道较多的中药治疗耳鸣的另一种方法。如沈兆科等用升麻二黄汤（升麻、黄芪、人参、黄柏、蔓荆子、白芍、葛根、石菖蒲、甘草）为主治疗中老年神经性耳鸣45例，有效率82.2%；张青等用熟地、制首乌、丹参、磁石、远志、山萸肉、枸杞、女贞子、桑葚、石菖蒲为基本方，并在此基础上进行适当加减，治疗耳鸣50例，有效率28%。亦有将经验方制成固定剂型以方便使用者，如王沛英等以葛根、丹参、骨碎补等制成"舒耳丹"片剂，治疗脾肾两虚的耳鸣28例，有效率71.4%。

3. 针刺治疗

针刺（或加电针）是中医治疗耳鸣最常用的方法之一，如同中药治疗一样，治疗前首先必须辨证，主穴一般取耳周的穴位，如耳门、听宫、听会、翳风等，也可根据临床经验选取某些特定的穴位，如下都穴、外关透内关等，配穴则依证型不同而选取相应的穴位，如风热侵袭配合谷、风池，肝火上扰配太冲、阳陵泉，痰火郁结配丰隆、劳宫，肾精亏损配肾俞、太溪，脾胃虚弱配足三里、三阴交等，选穴是否恰当、取穴是否准确及针刺方法、得气与否等均对疗效有一定的影响。

4. 穴位注射

将某些药物注入一定的穴位中，以发挥持续刺激该穴位的作用而治疗耳鸣，是近些年来使用较多的方法之一，常用的药

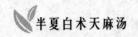 

物有当归注射液、利多卡因、维生素 $B_1$ 或 $B_{12}$ 注射液等，取穴多为耳周的穴位。埋线将羊肠线埋植在穴位内，利用羊肠线对穴位的持续刺激而发挥治疗作用，一般每隔 7~10 天埋线 1 次。据用文明等报道，取耳后聪穴（位于耳郭后沟的上部）埋线治疗耳鸣 312 例，有效率 93.6%。

5. 耳穴按压

将王不留行籽粘贴在一定的耳穴上，每天定时或不定时进行按压以刺激耳穴，对部分耳鸣有一定的治疗效果。

6. 灸法

对耳鸣患者使用灸法进行治疗者尚不多见，有人将黄豆大小的艾炷置于一段苇管的一端，另一端对准患侧外耳道，点燃艾炷施灸，燃尽为一壮，每次施灸 5~9 壮，每日 1 次，据报道对耳鸣有一定疗效。

7. 中药外用法

刘桂然用中药磁石、朱砂、吴茱萸研末，以食醋调成膏状敷于双侧脚底涌泉穴，治疗耳鸣；邢建云等将中药生草乌浸泡于 75% 酒精中，1 周后用此酒精滴患耳以治疗耳鸣。

8. 按摩

按摩（或推拿）亦为中医治病保健的手段之一，防治耳鸣的按摩方法有鸣天鼓、鼓膜按摩、穴位按摩等。

9. 食疗

中医认为医食同源，有些中药与食物已很难决然分开，通过饮食调养亦是治疗耳鸣的一个重要途径。如刘钢等报道，将猪肾 1 只切片，骨碎补 20g 研末，二者一起拌匀后，煨熟食之，可治疗肾虚耳鸣；王万祖报道，将猪瘦肉 250g 切成条，用纱布包响铃草100g，共放入砂锅内炖1小时，放少许食盐调味，吃肉喝汤，可治疗中老年肝肾不足所致的耳鸣。

——刘蓬. 耳鸣的中医治疗 [J]. 听力学及言语疾病杂志，2000 (03): 180-181.

## 二、临床运用

吕某等观察半夏白术天麻汤配合耳穴按压治疗神经性耳鸣的临床疗效。方法：64例经耳科检查确诊为神经性耳鸣的患者，给予半夏白术天麻汤配合耳穴按压治疗。治法为治疗方法口服中药的同时给予王不留行籽耳穴按压。中药半夏白术天麻汤为主加减。处方：半夏10g，白术15g，天麻20g，茯苓15g，甘草10g，水煎服，1天1剂，分早晚2次服用，10天为1个疗程。肝火偏盛者加龙胆草10g，柴胡15g；痰湿偏盛者加陈皮15g，半夏加量到15g；肝肾亏虚者加熟地20g，山药15g。耳穴治疗取耳穴肝、肾、心、神门、皮质下。每次选3~4组耳穴，耳部常规皮肤消毒后以带有王不留行籽的胶布贴压所选耳穴，隔王不留行籽按压所选穴位，每日按揉4~5次，每次按揉5分钟，以耳部微热为度，10天为1个疗程。结果：64例，痊愈12例，显效15例，有效29例，无效8例，治愈率为18.75%，总有效率为87.50%。

——吕艳，郭树和，单淑萍. 半夏白术天麻汤配合耳穴按压治疗神经性耳鸣临床观察 [J]. 中国当代医药，2011，18 (30): 99-100.

## 三、医案精选

### 病案1

李某，男，49岁，2014年5月15日初诊。患者诉耳鸣2

年余，某医院诊为神经性耳鸣，右侧中耳炎穿孔。屡进中西药未果，平素血压较高，服降压药（复方利舍平氨苯蝶啶片）仍难以控制。患者现耳鸣如蝉，听力受限，安静时加重，痰量少，饮食、睡眠、二便正常，舌质暗红苔腻，脉弦滑。处方：明天麻10g，法半夏10g，生白术10g，茯苓10g，陈皮10g，石菖蒲15g，竹茹15g，丹参10g，川芎15g，赤芍10g，当归尾10g，桃仁10g，红花10g，炒枳壳10g，灵磁石（先煎）30g，生龙骨、生牡蛎（先煎）各15g，地龙10g。7剂，水煎，每日1剂，分早晚2次温服。患者7天后复诊，自诉服上药后耳鸣减轻，以前是持续性发作，现在阵发性，信心大增，余无异常，储全根在上方基础上，去陈皮、赤芍，并加重息风化痰之力，改天麻、半夏为15g，石菖蒲20g，7剂，用法同前。后症状逐渐减轻，服药月余，耳鸣消失，听力恢复正常，血压可稳定在130/80mmHg左右。

**病案2**

鲍某，女，67岁，2014年4月19日初诊。患者自诉耳鸣半年，有白内障、气管炎病史，血压、血脂、血糖均无明显异常。患者现耳鸣，听力尚可，面色萎黄，眠差，噩梦纷纭，时感胸闷，纳可，二便正常，舌暗苔厚腻色黄，脉沉滑。处方：明天麻10g，法半夏15g，茯苓15g，白术10g，陈皮10g，钩藤10g，石菖蒲10g，竹茹10g，胆南星10g，全栝楼15g，川芎15g，炒枳壳15g，灵磁石30g（先煎），生龙骨、生牡蛎（先煎）各15g，泽泻10g，石斛15g，肉桂8g。7剂，水煎，每日1剂，分早晚2次温服。患者7天后复诊，自诉服上药后耳鸣减轻，失眠多梦症状明显改善，近日有乏力倦怠感，大便干，结合舌脉，上方去泽泻、肉桂，加制川军、炙黄芪、丹参各10g。

14剂，用法同前。后患者症状逐渐减轻，积极配合治疗，连续服药30余剂，耳鸣基本恢复如常，睡眠佳，胸闷症状消失。

**按语：**西医学认为，耳鸣是多种疾病累及听觉系统的不同病理变化的结果，病因很复杂，机制尚不清楚，主要表现为无相应的外界声源或电刺激，而主观上在耳内或颅内有声音感觉。其临床表现多样，可单侧或双侧，也可为头鸣，可持续性存在也可间歇性出现，耳鸣声音可以各种各样，可伴或不伴有听力下降，目前西医多是针对病因治疗，尚无特效药物。

——毕华剑．储全根用半夏白术天麻汤治耳鸣［N］．中国中医药报，2014－11－12（005）．

**病案3**

患者，男性，54岁，于2012年7月11日就诊。主诉"双耳鸣2年余"。患者2年前感冒后出现耳鸣、耳堵，遂到某医院就诊，诊断为"分泌性中耳炎"，予穿刺抽液治疗，经治疗病情好转。以后又多次出现类似情况，逐渐穿刺抽液治疗不能缓解症状，医生建议其"置管"。患者不愿置管，对治疗失去信心。近1年未再接受治疗，后经家属反复劝解，来我院就诊。患者目前为双耳鸣，似"刮风声"，伴双耳胀闷、头昏沉、脾气急躁。检查：双耳鼓膜完整、混浊、内陷，纯音测听双耳混合性耳聋，声导抗双耳"C"型曲线，左耳－245dapa，右耳－260dapa，舌质暗红，苔黄腻，脉弦滑。西医诊断混合性耳聋（双）。中医诊断耳胀耳闭，辨证属肝阳偏旺、痰湿阻滞，治则为清肝泻火、祛湿止鸣，方选半夏白术天麻汤和柴胡清肝汤加减。处方：清半夏9g，生白术10g，天麻10g，钩藤30g，柴胡10g，川芎10g，赤芍10g，当归10g，辛夷10g，防风10g，石菖蒲12g，丹参30g，泽泻10g，车前子30g（包），浙贝母10g，瓜蒌30g，菊花10g。14剂，水煎服。二诊：服药后，患者主动要求复诊。自诉耳鸣声音变小，耳胀闷明显减轻，头昏沉缓解。检查纯音测听双耳为混合性聋，声导抗双耳"C"型曲线，左耳－190dapa，右耳－170dapa，舌质暗红，苔黄微腻，脉弦滑。考虑患者性情仍偏于急躁，上方加合欢花10g、玫瑰花10g以加强疏肝解郁之力，再进14剂。三诊：自诉耳鸣明显减轻，仅偶尔出现，耳胀闷及头部不适均缓解，脾气较前好转。纯音测听双耳轻度感音性耳聋，声导抗双耳"A"型曲线，左耳－50dapa，右耳－40dapa，舌质暗红，苔薄黄微腻，脉弦滑。考虑患者症状及检查已近正常，故上方继服7剂以巩固疗效。

**按语：**此患者耳鸣为"分泌性中耳炎"所致，属传导性耳鸣。此类耳鸣多为低音调，似机器声、刮风声、流水声等，多因感冒、乘飞机或潜水后引起咽鼓管功能不良、中耳积液所致。若反复发作，治疗无效，需鼓室置管。患者平素性情急躁，肝火偏旺，木克脾土，脾失健运，痰湿内停。肝火上扰、痰浊蒙蔽清窍而出现耳鸣、耳胀闷、头昏沉等症状。故治疗选用半夏白术天麻汤合柴胡清肝汤治疗。半夏白术天麻汤化痰息风，柴胡清肝汤清肝泻火。方中另加入利水渗湿之品泽泻、车前子，清热化痰之品浙贝母、瓜蒌以助化痰利湿，消除中耳积液。考虑此患者病程较长，病情顽固，中医学认为，"病久入血"，且患者舌质暗，表明有血瘀之象，故治疗中加入活血之品丹参。全方共奏清肝泻火、化痰祛湿、通窍止鸣之功。

——刘巧平，刘建华. 耳鸣治验2则［J］. 北京中医药大学学报（中医临床版），2013，20（02）：60－61.

# 现代研究

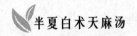
半夏白术天麻汤

# 第七章　现代实验研究概述

## 第一节　半夏白术天麻汤全方研究

### 一、临床研究

#### 1. 单药治疗

半夏白术天麻汤治疗疾病有显著疗效，陈维铭将 90 例患者分成 2 组，治疗组（60 例）以半夏白术天麻汤治疗，对照组（30 例）给以防风通圣丸治疗，治疗组治疗后 BMI、WHR、FINS 及舒张压显著降低，明显提高 ISI 水平。ISI 水平的升高与 BMI、WHR 的降低呈显著负相关。陈少玫等用半夏白术天麻汤治疗偏头痛，半夏白术天麻汤可以提高偏头痛大鼠脑组织 5 - HTlB 受体的基因表达，对 5 - HTlD 受体的基因表达具有双向调节作用。王琴等用半夏白术天麻汤治疗颈动脉粥样硬化斑块，疗程均为 20 周。结果：治疗后治疗组患者临床症状明显改善，动脉硬化指数（AI）降低，颈动脉内膜中层厚度（IMT）、斑块体积缩小，平均血流速度（Vmean）增加，搏动指数（PI）降低。熊原选择加味半夏白术天麻汤治疗高血压病并高脂血症。血压、血脂水平均有明显降低，中医临床症状改善显著有效率为 91.3%。袁咏梅采用半夏白术天麻汤辅助治疗短暂性脑缺血发作，治疗总有效率为 90.0%，半夏白术天麻汤辅助治疗可改善 TIA 的脑血流灌注，疗效显著，是治疗 TIA 的有效治疗药物之一。邓文龙选择半夏白术天麻汤加减治疗偏头痛有显著疗效，总有效率为 93.8%。于黎用半夏白术天麻汤治疗椎 – 基底动脉供血不足，治疗总有效率 95.6%，可改善椎 – 基底动脉平均血流速度指标。谢奕群半夏白术天麻汤治疗冠心病心绞痛，血液流变学指标均有一定程度的改善，临床疗效更为确切，且不会增加不良反应。张志忠用半夏白术天麻汤加减治疗单纯性收缩期高血压，疗效较佳，总有效率 95%。李慧琴用半夏白术天麻汤为主，治疗梅尼埃病 60 例，较单纯使用西医疗效显著，总有效率为 87.67%，并改善眩晕、恶心呕吐等症状。樊幼林选择半夏白术天麻汤加减对中心性视网膜炎的治疗，效果明显。曹守梅采用半夏白术天麻汤加减对后循环缺血性眩晕。随机分为治疗组和对照组各 30 例。治疗组采用半夏白术天麻汤加减治疗，对照组 30 例予以氟桂利嗪胶囊治疗，治疗组总有效率 90% 优于对照组 76.67%。刘亚平等选择半夏白术天麻汤加减治疗中年原发性高血压，结果显示总有效率 88.89%，半夏白术天麻汤加减不仅能有效降低血压、改善症状，并能降低血脂。葛明等选择半夏白术天麻汤治疗眉棱骨痛 32 例，总有效率 91.3%，并优于西药治疗。张丽加味半夏白术天麻汤治疗颈型眩晕，加味半夏白术天麻汤对颈型眩晕有较好的治疗效果，总有效率分别为 100%。李学国选择半夏白术天麻汤加味治疗风痰瘀阻型缺血性中风，效率优于单用西药，在西医常规治疗基础上，加服半夏白术天麻汤对风痰瘀阻型缺血性中风急性期病例治疗获得了满意的疗效。

2. 半夏白术天麻汤和其他药联合治疗

半夏白术天麻汤和其他药联合治疗也疗效显著，李现林以半夏白术天麻汤合指迷茯苓丸治疗椎动脉型颈椎病，二方结合，共奏化痰息风、祛湿通络、健脾补肾的功效，以消除眩晕之目的，总有效率为 87.80%。成建国用半夏白术天麻汤合天麻钩藤饮加减对椎动脉型颈椎病 30 例的治疗，椎 – 基底动脉供血不足有显著改善，临床疗效明显，总有效率为 90.0%。杨志宏等利用半夏白术天麻汤配合氟桂利嗪治疗痰湿型眩晕，均改善了椎 – 基底动脉平均血流速度，改善水平比单独用氟桂利嗪更优。宋雨鸿等用加味半夏白术天麻汤联合敏使朗治疗椎 – 基底动脉供血不足，总有效率 93.3%，并对血液流变学各项指标的改善情况明显优于单药敏使朗。朱文峰以川芎嗪联合半夏白术天麻汤治疗血管性头痛，总效率 96%，且期间未见明显的不良反应。刘文胜等运用半夏白术天麻汤合泽泻汤治疗痰浊型眩晕 50 例，总有效率为 96%。张秀芳以半夏白术天麻汤加减联合依达拉奉治疗急性缺血性脑卒中，总有效率 88%，其治疗 CSS 及 ADL 评分明显优于单用依达拉奉治疗，且不良反应较少。肖枚生等利用半夏白术天麻汤合西药治疗放射性脑水肿 48 例，明显改善，耐受性好，且不良反应较小。于白莉等以半夏白术天麻汤合黄连温胆汤治疗眩晕，有效率明显高于对照组体化降压治疗，总有效率 83.33%。李小兵等以半夏白术天麻汤合玉屏风散治疗痰湿壅盛型高血压病患者免疫失衡状态，其降压作用不甚理想，但是对机体体液免疫及细胞免疫功能有一定的调节作用和具有良好的改善原发性高血压病痰湿壅盛型患者临床症状的功能。李晓芳等以半夏白术天麻汤合温胆汤治疗高血压，总有效率 83.0%，降压效果显著，安全性高。曹淑云采用半夏白术天麻汤合丹红针对椎 – 基底脉供血不足眩晕的治疗，总有效率 94.6%，优于口服氟桂利嗪合复方丹参治疗。王胜利半夏白术天麻汤合菖蒲郁金汤治疗老年期痴呆 69 例，治疗前后对比，临床记忆量表积分显著升高，情绪行为生活能力改善尤为明显。徐庆松用半夏白术天麻汤合黄连温胆汤治疗高血压病眩晕，对高血压病眩晕具有良好的治疗效果，有安全性及有效性，总有效率为 88.57%。李春雷用半夏白术天麻汤合黄连温胆汤治疗偏头痛，头痛症状明显减轻，血压恢复正常。李艳等利用半夏白术天麻汤合丹参酮治疗糖尿病合并高血压，治疗后患者收缩压和舒张压均有不同程度下降，且血糖、血脂水平均降低，无不良反应。潘晓波运用半夏白术天麻汤合四藤汤治疗眩晕 42 例，疗效明显，总有效率为 95.2%。周道春利用半夏白术天麻汤合倍他司汀治疗梅尼埃病 29 例，眩晕及伴随症状程度明显减轻，有效率 100%。陈瑜以半夏白术天麻汤合泽泻饮治疗梅尼埃综合征 50 例，有效率为 92%。敖莉半夏白术天麻汤联合倍他司汀氯化钠治疗急性眩晕，有效率为 94.44%，其治疗急性眩晕明显优于单用倍他司汀氯化钠。张茂琴用半夏白术天麻汤合通窍活血汤加减治疗眩晕，总有效率 98.0%，疗效稳定。黎胜驹选择升降散合半夏白术天麻汤治疗痰浊上扰型偏头痛 79 例，疗效明显改善，有效率 82.28%。宋金凯以杞菊地黄汤合半夏白术天麻汤加减治疗颈性眩晕 45 例，总有效率 82.2%，临床症状明显改善。王淑珍等运用羚羊角汤合半夏白术天麻汤为主治疗小儿抽动秽语综合征 40 例，优于对照组硫必利片治疗，总有效率 90%。彭媛媛用涤痰汤合半夏白术天麻汤治疗慢性脑供血不足，总有效率 93.33%，未见明显不良反应。李菡等选择半夏白术天麻汤加减联合眩晕宁片治疗后循环缺血性眩晕 42 例，总有效率 88.0%，眩晕症状改善，显著降低眩晕发作频率。

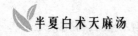

### 3. 半夏白术天麻汤合针灸联合治疗

林冰等加味半夏白术天麻汤配合艾灸百会治疗颈性眩晕70例，有效率85.7%，与西药倍他司汀片相比疗效相当。王俊琴以半夏白术天麻汤合针刺联合西药对痰湿壅盛型顽固性高血压34例的治疗，有效率为88.24%，疗效肯定，改善症状明显。章珍明半夏白术天麻汤合针刺治疗痰浊中阻型颈性眩晕，有效率98%，疗效确切。刘卫民等半夏白术天麻汤合六味地黄丸及温筒灸治疗手足徐动型脑性瘫痪，有效率为83%。刘秀娟加味半夏白术天麻汤联合针刺治疗梅尼埃病，没有不良反应且疗效确切，总有效率97%。王海松等温针灸结合半夏白术天麻汤治疗发作性睡病，总有效率96.97%，温针灸结合半夏白术天麻汤治疗优于硫酸苯丙胺口服治疗。疗效显著。王非等选择针刺结合半夏白术天麻汤加减治疗颈性眩晕有效率为93.75%，椎－基底动脉平均血流速度（Vm）均有明显改善，采用针刺合半夏白术天麻汤加减疗效显著。刘丽明等以针药结合治疗颈源性眩晕48例，总有效率为93.75%。陈腾等小针刀疗法结合半夏白术天麻汤治疗椎动脉型颈椎病疗效突出。王会芳针刺合半夏白术天麻汤加减治疗痰湿中阻型脑动脉供血不足性眩晕，针刺合半夏白术天麻汤加减治疗的总体疗效优于对照组口服盐酸氟桂利嗪胶囊。凌春生针刺祛风化痰穴位合半夏白术天麻汤治疗中风，治疗后神经功能缺损积分（NDS）及中医证候积分减少明显优于单纯常规西医基础治疗，疗效显著。王彬等加味半夏白术天麻汤配合针灸治疗痰瘀阻络型颈性眩晕216例，有效率88.9%，明显优于单用针灸治疗组。黄柞菊针刺配合中药半夏白术天麻汤治疗颈源性眩晕，有效率83.3%，复发率及复发次数明显下降，疗效肯定。余宜春半夏白术天麻汤合正骨推拿治疗颈性眩晕，有效率为96％，高于单纯西药桂利嗪片（脑溢嗪片）的治疗。

### 4. 结语

半夏白术天麻汤，出自《医学心语》。组成：半夏、天麻、白术、茯苓、橘红、甘草。功效：化痰息风，健脾祛湿。主治：风痰上扰证。症状：痰厥头痛，咳痰稠黏，头眩，烦闷，恶心吐逆，不得安卧，身重肢冷，舌苔白腻，脉弦滑。全方风痰并治，标本兼顾，以化痰息风治标为主，健脾祛湿治本为辅。半夏白术天麻汤广泛应用于临床。对于高血压、高血脂、偏头痛、短暂性脑缺血发作、冠心病心绞痛、椎－基底动脉供血不足、梅尼埃综合征、中心性视网膜炎、眩晕、风痰瘀阻型缺血性中风、眉棱骨痛等，半夏白术天麻汤单药治疗这些疾病有一定的疗效。半夏白术天麻汤结合其他药物例如与茯苓丸、天麻钩藤饮加减治疗椎－基底动脉型颈椎病，合氟桂利嗪治疗痰湿型眩晕，与川芎嗪联合治疗血管性头痛，联合依达拉奉治疗急性缺血性脑卒中，合西药治疗放射性脑水肿，合丹红针治疗椎－基底脉供血不足等都有明显的疗效，并优于一些西药治疗，半夏白术天麻汤和针推治疗疾病疗效也得到了确切的肯定，例如，治疗老年风痰阻络型脑梗死及对患者认知功能，治疗眩晕、痰湿壅盛型顽固性高血压，治疗手足徐动型脑性瘫痪、椎－基底动脉型颈椎病、卒中后抑郁症等，半夏白术天麻汤治疗相比西药治疗速度缓慢，但其标本兼顾，降低疾病的复发率，副作用小，安全性高，为中医经典方剂在临床上的研究提供了重要价值。

——郝俊岭，杨雨民，张宇霞. 半夏白术天麻汤治疗病症的进展［J］. 世界最新医学信息文摘，2018，18（45）：91－93.

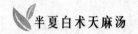
## 二、药理研究

半夏为天南星科植物半夏属植物半夏 Pimeliatem－ata
（Thunb.）Breit. 的干燥块茎，药用历史悠久，首载于《神农本
草经》，被列为下品。其性温，味辛，有毒，归脾、胃、肺经。
具有燥湿化痰、降逆止呕、消痞散结的功效，且生用外治痈肿
痰核。半夏含有生物碱、古甾酸、多糖、氨基酸、挥发油、半
夏蛋白及无机元素等多种成分。因其临床应用非常广泛，近年
来，医药工作者对半夏进行了包括药理、药化、炮制、鉴定、
临床应用及组织培养等几个方面进行广泛而深入地研究。现将
其近 20 年来关于半夏的药理研究及临床应用概况综述如下。

1. 对呼吸系统的作用

（1）镇咳

半夏具有明显的镇咳作用，与可待因相似但作用稍弱，其
机理初步认为系生物碱抑制咳嗽中枢所致。动物实验证明，生
半夏、姜半夏、明矾半夏的煎剂灌服，对电刺激猫喉上神经或
胸腔注入碘液引起的咳嗽具有明显的抑制作用，药后 30 分钟生
效，可维持 5 小时以上。但镇咳作用比磷酸可待因 1mg/kg 灌胃
的效力略差。另据报道，半夏生品、新老法制品粉末混悬液灌
胃，对小鼠氨熏所致的咳嗽有不同程度的抑制作用。半夏醇提
液能使氨水引起的小鼠咳嗽次数减少以及枸橼酸致豚鼠咳嗽的
潜伏期延长。

（2）祛痰

生半夏和清半夏的乙醇提取物给小鼠灌胃，用酚红法测得
清半夏的乙醇提取物有一定的祛痰作用，而生半夏未见明显的
祛痰作用。给家兔口饲半夏可抑制毛果芸香碱所致的唾液分泌，

但给犬口饲半夏时，不能使气管黏膜的分泌增加，因此其祛痰作用及机理还存有争议。

2. 对消化系统的作用

（1）镇吐

半夏能激活迷走神经传出活动而具有镇吐作用。关于半夏的镇吐作用，国内外文献报道说法不一，多数认为其镇吐作用确切。半夏能显著升高猫的阿扑吗啡最小催吐量，能抑制犬硫酸铜或阿扑吗啡所引起的催吐，其有效成分为水溶性的葡萄糖醛酸衍生物和水溶性苷。

（2）对胃肠道的影响

半夏水煎醇沉液具有抗大鼠幽门结扎性溃疡、吲哚美辛性溃疡及应激性溃疡的作用，其抗溃疡作用的药理基础可能是减少胃液分泌，降低胃液游离酸度和总酸度，抑制胃蛋白酶活性，保护胃黏膜，促进胃黏膜的修复等。姜矾半夏和姜煮半夏对大鼠胃液中 $PEG_2$ 的含量和胃蛋白酶活性无明显影响，显著抑制小鼠胃肠运动；而生半夏能明显促进胃肠运动，还能抑制胃液中 $PGE_2$ 的含量，这与生半夏对胃肠黏膜的刺激有关，姜矾半夏、姜煮半夏却可减缓胃肠运动，对 $PGE_2$ 的含量亦无明显影响。

（3）对肝胆的影响

动物试验证明，半夏能作用于小鼠肾上腺，使血中皮质酮上升，增强皮质酮对肝脏内酪氨酸转氨酶的诱导作用，从而升高肝脏内酪氨酸转氨酶的活性。另外，半夏对家兔有促进胆汁分泌作用，能显著增强在肠道中的输送能力。

3. 对循环系统的作用

半夏有较明显的抗心律失常作用，其煎剂对犬室性心动过

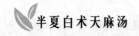

速及室性早搏有拮抗作用。半夏还具有显著的降血脂作用，可降低大鼠 TC、LDL－C 及 TCTG、LDL－CHDL－C 比值，阻止或延缓高脂血症的形成，并对高脂血症有一定的治疗作用。从半夏挥发油分离出的茴香脑可促进骨髓中粒细胞成熟，提前向周围血液释放，可用于白细胞减少。另外，半夏还具有抑制心率和短暂的降压作用。

4. 抗肿瘤作用

近年来国内外对半夏的研究已表明半夏具有确切的抗肿瘤作用。半夏提取物对水型肉瘤、肉瘤－180、实验性小鼠宫颈癌－14、肝癌实体型及 Hela 细胞、JTC－26 体外实验均有一定的抑制作用。半夏各炮制品总生物碱对慢性髓性白血病细胞（K562）有抑制作用，能损伤悬浮生长的 K562 细胞形态，抑制其增殖。从半夏中提取到的多糖具有较强的网状内皮系统激活活性，能增强网状内皮系统吞噬功能和分泌作用，抑制肿瘤的发生和增殖。在临床研究方面也有报道称半夏对食道癌、胃癌、舌癌、皮肤癌及恶性淋巴癌亦有较好的疗效。

5. 抗早孕作用

陶宗晋等从半夏中分离出半夏蛋白，并认为半夏蛋白是半夏中抗早孕有效成分或有效成分之一，给怀孕小鼠每只皮下注射 250μg，50% 小鼠发生流产，注射后无小鼠死亡，当剂量达到 30mg/kg 时，100% 小鼠发生流产。亦有报道，兔子宫内注射半夏蛋白 500μg，其抗着床率达 100%。其机理可能是由于半夏蛋白结合了母体或子体细胞膜上的某些糖结构，改变了细胞膜的生物学行为所致。半夏蛋白在胃中可被分解而失活，可以用于妊娠呕吐。

### 6. 其他作用

半夏能抑制中枢神经系统，具有一定程度的镇痛、镇静催眠作用，能预防造影剂副作用，还能解毒、抗真菌、抗炎、降低眼内压等。

——李丽，王慧娟，盖成万. 半夏的药理和临床研究进展[J]. 中医药信息，2006（5）：38 – 40.

# 第二节　主要组成药物的临床及药理研究

## 一、白术

### （一）临床研究

白术，味苦甘，性温，入脾胃经，具有健脾益气、燥湿利水、止汗、安胎等作用，主治脾气虚证、痰饮、水肿、湿痹、气虚自汗、胎气不安、小便不利等症。始载于《神农本草经》，为上品，言"主风寒湿痹，死肌，痉，疸、止汗，除热，消食"。《本草汇言》言："白术，乃扶植脾胃，散湿除痹，消食除痞之要药。脾虚不健，术能补之；胃虚不纳，术能助之。"《医学启源》："除湿益燥，和中益气。其用有九：温中一也；去脾胃中湿二也；除胃热三也；强脾胃，进饮食四也；和胃，生津液五也；主肌热六也；治四肢困倦，目不欲开，怠惰嗜卧，不思饮食七也；止渴八也；安胎九也。"为了解临床上重用白术的应用现状，现将文献综述整理如下。

### 1. 治疗便秘

便秘是临床上常见病、多发病之一。虽其病位在大肠，但与脾胃关系密切，脾胃运化失职，则大肠传导无力，糟粕内停，形成便秘。白术为健脾要药，多用于健脾止泻，但临床重用白术治疗便秘可润肠通便，便通而阴不伤，通而不燥，润而不腻，又可顾护脾胃，可用于各型便秘，尤适于虚秘。现代药理研究证实，白术有促进肠胃分泌的作用，可使胃肠分泌旺盛，蠕动增速，大剂量应用，作用尤为显著。《伤寒论》第174条"伤寒八九日，风湿相搏，身体疼烦，不能自转侧，不呕、不渴、脉浮虚而涩者，桂枝附子汤主之。若其人大便硬，小便自利者，去桂加白术汤主之"。条文中"大便硬"是由于脾虚不运，不能正常转输津液至大肠，方中重用白术四两以益气健脾、通便燥湿。黎晋以补中益气汤重用白术30～90g治疗老年习惯性便秘56例，总有效率91.1%。张氏针对患者不同疾病在辨证施治的前提下重用白术30～80g配伍理气药治疗脾虚便秘，疗效满意。戴裕光重用生白术50g健脾益气、宽肠利气，伍当归、仙灵脾、姜黄治疗老年功能性便秘，亦取得良好效果。

2. 治疗肝病

当今，脂肪肝、慢性肝炎、肝硬化腹水、原发性肝癌等肝病的发病率越来越高。此类病证属于中医学"积证""鼓胀""黄疸"等范畴。《金匮要略》言："见肝之病，知肝传脾，当先实脾。"若如果脾土不旺，则肝木易乘之，极易传变，导致肝脾同病。故治疗肝病时注意补中运脾，名中医魏龙骧老先生认为："脾胃之药，首推白术，尤需重用，始克有济……重用白术，运化脾阳，实为治本之图。"顾丕荣老中医认为："白术重用为主药治肝病，使补而不滞，滋而不腻，化湿不伤阴，生津不碍湿，补中有滋，滋中有消，配伍得当，有益无弊端。"因此在辨证基础上善重用白术治疗肝病，取得良效。

### 3. 腰痛

腰痛是因腰部气血运行不畅，经脉痹阻，或失于濡养，引起腰脊以及腰脊两侧疼痛为主要症状的一种病证。有外感内伤及虚实之分，但临床上常以内伤肾虚多见。腰为肾之府，肾为先天之本，常需后天脾精滋养。补脾气、助脾运，首推白术。同时，肾虚腰痛日久，常伴气滞血瘀。《汤液本草》言："白术入少阴经""利腰脐间血，通水道，上而皮毛，中而心胃，下而腰脐，在气主气，在血主血"。《医学从众录》云："白术能利腰肌之死血，腰痛它药无效，白术用之，效果如神。"清代医家陈修园曰："治腰痛，每以白术为君者，取之太阴。孰知白术运行土气于肌肉，外通皮肤，内通经脉。风寒湿三气为痹，一药可以并治。"说明白术能利腰脐间气血，使气血运行通畅，肾气有可通之路，通则不痛。刘勇重用生白术治疗腰痛取得良效。罗继林通过长期临证，认为白术治腰痛应用时须注意以下几点：①必须生用。②用量宜重：每剂用量 50～60g。③中病止服，以免耗气伤阴。④阴虚内热者忌用。

### 4. 治疗死肌

《任之堂跟诊日记》中记载余浩老中医重用白术能治疗各种顽固性皮肌炎、硬皮病、妇科炎症等，能治疗死肌。中医学认为，脾主肌肉，白术健运脾胃，就能令肌肉恢复生机。《神农本草经》说："白术能疗死肌。"有文献报道，重用白术治疗慢性非特异性溃疡性结肠炎显效率达93.3%。

### 5. 治疗胃石症合并急性胃翻转

胃石症合并胃翻转是临床上一种罕见的急性病，属中医"积聚""关格""呕吐"范畴。一般通过外科手术治疗。刘銮喜报道用健脾理气润肠法成功治愈患者。用法：生白术 60g，枳实 15g，川朴 12g，郁金 12g，香附 10g，苏梗 10g，当归 15g，火麻仁 15g。1 剂，水煎服，暂禁食，配合支持疗法。第二天，诸症减轻。遂守原方再进 1 剂，第 3 天诸证悉除。方中重用白术补中气，活血化瘀，使胃气鼓舞，血液畅通，胃功能加强。此外，临床上还有很多医家根据临床经验，通过配伍其他药物治疗一些疑难杂症。例如，沈英森在辨证施治的基础上配伍白术、车前子，并等量重量使用，用以治疗帕金森。刘敏在使用补中益气汤治疗胃下垂无明显疗效的情况下，通过配伍重用枳实、白术取得良效。晏建立通过重用白术 60g 为主辨证配伍治疗术后腹胀，收效满意。总之，巧妙地重用白术，临床上可治疗消化疾病、风湿性疾病、皮肤病以及妇科疾病等。白术性味甘温，且无明显毒副作用，临床应用具有安全性，根据患者病情大剂量应用时通补兼具，对顽固疾患亦有良效。

——莫宗权，范嘉伟，汪悦东. 重用白术的临床研究进展[J]. 中国民族民间医药，2016，25（05）：28 + 31.

## （二）药理研究

### 1. 白术的主要化学成分

白术的化学成分主要为挥发油和多糖。①挥发油：目前对于白术的研究集中于地下根茎部分，白术根茎中挥发油含量约为 1.4%，采用 GC/MS 联用仪分析其挥发油的化学成分，其中含量最高的为苍术酮，其他含量高于 1% 的化合物主要是帖类化合物。挥发油提取物中得到的白术内酯类的成分有白术内酯 Ⅰ ~ Ⅳ、双白术内酯、β - 乙氧基白术内酯Ⅲ等。而彭伟等对白术地上部分进行了系统的化学成分研究，分离得到多个化合物，鉴定为白术内酯Ⅰ～Ⅲ，2，6－二甲氧基苯酚，东莨菪内酯，对甲氧基肉桂酸，咖啡酸，阿魏酸，原儿茶酸，白藓苷 A 紫丁香苷甘露醇等。②多糖：目前运用于白术多糖的提取方法大致可分为热水浸提法、酶法、微波辅助提取法 3 类。寿旦等分别用水煎煮提取和乙醇回流提取白术多糖，用酶法分析测定浙江贵州、湖南等地白术的多糖含量，结果表明水溶性糖的含量远高于还原糖的含量，不同产地白术多糖含量存在差异，10 个产品中贵州余庆及浙产 3 个品种品质较好。陈磊等用乙醇去杂和水回流提取白术多糖，用苯酚－硫酸比色法测定不同生长期白术多糖含量的动态变化，结果表明不同生长期白术多糖变化较大，其中 9 月底到 10 月底时期白术多糖的含量最高。

2. 白术的药理作用

（1）对肝脏缺血再灌注损伤大鼠（IRI）有保护作用

有实验表明，白术多糖具有抗氧化、减轻病毒性肝损伤的功效。对各型肝炎引起的丙氨酸氨基转移酶升高均有较好的促降作用。张培建等对肝脏缺血再灌注损伤大鼠进行白术多糖预处理，检测大鼠血清谷丙转氨酶（ALT）和谷草转氨酶（AST）水平，肝组织中 ICAM－1mRNA 含量及 IL－1 的表达，免疫组化方法检测肝组织中 NF－κB 的表达，透射电子显微镜下观察肝细胞的超微结构变化，结果发现白术多糖可减轻自体肝移植大鼠肝脏 IRI，其机制可能与其抑制 NF－κB 表达，干扰氧自由基对肝细胞膜的破坏，促进降酶及减轻形态学损伤有关。

（2）对胃肠道功能的影响

小肠黏膜上皮生理性自我更新及病理损伤后修复过程中需要小肠隐窝细胞不断增殖、移行至缺损部位，进而终末分化为小肠上皮细胞，任何对该过程有促进和调节作用的药物都可能对胃肠黏膜修复产生影响。王洲等发现白术糖复合物有通过上调 IEC－6 细胞绒毛蛋白表达及分布而促其分化的作用，从而促进胃肠黏膜的修复。另有研究表明白术煎剂有明显促进小鼠胃排空及小肠推进功能的作用，白术内酯Ⅰ具有较强的增强唾液淀粉酶活性、促进肠管吸收、调节肠道功能的作用。

（3）芳香化酶抑制作用

jiang 等从白术中分离鉴定了 10 种化合物，并进行芳香化酶抑制率的检测，发现白术内酯Ⅰ、白术内酯Ⅱ、白术内酯Ⅲ提取物的抑制率分别为（94.56±0.70）%、（90.93±1.41）% 和（86.31±8.46）%，说明白术内酯及其衍生物可做潜在的芳香酶抑制剂用，而芳香化酶（雌激素合成酶）抑制剂是对抗雌激素在乳腺癌生长方面作用的一个有效手段。如白术能做进一步研究，将有很好的临床应用价值。

（4）抑制脂肪形成

Kim 等将不同浓度（1～25μg/mL）白术水提物作用于高脂饮食动物模型及小鼠前脂肪细胞（3T3－L1），结果发现白术水提物能明显减轻高脂饮食动物体重，给药组动物血清甘油三酯的水平明显低于模型组和正常饮食组；同时发现白术可通过减少脂肪因子、抑制 P－Akt 水平来抑制脂肪细胞分化，从而抑制脂肪形成。

（5）抗炎作用

董海燕等采用正相、反相硅胶柱色谱对白术中的化合物进行分离，作用于小鼠急性炎症模型，结果显示，白术中化合物Ⅰ～Ⅳ均可显著抑制二甲苯所致的小白鼠耳肿胀，表明这几种成分对小白鼠急性炎症模型有一定的抗炎作用。李翠芹等观察了白术内酯Ⅰ、白术内酯Ⅲ对内毒素（LPS）诱导的一氧化氮

（NO）、肿瘤坏死因子－α（TNF－α）的作用。结果表明，白术内酯Ⅰ、白术内酯Ⅲ都能显著降低 TNF－α、NO 的生成，抑制 TNF－αmRNA 和 iNOS 的活性。白术内酯Ⅰ比白术内酯Ⅲ具有更强的抑制作用，所以推测白术内酯Ⅰ可能开发成为通过降低 TNF－α、NO 的生成来抑制炎症反应的新药。

（6）抑瘤作用

近年白术的抗肿瘤作用逐渐引起学者的注意，对白术抑瘤可能相关机制的研究也存有一些不同的看法。一些研究认为白术挥发油可能通过抑制细胞外基质的降解起到抗肿瘤侵袭转移的作用，王郁金等发现白术挥发油可显著降低小鼠 $H_{22}$ 肝癌淋巴道转移模型小鼠血清中基质金属蛋白酶 MMP－9 的含量。还有研究认为，其机制可能与其抑制肿瘤生长、调节血清细胞因子 TNF－α、IL－6 的异常升高有关。邱根全等将 C57BL6 小鼠接种肺腺癌，建立癌性恶病质模型，采用白术挥发油对癌性恶病质鼠进行治疗，与生理盐水治疗组相比，白术挥发油具有显著抗癌性恶病质的作用，而且，挥发油组效果优于水煎剂组。其他也有研究发现白术可促进肿瘤细胞的凋亡及坏死而具有抑瘤作用，也可能与细胞增殖基因的表达改变有关。

3. 其他作用

除上述药理作用外，白术还具有其他作用，主要有①提高机体免疫力：孙文平等发现白术多糖免疫血清中存在与当归多糖抗原相对应的抗体。从而推测白术多糖可能是一种特异广谱免疫调节剂。②抗老年痴呆：白术内酯在一定程度上可缓解痴呆模型大鼠的智能障碍。③抗衰老作用：马庆华等发现白术多糖可以显著提高致衰大鼠神经细胞 SOD、GSH－Px 活性，降低 MDA 的含量，减少 DNA 损伤，从而推断白术多糖具有一定的

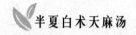

抗衰老作用。④降血糖。⑤对心肌、子宫平滑肌也有一定的作用。

——陈冰冰．白术的药理学研究进展［J］．内蒙古中医药，2012，31（10）：101－102.

## 二、半夏

### （一）临床研究

#### 1. 治疗胃炎

尹氏以怀鸡醋夏散治疗慢性萎缩性胃炎，药用醋制半夏60g，熟淮山、生鸡内金各100g，焙干，共研细末，每日口服3g。治疗64例，总有效率为97%。另据报道，将半夏与龙胆草、大黄、木香等制成胃胆通片，对消化不良、胃炎、胆囊炎及便秘，均有较好疗效。实验证明，该制剂非常显著地增强小肠推进运动作用，并能提高胃排空率，加深胆汁颜色，但对消化液的分泌量无明显影响。刘氏用半夏和胃汤（半夏、陈皮、苏梗各10g，砂仁、沉香、枳壳各5g，代赭石15g，木香6g，生大黄3g，甘草5g），治疗胆汁反流性胃炎36例，治愈25例，有效8例，无效3例。

#### 2. 治疗食道炎

沈氏用法半夏、山楂、淡豆豉各10g，黄连5g，全瓜蒌30g，煎服治疗食道炎25例，痊愈23例，好转2例。

#### 3. 治疗慢性咽炎

以制半夏（砸碎）500g加食醋2500mL，浸泡24小时后，加热三、四沸，捞出半夏加苯甲醇，过滤，分装备用。每次服用10mL（加白开水适量），每日服2~3次。治疗慢性咽炎564

例，疗程 8 ~ 25 天，治愈 342 例，好转 170 例，无效 52 例。

### 4. 治疗百日咳

顾氏治疗百日咳 100 例，药用麻黄 2 ~ 5g，制半夏 5 ~ 8g，生石膏 15 ~ 30g，甘草、生姜各 5g，大枣 5 枚；痰稠者加黄芩、赤芍、鲜竹沥；咳嗽剧烈者加前胡、杏仁、僵蚕。结果治愈 43 例，好转 4 例，无效 30 例。

### 5. 治疗哮喘

杜氏以半夏、陈皮、葶苈子、黄芩、麻黄、杏仁等为基本方治疗支气管哮喘 85 例，总有效率为 89.4%。刘氏用半夏、厚朴、茯苓、紫苏叶、生姜（即半夏厚朴汤）加减治疗过敏性哮喘 1 例，药进 6 剂而愈。

### 6. 治疗呕吐

将半夏 30g，用清水浸洗数遍至无味为度，用文火煎煮 45 分钟，去渣取清汤约 100mL，调入已研细的山药末 30g，煎 3 ~ 4 沸，成粥糊状，鸡蛋内膜 2 枚，醋 30mL，加水 300mL，微火煮沸 30 分钟以内，纳鸡蛋白一只搅匀，煮沸待冷后用少量含咽，治疗慢性扁桃体炎，效佳。

### 7. 治疗神经官能症

杉本浩太朗报道，用半夏厚朴汤治疗多种神经官能症，除 2 例仅服药 1 剂即拒服药外，其余 9 例全部获效，5 例自觉症状消失。

### 8. 治疗心肌炎、心动过速

刘氏用半夏 18g，生姜 24g，茯苓 12g，日 1 剂，治疗病毒性心肌炎 11 例，结果临床症状均消失，10 例心电图恢复至正常。1 例并发心包炎，左房肥大，服药 150 剂后，仅左心房扩大。用生半夏、生石菖蒲等份研末，取少许吹入患者鼻腔，取嚏 3~8 次，治疗室上性心动过速 14 例，13 例在取嚏后 5~10 分钟心律恢复至正常。另据报道，半夏配生姜治疗病态窦房结综合征、室性早搏、心动过速、病毒性心肌炎、风湿性心肌炎等，均有一定疗效。

### 9. 治疗高脂血症

用半夏、白术、陈皮、丹参制成片剂或口服液，每次服 8 片或 10mL，日 3 次，治疗高脂血症、肥胖症，均有不同程度好转，体重平均下降 1.71kg，与治疗前比较有显著性意义（$P < 0.01$）。

### 10. 治疗矽肺

用姜半夏口服、肌注、喷雾治疗，每日 20g，用药 1~10 个月，矽肺的症状有不同程度的改善。

### 11. 治疗突发性音哑

用半夏 15g，加水 400mL 煎 20 分钟去渣，加米醋 20mL，待半冷后再加鸡子清 2 个，搅匀，徐徐含咽，日 1 剂，治疗痰火互结，咽部充血水肿之实证失音 33 例，服药 2~3 剂均告愈。

### 12. 内耳眩晕

王氏以菊花 30g，清半夏、天麻、陈皮、石菖蒲、苍耳子各 10g，钩藤、丹皮各 15g，生石决明、泽泻、川芎、牛膝各 20g，治疗内耳眩晕 62 例，临床治愈 44 例，有效 18 例，总有效率 100%。

### 13. 治疗血管神经性头痛

以半夏 9g，白芍 12g，僵蚕 15g，延胡索 10g，蜈蚣 4 条，制成糖浆。口服每次 50mL，日 2 次，10~20 天为 1 个疗程，治疗血管神经性头痛 47 例，显效 24 例，有效 22 例，无效 1 例。

**14. 原发性癫痫**

刘氏用由姜半夏、胆南星、竹茹、干地龙、灵磁石、茯苓等 13 味中药组成的夏星磁颗粒剂治疗原发性癫痫大发作（风痰型）20 例，疗效与苯妥英钠相当，在整个治疗过程未发现毒副作用。

**15. 治疗眶上神经痛**

半夏、白芷各 10g，生薏苡仁 30g，水煎服，日 1 剂，分 2 次服，连服 2 个月，治疗 32 例，控制 1 例，显效 15 例，有效 4 例，无效 12 例。

**16. 治疗慢性腹泻**

附子、半夏并用，配合其他中药治疗虚寒性腹泻 34 例，治愈 27 例，好转 7 例。

**17. 治疗宫颈糜烂**

用生半夏洗净烘干，研末过筛，治时将宫颈糜烂面分泌物拭净，用带线棉球蘸半夏粉对准患处紧贴，24 小时后自行取出，每周 1～2 次，8 次为 1 个疗程，治疗宫颈糜烂 1347 例，痊愈 603 例，显效 384 例，好转 322 例，总有效率为 97.2%。

**18. 治疗恶性肿瘤**

用掌叶半夏的乙醇提取物制成外用栓片及棒剂。治疗 56 例经病理切片证实是子宫鳞状上皮癌的患者。近期治愈 11 例，显效 15 例，有效 16 例，总有效率为 75%。以半夏 8g，栀子 3g，茯苓 5g，杏仁 4g，甘草 2g，水煎服，日 1 剂，治疗胃癌、食道癌，有一定疗效。用半夏制成的注射液局部注射，治疗食道癌、胃癌、上颌窦癌、舌癌及皮肤癌，疗效尚可。药用半夏 120g，

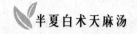
川贝 180g，生姜汁糊丸，口服每次 3～6g，日 2 次，治疗恶性淋巴瘤，收效尚可。

——庞香平．半夏临床现代研究进展［J］．吉林中医药，1997（01）：43－44.

### （二）药理研究

**1. 对呼吸系统的作用**

主要为镇咳、祛痰作用，以半夏生品、新老法制品粉末混悬液灌胃，对小鼠氨熏所致咳嗽有不同程度的抑制作用。另有学者实验证明，大鼠腹腔注射半夏水煎剂 30mL/kg，可明显抑制硝酸毛果芸香碱 5mg/kg 对唾液的分泌作用。

**2. 对消化系统的作用**

（1）镇吐作用

生半夏、制半夏的水提取物和醇提取物对阿扑吗啡、洋地黄、硫酸铜引起的呕吐都有一定的镇吐作用。有学者报道，半夏镇吐作用的成分，有人认为是生物碱、植物固醇、甘氨酸、葡萄糖醛酸。

（2）镇痛作用

清半夏 75% 乙醇提取物 5g/kg 和 15g/kg 对小鼠热痛刺激甩尾反应潜伏期的影响和对醋酸引起小鼠扭体反应功效的影响分别表明，清半夏 75% 乙醇提取物能显著延长小鼠甩尾反应的潜伏期，显著抑制醋酸引起的小鼠扭体反应次数。

（3）抗腹泻作用

清半夏 75% 乙醇提取物 5g/kg 和 15g/kg，能拮抗蓖麻油和番泻叶引起的小鼠腹泻，显著抑制醋酸所致小鼠腹腔毛细血管通透性亢进，对小鼠胃肠的推动运动无明显影响。

（4）抗溃疡作用

清半夏95%乙醇提液能抑制胃窦分泌，降低胃液的游离酸度，降低胃液的总酸度，抑制胃蛋白酶活性和促进胃黏膜的修复作用。此外，还能显著抑制小鼠盐酸性溃疡及吲哚美辛－乙醇性溃疡的形成。

### 3. 抗炎作用

实验观察清半夏5g/kg和15g/kg对小鼠腹腔毛细血管通透性的影响，结果表明，半夏能显著抑制腹腔毛细血管通透性亢进和对角叉菜胶致小鼠足跖肿胀的影响，清半夏5g/kg和15g/kg在1小时就有显著而持久的抑制小鼠足跖肿胀的作用。

### 4. 对神经系统的抑制作用

小鼠腹腔注射对自主活动有明显影响，15g/kg或30g/kg可显著增加阈下剂量戊巴比妥钠的睡眠率，并有延长戊巴比妥钠睡眠时间的趋势。

### 5. 对心血管系统的作用

半夏对离体蛙心及兔心具有抑制作用，但对离体豚鼠心脏则不发生作用。犬室性心动过速及室性早搏的模型证实，半夏浸剂静脉注射有明显的抗心律失常作用。清半夏水煎液200%浓度26.5mL/kg预防给药，对氯化钡诱发的大鼠心律失常有明显的拮抗作用。半夏注射液静脉注射对大鼠、犬、猫均有一过性的降压作用。半夏水煎醇沉液可增加离体心脏冠脉流量。半夏可阻止或延缓食饵性高脂血症的形成，对高脂血症有一定的治疗作用，其中对降低TC和LDL－C的作用较显著。

### 6. 抗早孕作用

实验研究证明，半夏蛋白有抗早孕活性。早孕小鼠皮下注

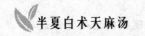

射 1.25mg/mL 半夏蛋白 0.2mL，抑孕率为 50%；兔子宫内注射
500μg，其抗胚胎泡着床率达 100%，经半夏蛋白作用后的子宫
内膜能使被移植的正常胚泡不着床，在子宫内经半夏蛋白孵育
的胚泡移植到同步的假孕子宫，着床率随孵育时间延长而降低。

7. 致突变的作用

姜半夏采用 3 个剂量（9g/kg，15g/kg，30g/kg）给妊娠 12～
14 天的孕鼠灌服表明发现 30g/kg 剂量可使 SCE 频率轻微升高。
常被列为妊娠期忌药。

8. 抗血栓形成的作用

灌服清半夏 75% 乙醇提取物能显著延长大鼠实验性体内血
栓形成时间，并且有延长凝血时间的倾向，这与文献报道基本
一致。

9. 抗肿瘤的作用

实验研究表明，半夏蛋白、多糖、生物碱均有抗肿瘤的作
用。从半夏的新鲜磷茎中分离出的外源性凝集素（PTA，低分
了蛋白），半夏和姜半夏对慢性骨髓性白血症细胞 K562 肿瘤株
的细胞生长有明显抑制作用。人肝癌细胞 QGY7703－和 7402、
艾氏腹水癌和腹水中肝癌细胞均能被半夏蛋白凝集。实验研究
发现，半夏的多糖组分 PMN 有活化抗肿瘤作用，用抗肿瘤多糖
进行实验，抗肿瘤多糖在 PMN 活化中的特异性糖链结构起重要
作用，PMN 尚具镇吐作用，其关联性值得注意。

10. 糖皮质样激素作用

半夏有糖皮质激素样作用。半夏能使小鼠肝脏中氨酸转氨
酶（TA）活性上升，使用半夏 5mg/kg 以上剂量，TA 活性呈剂
量依存性上升，20mg/kg 时为对照组的 5 倍。对摘除肾上腺小

鼠，同时给予半夏5~100mg/kg、可的松0.5mg/kg，能使肝脏TA活性上升，与半夏用量呈依存性。5mg/kg以上用量的半夏，可使血中皮质酮上升，20mg/kg时为正常水平的2.5倍。半夏500mg/kg于前1天18小时与当日9小时二次投予，肝TA活性呈有意义上升。

11. 其他

根据报道，半夏具有治疗慢性宫颈炎的作用和治疗舌痹的作用。半夏蛋白也是一种植物凝集素，对多种动物红细胞有凝集作用。

12. 毒副作用的研究

实验表明，生半夏粉9g/kg组，生半夏汤剂和制半夏汤剂30g/kg组均引起妊娠大白鼠阴道出血量非常显著地高于对照组在对怀孕大白鼠母体的影响。生半夏粉9g/kg组孕鼠母体体重较对照组非常显著降低，肾重指数增加。此外，生半夏粉还使肝重指数显著降低而其他各组给药后对母体体重无显著影响。并且能够增高死胎率。临床中毒主要表现为对口腔、咽喉、胃肠道黏膜及对神经系统的毒性。如口干舌麻，胃部不适，口腔、咽喉及舌部烧灼疼痛、肿胀，流涎，恶心及胸前压迫感，音嘶或失音，呼吸困难、痉挛甚至窒息，最终因呼吸肌麻痹而死。对半夏的毒性，许多研究都证实较久加热或与白矾共煮能消除其毒性，而其毒性成分不能单纯被姜汁破坏。结果说明，生半夏混悬剂毒性最大，漂、姜浸及蒸制品毒性依次降低，矾浸及煎剂毒性最小。半夏每100kg，用白矾20kg制取，可降低或消除其对黏膜的刺激作用，还能增强其祛痰之功。半夏虽是呕吐的首选良药，但炮制不好的半夏止呕效果差，且有小毒，又因

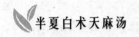 

其有抗早孕作用，故在治疗妊娠呕吐症中，必以炮制好的半夏，且用量不宜过大，并配合保胎药物。

——王光明，周蓉．半夏的中药药理研究进展［J］．中医药导报，2007（02）：97－99．

# 三、陈皮（橘红）

## （一）临床研究

江苏省中医药研究所药理室，成功研制出陈皮升血压静脉注射液，用于治疗因感染或失血引起的低血压休克100多例，无一例失败，疗效显著，使用安全。证实了陈皮的强心、升压、提高应激能力的作用。

张美荣等对喉癌术后患者应用陈皮匀浆膳为营养支持的临床观察结果表明，陈皮匀浆膳中蛋白质、能量和各种营养素都较以往使用的混合奶高，对患者伤口愈合有促进作用，减少了气管分泌物和胃肠道症状，使静脉补液量减少，提高了患者的血红蛋白、白蛋白、总蛋白含量。于洋等报道，用健脾理气汤（含陈皮、人参、白术、茯苓、甘草、山楂、半夏）在改善运动员过劳所致脾虚证的同时，亦可提高运动员的细胞免疫功能。

陈伟刚用西洋参陈皮汤（西洋参、陈皮各15g）治疗胃术后排空延迟症，（所有病例都曾用胃肠减压、使用抑制副交感神经药物、促胃动力药，但无效），结果全部治愈，平均治愈时间3.5天。还有文献报道，用重剂陈皮汤（陈皮80g、夏枯草、王不留行、丝瓜络各30g）治疗乳腺增生120例，所有病例均经X线钼靶拍片或病理切片检查确诊。结果：治愈81例，显效24例，好转9例，无效6例，总有效率95%。与对照组比

较 $P < 0.01$。这证实了《日华子本草》《中国医药大辞典》记载的陈皮有"破癥瘕痃癖之功"。故临床可用于良性和恶性肿瘤的防治。

——张理平. 陈皮研究新进展［J］. 光明中医，2005（01）：40 － 42.

### （二）药理研究

1. 升压作用

陈皮水溶性生物碱对大鼠有明显的升压作用，且在一定剂量范围内量－效、时－效呈线性相关，具有作用时间短、消除快的特点。陈皮注射剂给猫静脉注射后，可迅速、显著改善猫的血流动力学参数，主要表现为血压迅速上升，且脉压增加，心输出量增加，左室内压及其最大上升速度均明显上升，而左室舒张末期压有明显下降，血管总外周阻力在给药后 1～2 分钟上升，5 分钟后则有明显下降。陈皮能显著降低血脂，显著减轻肝细胞的脂化程度，有明显的降脂、预防动脉硬化及抗血液高凝状态作用，药效优于氯贝丁酯。降脂机理为抑制胆汁酸重吸收，阻断胆汁酸的肝肠循环，促进体内胆固醇大量转化为胆汁酸；直接干扰脂肪和胆固醇的吸收；抑制胰脂酶活动，增加三酰甘油从粪便中排出，从而降低血浆中三酰甘油水平。

2. 抗血小板聚集作用

吉中强等观察 11 种调脂中药材对大白鼠血小板聚集、红细胞聚集及变形的影响，研究结果显示，包括陈皮在内的 11 种调脂中药均能抑制大鼠血小板聚集，并具有降低血红细胞聚集作用。陈皮在体外具有抗人血小板聚集作用，其作用与阿司匹林相当。

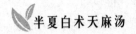

3. 抗氧化、抗衰

大量的研究表明，陈皮提取物有明显的清除自由基、羟自由基和抗脂质过氧化作用，对自由基引起的细胞膜氧化损伤有保护作用，并能抗衰老、增强生命活力。苏丹等研究发现，陈皮不但能延长果蝇的平均寿命，还能延长果蝇最高寿命，且对雌蝇的延寿作用优于人参皂苷。

4. 强心、抗休克作用

以陈皮中的微量元素硒 $9.5 \times 10^{-4} mol/L$ 给豚鼠心室灌流，可使心肌动作电位幅度明显延长，还可拮抗 F - 灌流引起心肌细胞膜电位降低，兴奋性降低，复极时间缩短等生理异常现象。3.5 抗过敏作用陈皮可迅速解除卵白蛋白引起的兔离体回肠过敏性收缩；其水提物（83g/mL）和挥发油（0.83mL/L）可显著抑制致敏家兔肺组织释放 SRS - A，陈皮抗过敏机制可能是抑制过敏介质释放的某个环节或直接对抗过敏介质。

5. 抗菌作用

方玉复等采用药基法发现，浓度为 25% 的陈皮对红色毛癣菌、石膏样毛癣菌、羊毛状小孢子菌、絮状表皮癣菌均有显著抑制作用，但对白色念珠菌无抑制作用，且通过临床疗效观察发现 25% 陈皮酊、25% 陈皮软膏与 2% 达克宁霜的痊愈率及总有效率相比，无显著性差异（$P > 0.05$）。严赞开等研究发现橙皮苷的质量分数在 0.6% ~ 0.9%，pH 值 5 ~ 9 时，对食品常见污染菌有广谱抑菌作用，经热处理后橙皮苷仍具有明显的抑菌能力。

6. 抗肿瘤作用

陈皮提取物对小鼠移植性肉瘤和肝瘤具有明显的抑制作用

（$P < 0.05$）；对艾氏腹水癌的延长生命作用无显著性差异（$P > 0.05$）；对癌细胞增殖周期 S 期细胞作用不大，具有促使癌细胞凋亡的作用，抗肿瘤作用的有效成分为甲氧基黄酮。陈皮有效成分陈皮素浓度为 10μg/mL 时，对人体肾癌、直肠癌和肺癌的杀伤率为 54.31%、31.92% 和 48.66%。其抗癌机理是抑制癌细胞增殖的 $G_2 \sim M$ 期、阻断 $G_0 \sim G_1$ 期细胞趋于同步化，具有促使癌细胞凋亡的作用。这一特性已引起美国、日本等国家的普遍关注，认为是一种有开发前景的抗肿瘤中药提取物。

7. 避孕

橙皮苷能抑制精细胞的透明质酸酶活性，使精子在与卵细胞结合时不能水解卵胞上的透明质酸，阻止其进入卵细胞，达到避孕目的，橙皮苷无毒副作用，且在停止服用 48 小时后可恢复怀孕，口服与阴道用药同样能取得较好效果。

8. 抗紫外线辐射

橙皮苷能防止紫外线引起皮肤细胞脂质过氧化而导致的红斑和皮肤癌，它是防晒化妆品的天然原料。

9. 杀虫作用

樊瑛等研究发现，陈皮提取物对胡萝卜微管蚜、红花指管蚜、桃蚜及截形叶螨、山楂叶螨均有较强的杀虫活性。

10. 祛痰平喘作用

陈皮挥发油能松弛豚鼠离体支气管平滑肌，其水提物和挥发油均能阻断氯乙酰胆碱、磷酸组胺引起的支气管平滑肌收缩痉挛。具有平喘、镇咳和抗变应性炎症的作用。

11. 神经、内分泌系统作用

橙皮苷可抑制蛋白非酶糖基化，明显减轻糖尿病肾小球系

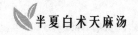

膜增生和基底膜增厚现象，改善运动神经传导速度，减轻神经脱髓鞘等病理改变，在预防糖尿病肾脏和神经系统并发症方面，具有阳性药物氨基胍相似的作用。橙皮苷还能调节雌激素水平，用于因雌激素不平衡引起的疼痛、炎症和肿胀。

12. 消化系统作用

陈皮水煎液对唾液淀粉酶活性有明显的促进作用，这是陈皮理气健脾作用的实验依据。陈皮水煎剂对甲氧氯普胺所致的胃排空具有加强作用，促进肠胃的排空可能与胆碱能 M 受体有关。陈皮水煎剂还能显著抑制家兔离体十二指肠梗阻的自发活动，使收缩降低，紧张性下降，且呈量效反应关系。此研究提示，橙皮苷可能不是陈皮抑制肠运动的主要成分，陈皮的抑制效应主要通过胆碱能受体、5-HT 受体介导或对平滑肌直接作用。

——郑小吉，詹晓如，王小平. 陈皮研究进展［J］. 中国现代中药，2007（10）：30-33.

# 四、茯苓

## （一）临床研究

### 1. 治疗水肿

陈氏用茯苓饼干（每片含茯苓 3.5g）治疗 30 例水肿患者（20 例为非特异性水肿，10 例心、肾病所致水肿）。每次 8 片，每日 3 次，1 周为 1 个疗程，结果显效 23 例，有效 7 例。

### 2. 治疗肿瘤

新型羧甲基茯苓多糖注射液试用于临床，配合 $^{60}$CoV 射线治疗鼻咽癌。配合化疗药物治疗胃癌，取得相同疗效。林氏报道 9 例鼻咽癌患者，静脉滴注羧甲基茯苓多糖，配合 $^{60}$CoV 射线治疗，未发现不良反应，用药组患者颈部淋巴结转移灶比对照组有明显消退，并可减少颈部淋巴结转移病灶的放疗后残留率。周氏报道，治疗 2 例胃癌晚期患者，患者生命延长，症状减轻。潘氏用新型羧甲基茯苓多糖配合化疗治疗胃癌及肝癌 30 例，能使患者食欲增加，症状改善并减轻化疗的副作用。

**3. 胃下垂及急性胃肠炎**

田氏报道以茯苓为主，治疗脾胃虚弱、胃中停饮 68 例，能消除胃中水饮，增强胃平滑肌张力，改善症状。林氏报道用单味茯苓粉治疗由轮状病毒感染所致婴幼儿秋冬季腹泻 93 例，治愈 79 例，好转 8 例，无效 6 例。

**4. 治疗精神分裂症**

茯苓煎剂治疗精神分裂症，取得较好疗效。治疗 1～3 个月后血清免疫球蛋白 IgA 及血清铜蓝蛋白的含量比给药前明显下降。

**5. 治疗肝病**

新型羧甲基茯苓多糖每日肌肉注射或静脉滴注，治疗肝功能异常者 50 例，结果 16 例患者用药 8 周后肝功能恢复正常，其余患者肝功能多数得到改善。

**6. 各种癌肿**

常用赤苓、猪苓、半支莲、大蓟配伍，治疗膀胱瘤；与丹参、三棱等合用，治疗子宫肌瘤。

**7. 失语**

茯苓 90g（用姜汁 1 匙，竹沥 1 杯，拌浸后晒干），全蝎 15g，僵蚕、郁金各 60g，共研细末，每次 6g，每日 3 次，饭后开水送服。

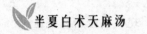

8. 斑秃

茯苓 500～1000g 研细末，每服 6g，白开水送服，每日 2 次，连续服用；或茯苓 500g，烘干研细末，每服 6g，每日 2 次；或于睡前煎服 10g，同时服补骨脂 25g，旱莲草 25g，75% 乙醇 200mL 浸泡 1 周后擦患处，每日数次。

——付玲，于淼. 茯苓研究的新进展 ［J］. 新疆中医药，2005（03）：79－83.

## （二）药理研究

### 1. 抗衰老作用

西医学研究发现，不少中枢神经系统疾病与胞浆内钙稳态失衡有密切关系（如老年痴呆、血管性痴呆），尤其是胞浆内钙离子超载，可以导致细胞的结构和功能破坏，谷氨酸是兴奋性神经递质，但谷氨酸分泌过度，可以引起神经细胞结构改变，甚至引起神经细胞死亡。实验研究表明，31～1000mol/L 的谷氨酸可刺激胞浆内钙离子浓度的增大，细胞内钙离子的浓度也随着增大，茯苓水提液在 31～250mg/L 时，可诱导细胞内钙离子浓度升高 9.9%～33.7%，随着给药浓度的增大而增强；当浓度大于或等于 500mg/L 时，无明显升高胞浆内钙离子浓度的作用。31～2000mg/L 茯苓水提液对 500mol/L 谷氨酸诱导细胞内钙离子浓度的升高有明显的作用，当茯苓水提液浓度大于 500mg/L 时，其抑制作用趋于平稳，保持较强水平，500mol/L 谷氨酸升高胞浆内钙离子浓度的能力由 76.2% 降至 23.2%，叠氮阴离子（N-3）对细胞有多方面的损伤作用，叠氮钠与培养细胞孵育能剂量依赖性地损伤细胞，64mmol/L 孵育 4 小时时，细胞的线粒体还原 MTT 的能力为对照组的（60.73±5.13）%，微管结构模糊、紊乱。茯苓水提液 10～20mg/L 与细胞孵育 24 小时能明显抵抗叠氮钠引起的神经细胞线粒体 MTT 的能力下降，表明茯苓对神经细胞线粒体的功能及微管结构有重要作用。UVB 照射豚鼠皮肤，可使豚鼠皮肤酪氨酸 mRNA 表达水平提高，与正常组比较有显著差异，豚鼠皮肤涂茯苓提液可使其酪氨酸 mRNA 表达水平降低，表明茯苓能在基因转录水平下调酪氨酸 RNA 表达，抑制酶蛋白的生物合成。8g/kg 茯苓水提液给老年大鼠，各剂量组的羟脯氨酸含量均高于老年鼠空白组，而对红细胞及皮肤中 SOD 活性则影响不显著。表明茯苓水提液可能通过提高皮肤中羟脯氨酸的含量来延缓衰老。

2. 对免疫功能的影响

茯苓多糖具有增强免疫功能的作用，它有抗胸腺萎缩、抗脾脏增大和抑瘤生长的作用。既可增强细胞免疫。又可增强体液免疫。有研究表明：羧甲基茯苓多糖还是免疫调节、保肝降酶、间接抗病毒、诱生和抗诱生白细胞调节素等多种生理活性，无不良毒副作用；茯苓多糖确有针对性地保护免疫器官、增加细胞免疫的功能，从而改善机体状况，增强抗感染能力；茯苓多糖在一定程度上加快造血机能的恢复，并可改善老年人免疫功能，增强体质，保护骨髓，减轻和预防化疗的毒副作用，达到扶正固本、健脾补中的作用。茯苓素体内可诱导小鼠腹腔巨噬细胞进入激活状态。激活的巨噬细胞体积增大，与外界接触面积增加，茯苓素诱导的小鼠腹腔巨噬细胞在体外抗病毒作用增强。茯苓素对小鼠细胞免疫和体液免疫有很强的抑制作用。茯苓素在 5～80mg/L 浓度时对 PHA、LPS 和 ConA 诱导的淋巴细胞转化均有显著的抑制作用，对小鼠血清抗体及脾脏细胞抗体产生能力均有显著的抑制作用，且茯苓素达到一定剂量后其抑制作用不再加强。三萜类化合物 1，12，15 及它们的衍生物对小鼠 T 淋巴细胞增殖影响的实验结果表明，三萜类化合物 1 的酯化衍生物和三萜类化合物 12 对小鼠 T 细胞具有促进增殖的作用，三萜化合物 12 的酯化衍生物和三萜化合物 1 为抑制增殖，三萜化合物 15 具有免疫调节的作用。茯苓多糖能使环磷酰胺所致的小鼠白细胞减少，但用药后回升速度加快，可能是茯苓多糖在一定程度上加快了造血机能的恢复。吕苏成等报道，茯苓多糖每天 250mg/kg 时抑瘤作用最佳，超过此剂量时抑瘤作用反而减弱。茯苓多糖能增强小鼠巨噬细胞的吞噬功能（$P < 0.01$），增加酸性非特异脂酶（ANAE）阳性淋巴细胞数（$P < 0.01$），还能使脾脏抗体分泌细胞数明显增多（$P < 0.01$）。林晓明等报道，茯苓 12g/kg 给小鼠灌胃 21 天，观察到茯苓能提高小鼠外周 T 淋巴细胞 aANAE 阳性淋巴细胞数（$P < 0.01$），增强脾淋巴细胞对 ConA 刺激的增殖反应（$P < 0.01$），提示在该实验条件下，茯苓能增强小鼠特异性细胞免疫功能。茯苓组脾脏空斑形成细胞数（PFC 数）及血清溶血素值均高于对照组，但差别无显著意义，提示在该实验条件下，茯苓对小鼠的特异性体液免疫作用不明显，茯苓能显著增强小鼠脾脏 L-2 的活性（$P < 0.01$）。另外，茯苓还能增强小鼠肝脏 SOD 活性（$P < 0.01$），抑制 MDA 生成（$P < 0.05$），表明茯苓具有清除自由基作用，提示其延缓衰老进程可能有显著作用。

### 3. 抗肿瘤作用

国产茯苓菌核提取的茯苓素（Poriatin，三萜类混合物）体外对小鼠白血病 L1210 细胞的 DNA 有明显的不可逆的抑制作用，抑制作用随着剂量的增大而增强；对艾氏腹水癌、肉瘤 S180 有显著的抑制作用，对小鼠 Lewis 肺癌的转移也有一定的抑制作用。茯苓多糖与茯苓有明显的抗肿瘤作用。一方面是直接细胞毒作用，真菌多糖能非特异地刺激网状内皮细胞和血液系统功能。另一方面是通过增强机体免疫功能而抑制肿瘤生长。主要通过 4 个途径来激活机体抗肿瘤的作用：

（1）依赖宿主的免疫系统激活机体对肿瘤免疫监视系统（特异性免疫和非特异性免疫），从而抑制肿瘤细胞的增殖和杀伤肿瘤细胞。

（2）通过抑制肿瘤细胞 DNA、RNA 的合成而实现其对肿瘤细胞的直接杀伤作用。

（3）升高肿瘤细胞膜上的唾液（SA）含量。

（4）能增强肝脏 SOD 活性而清除氧自由基。

茯苓的抗癌作用大致有如下 6 个方面：

（1）抗肿瘤作用。首先影响人体细胞的 DNA、RNA 及蛋白质生物合成作用，从而抑制细胞的生长繁殖，导致癌细胞死亡。

（2）直接影响复制。

（3）干扰 DNA 转录。

（4）作用于翻译，影响细胞的繁殖。

（5）影响纺锤丝。

（6）影响生物膜。

茯苓多糖腹腔给药能抑制小鼠 S180 实体瘤的生长，能使环磷酰胺所致的大鼠白细胞减少回升速度加快，提高巨噬细胞对羊红细胞的吞噬功能。羧甲基茯苓多糖具有扶正固本的功能，是免疫激活剂。有报道，羧甲基茯苓多糖（CMP）对小鼠艾氏腹水癌细胞的 DNA 合成有抑制作用，而且抑制作用随剂量的增大而增加。潘氏用羧甲基茯苓多糖配合化疗，治疗胃癌及肝癌30 例，能使患者食欲增强，症状改善，体质增强，减少副作用，同时对患者骨髓有一定的保护作用。茯苓素体外对小鼠白血病 L210 细胞的 DNA 合成有明显的不可逆的抑制作用，可显著抑制 L1210 C 的核苷转运，抑制 L1210 DNA 合成的补偿途径的各个环节，对胸苷激酶有一定的抑制作用，且茯苓素对抗癌药有一定的增效作用。茯苓素在体内外有明显的增强巨噬细胞产生诱生肿瘤坏死因子。国产茯苓菌核分离的三萜茯苓酸、去氧土莫酸和猪苓酸 C 及其制备的衍生物甲酯、乙酯等对 K562（人慢性髓样白血病）肿瘤细胞的毒素作用明显，对肝癌细胞也具有细胞毒素的作用。茯苓（日本产）的部分三萜化合物的甲酯已作为癌预防剂；茯苓聚糖经过碘酸氧化，硼氢化钠还原，硫酸水解后得到的直链葡聚糖（Pachymanan）有抗肿瘤作用，对 S180 抑制率高达 96% 左右。

4. 利水消肿作用

中药的利尿作用与体液的利尿激素样的调节机制与肾的生理作用关系密切。茯苓素是利尿消肿的主要成分，茯苓素能激活细胞膜上的 Na – K – ATP 酶，而 ATP 与利尿有关。茯苓素作为茯苓的主要活性成分，体外可竞争醛固酮受体，体内逆转醛固酮效应，不影响醛固酮的合成。这些都说明茯苓素是新的醛固酮受体拮抗剂，有利于尿液排出，恢复肾功能，消除蛋白质。康爱秋等报道，重用茯苓治疗 55 例心源性水肿，有明显的利尿作用，在 100g/d 剂量时作用最强。

5. 对消化系统的作用

茯苓对四氯化碳所致大鼠肝损伤有明显的保护作用，使谷丙转氨酶活性明显降低，防止肝细胞坏死．采用四氯化碳、高脂低蛋白膳食、饮酒等复合病因刺激复制肝硬化动物模型，在肝硬化形成后，经茯苓醇治疗 3 周，结果表明对照组动物仍有肝硬化，而给药组动物肝硬化明显减轻，肝内胶原蛋白含量低于对照组，而尿羟脯氨酸排出量高于对照组，表明药物可以使动物肝脏胶原蛋白降解，使肝内纤维组织重吸收。实验表明，在逍遥散各药中，以当归、茯苓抗肝细胞坏死的效果最为显著。诸药中唯独茯苓有使肿胀的肝细胞明显减退的功能，使肝脏的重量明显增加，加速肝细胞再生，达到保肝降酶的作用。羧甲基茯苓多糖对肝硬化、慢性迁延性肝炎有较好的疗效，90% 的患者服用后肝功能得到改善，对急性黄疸性肝炎近期治愈率在30% 以上，能提高血清补体 C3 及 IgA 的含量，降低 IgG 及 IgM 的含量。茯苓浸液对家兔离体肠肌有直接松弛作用，使肠肌收缩振幅减少，张力下降，对大白鼠实验性溃疡有防治作用，并能减低胃酸分泌，临床上常用于脾胃虚弱、消化不良、食少便溏者。实验证明，茯苓三萜及其衍生物可抑制蛙口服硫酸铜引起的呕吐。茯苓三萜化合物使胰岛素的分化诱导活性增强，三萜化合物本身也有分化诱导活性。

6. 预防结石的作用

最近有实验证实，茯苓多糖能有效抑制大鼠肾内草酸钙结晶的形成和沉积，具有较好的防石作用。尿液中主要抑制结石形成的物质是酸性黏多糖。但茯苓多糖的防石作用机制是否与酸性黏多糖一致，有待于进一步研究证实。给雄性大鼠喂成石药乙二醇的同时，分别给茯苓、消石素、五淋化石丹等，结果表明，给药组的肾内草酸钙结晶面积均显著小于成石对照组，而茯苓组的治疗效果更为显著。

7. 抗排斥反应的作用

建立大鼠异位心脏模型，观察茯苓提取物及环胞素（CsA）

对心脏移植急性排斥反应的抑制作用。结果接受茯苓提取物 25mg/（kg·d⁻¹）、50mg/（kg·d⁻¹）的大鼠，移植心脏存活时间明显延长，病理损害程度减轻，外周血 IL-2 及 IFN 的含量及 CD3⁺、CD4⁺、CD8⁺ 细胞百分比和 CD4⁺/CD8⁺ 的比值降低，与对照组 CsA 的结果相当。表明茯苓提取物对大鼠异位心脏移植急性排斥反应有明显的抑制作用。

### 8. 抗菌、抗炎、抗病毒的作用

100% 茯苓浸出液滤纸片对金黄色葡萄球菌、白色葡萄球菌、绿脓杆菌、炭疽杆菌、大肠杆菌、甲型链球菌、乙型链球菌均有抑制作用。茯苓提取物对二甲苯棉球所致大鼠皮下肉芽肿形成有抑制作用。同时也能抑制其所致小鼠耳肿。日本学者从茯苓〔Hoelen（Poriacocos），日本产〕的甲醇提取液中分离的三萜化合物 1，2，6，12 和 23，其可以抑制 TPA（12-氧-14 酰佛波醇-13-乙酸）引起的鼠耳肿。另据报道，茯苓三萜类化合物 13，5，11，13，15，16，17，2，4，26，27，28，31 等和茯苓提取物对 TPA（12-氧-14-酰佛波醇-13-乙酸）引起的雌鼠炎症有抑制作用；三萜类化合物 1 和 12 作为蛇毒液的磷脂酶 A2（PLA2）的抑制剂，使其成为天然的潜在抗炎剂。羧甲基茯苓多糖（CMP）钠注射液体外抗单纯疱疹病毒 I 型（HSV-I）及因感染 HSV 而引起的猪肾传代细胞病毒的实验表明，在感染 10~100TCID50 病毒情况下，20g/L 的 CMP 钠对 HSV-I 致猪肾传代细胞的细胞病变具有抑制作用。表明 CMP 在体外有抗 HSV 的作用。

### 9. 增白作用

酪氨酸酶为黑色素生成过程的关键酶，控制其活力即可控制黑色素的生成量。尚靖等发现白茯苓对酪氨酸酶有显著的抑制作用且为竞争性抑制，通过抑制酪氨酸酶活性来减少黑色素生成量，可能是增白中药的作用机制之一。

10. 减轻卡那霉素中毒性

耳损害：侯建平等报道了茯苓对豚鼠卡那霉素耳中毒的影响。实验结果显示，对照组 2kHz 耳郭反射阈（PR）升高了（23.4 ±3.5）dB，而茯苓组 2kHz 反射阈（PR）仅上升（16.2 ±3.1）dB（$P < 0.05$）。对照组 80dB 短声诱发的微音器电位和听神经动作电位为（336.2 ± 35.1）μV 和（454.2 ± 35.6）μV，而茯苓组为（464.2 ±35.5）μV 和（575.4 ±46.3）μV（$P < 0.05$）。耳蜗铺片显示，单用卡那霉素动物外毛细胞损伤较严重，耳蜗底回外毛细胞缺失率为 57.5%，而茯苓组动物耳蜗底回外毛细胞缺失率为 39.6%（$P < 0.05$）。结果说明，茯苓可减轻卡那霉素中毒性耳损害。

11. 抗迟发性超敏反应

以小鼠 2，4 二硝基氟苯（DNFB）变应性接触性皮炎（ACD）为迟发性超敏反应（DHR）的实验模型，以茯苓的高、中、低剂量于致敏期及诱发期给药，观察耳肿胀、耳部组织块重量。结果显示，茯苓能明显抑制 ACD，且呈现一定的量效关系。

12. 抑制 MMC 诱导的精子畸变

刘冰等报道，用茯苓各剂量组（22g/kg，5g/kg，10g/kg）诱发的精子畸形率与阴性对照组相比，未见增高；对 MMC 引起的精子畸形均有明显抑制作用（与阳性对照组相比，$P < 0.01$）。

13. 其他作用

茯苓煎剂腹腔注射，能明显降低小鼠自发活动，并能对抗咖啡因所致的小鼠兴奋过度的作用。刘儒林等报道，灌服茯苓煎剂以后，小鼠对毒毛花苷的敏感性增加，对照组毒毛花苷致死量为（$16.20 \pm 2.32$）$\mu g/g$，茯苓组为（$12.47 \pm 2.31$）$\mu g/g$（$P < 0.05$）。心肌组织 $K^+$ 含量测定显示，茯苓增加正常心肌的 $K^+$ 含量，空白对照组干燥心肌 $K^+$ 含量为（$5.36 \pm 2.11$）$10^{-6}$/mg，而茯苓组为（$6.95 \pm 1.98$）$10^{-6}$/mg（$P < 0.05$），提示茯苓可能对细胞内 $K^+$ 含量有调控作用，其机制可能是通过增加 $Na^+ - K^+ - ATP$ 酶活性而实现的。吕志连等以腹膜孔平均孔径、开放密度为指标，研究了茯苓、茯苓皮对健康小鼠腹膜孔的调控作用，结果表明，茯苓、茯苓皮对调控作用不明显。茯苓三萜及其衍生物抑制蛙口服五水 CuSO4 引起的呕吐，实验证明，侧链上的 $C - 24$ 位具有末端双键基团的三萜显示对蛙有止吐作用。茯苓素与小鼠腹腔细胞膜蛋白与牛血清蛋白的结合作用功能表明茯苓素能与血清蛋白及细胞膜蛋白不可逆结合，可改变膜酶的活性，影响膜蛋白功能，如核苷转运，前者浓度高时可使细胞坏。血清蛋白可与茯苓素竞争性地结合，从而削弱其与细胞膜蛋白的结合。

——张敏，高晓红，孙晓萌，等．茯苓的药理作用及研究进展［J］．北华大学学报（自然科学版），2008（1）：63 - 68．

## 五、天麻

### （一）临床研究

#### 1. 椎动脉型颈椎病

孙吉吉观察天麻素注射液（天麻的有效单体天麻素为主要成分）对椎动脉型颈椎病的临床疗效。方法：将 92 例椎动脉型颈椎病患者随机分为治疗组（50 例）和对照组（42 例），两组性别、年龄、病程相似，具有可比性。两组均给予颌枕布带牵引，重量 3kg，每次 30 分钟，1 日 2 次，维生素 $B_1$ 100mg 和维生素 $B_1$ 2500μg 肌肉注射，1 日 1 次，维生素 $B_6$ 100mg 加入氯化钠注射液静脉滴注，1 日 1 次。治疗组给予天麻素注射液 600mg 加入氯化钠注射液 250mL 静脉滴注，1 日 1 次。对照组给予丹参注射液 30mL 加入氯化钠注射液 250mL 静脉滴注，1 日 1 次。两组疗程均为 14 天。结果显示，治疗组总有效率 100%，对照组总有效率 71%，两组显效率和总有效率经统计学分析差异有显著性（$P < 0.05$）。本组试验表明，椎动脉型颈椎病的治疗以天麻素注射液为主药，辅以颈牵引及其他对症治疗的综合治疗，可以取得良好的治疗效果。

2. 短暂性脑缺血发作（TIA）

王志强观察天麻素注射液治疗短暂性脑缺血发作（TIA）的临床疗效。方法：将 106 例患者，随机分为治疗组和对照组，各 53 例。治疗组应用天麻素注射液，对照组应用曲克芦丁注射液，1 日 1 次静脉滴注，14 天为 1 个疗程，比较两组的疗效及治疗后症状控制的时间与疾病转归。结果显示，治疗组总有效率 92.45%，对照组总有效率 73.58%，两组差异显著（$P < 0.01$）；治疗组与对照组治疗后症状控制时间与疾病转归的比较差异有显著性（$P < 0.01$）。本研究结果表明，天麻素注射液能降低脑血管阻力，增加脑血流，改善脑循环，可明显改善短暂性脑缺血发作的症状，缩短病程，具有较好的疗效，且无明显不良反应，安全可靠。

3. 带状疱疹

黎昌强等分别采用天麻素注射液配合泛昔洛韦和营养神经

药物治疗及单用泛昔洛韦和营养神经药物治疗带状疱疹患者，并观察其疗效及安全性。方法：将治疗组和对照组均给予泛昔洛韦 0.25g，1 日 3 次，力美松 0.1g，1 日 2 次，维生素 $B_1$ 注射液 100mg，每日 1 次，维生素 $B_{12}$ 注射液 1.0mg，每日 1 次，另外治疗组加用天麻素注射液 0.6g 静脉滴注，1 日 1 次，疗程为 2 周，分别观察治疗第二、四、六周的疗效及安全性。结果显示，治疗第二、四、六周观察，治疗组的疗效均优于对照组，两组在治疗过程中均未发现严重不良反应。本研究结果表明，天麻素注射液可以减轻疼痛，促进患者休息，加快带状疱疹神经损伤的修复，减少后遗神经痛，提高患者生活质量，联合抗病毒及营养神经药物治疗带状疱疹疗效更好，无明显毒副作用，值得推广。

4. 焦虑症

陈妍等探讨天麻素注射液治疗老年人骨折后发生的焦虑症的疗效。方法：将老年人骨折后发生焦虑症患者 62 例，随机分为天麻素注射液组（治疗组）和劳拉西泮组（对照组），天麻素注射液组予静脉滴注天麻素注射液 600mg，1 日 1 次，14 天为 1 个疗程；劳拉西泮组予口服劳拉西泮，起始剂量 1 次 2.0mg，1 日 1 次，以后根据症状调整剂量至 1 次 2.0mg，1 日 2 次，最大不超过 1 日 6mg，14 天为 1 个疗程，两组患者治疗期间不服用其他抗焦虑药。结果表明，天麻素注射液组在治疗后 7 天，汉密尔顿（HAMA）焦虑量评分开始下降，与治疗前比较差异有统计学意义（$P<0.05$）；劳拉西泮组在治疗后 10 天，HAMA 评分开始下降，与治疗前比较差异有统计学意义（$P<0.05$）。两组间比较，天麻素注射液组 HAMA 评分在治疗后 7、10 和 14 天下降，与劳拉西泮比较差异有统计学意义；两组疗

效比较天麻素注射液组有效率 90.63%，劳拉西泮组有效率 86.67%，差异无统计学意义（$P > 0.05$）；不良反应比较，劳拉西泮组明显高于天麻素注射液组，差异有显著性意义（$P < 0.05$）。本研究结果表明，天麻素注射液具有良好的抗焦虑作用，且不良反应小，同时，天麻素注射液单独应用较劳拉西泮组起效快，因此，对于老年骨折后焦虑症患者可早期应用天麻素注射液，有较好的治疗效果。

5. 急性脑梗死

岳广观察天麻素注射液对急性脑梗死的临床疗效。方法：选择 144 例住院的急性脑梗死患者，随机分为治疗组 80 例和对照组 64 例，治疗组用天麻素注射液 0.6g 加入 5% 葡萄糖注射液 250mL 静滴，对照组用复方丹参注射液 20mL 加入 5% 葡萄糖注射液 250mL 静滴，均为每日 1 次，21 天为 1 个疗程。结果显示，治疗组总有效率 93.75%，对照组总有效率 75.00%，两组差异显著（$P < 0.01$），治疗组疗效明显好于对照组。本研究结果表明，天麻素注射液可改善脑供血、减轻脑梗死症状，并能使神经功能缺损评分显著下降，治疗过程中也未发现毒副作用，使用安全可靠，对脑梗死疗效显著，值得临床进一步推广。

6. 冠心病心绞痛

苗凯等探讨天麻素注射液在常规治疗冠心病心绞痛基础上使用后的治疗效果。方法：将临床确诊 68 例冠心病心绞痛的患者，随机分为治疗组及对照组各 34 例。治疗组为在常规治疗（扩血管，抗血小板凝集）基础上加用天麻素注射液 1 次 6mL，1 日 1 次静脉点滴，对照组仅为常规西药治疗，两组均治疗 2 周。两组治疗前均做常规检查和心电图检查，详细记录两组患者心绞痛发作情况（发作频率，持续时间），血压、心率和心电图变化，按观察项目评定疗效。结果显示两组病例中，治疗组心绞痛症状缓解及心电图改善总有效率为 85.3% 及 82.4%，对照组为 73.5% 及 72.8%。治疗组在改善心肌供血，减少心绞痛频率、强度等方面优于对照组。通过本组资料表明，天麻素配合常规药物治疗心绞痛可显著提高疗效，未发现毒副作用，为心绞痛的治疗提供了一种安全有效的药物，值得临床推广使用。

### 7. 眩晕症

李惠萍观察天麻素注射液治疗眩晕症的疗效。方法：通过与治疗眩晕的药物盐酸丁咯地尔对照观察进行临床疗效的评价。结果显示，治疗组总有效率96%，对照组总有效率76%，两组差异显著（$P < 0.05$）。通过本组对照分析，天麻素治疗眩晕症有效率明显高于盐酸丁咯地尔，使用安全方便，无明显不良反应，值得临床推广使用。

### 8. 突发性耳聋

董华丽观察巴曲酶联合天麻素注射液治疗突发性耳聋的疗效。方法：50 例患者随机分为两组，治疗组 26 例予以巴曲酶联合天麻素治疗，对照组 24 例给予血栓通粉针静滴，比较两组临床疗效及伴随症状恢复正常所用的时间。结果显示，治疗组总有效率 88.46%，对照组总有效率 62.50%，两组差异显著（$P < 0.05$），治疗组有效率高于对照组，其耳鸣、头晕、呕吐恢复正常时间短于对照组。本研究结果表明，巴曲酶联合天麻素注射液不仅能进一步提高突发性耳聋的疗效，还能对头晕、耳鸣、呕吐等伴随症状缓解有较好作用，是治疗突发性耳聋的

一种更为有效的疗法。

### 9. 颅内血肿微创清除术后

刘旭等探讨天麻素注射液在颅内血肿微创清除术后的临床应用。方法：将 51 例颅内血肿微创清除术患者分为"手术 + 天麻"组 24 例，术后第 1 天即肌肉注射天麻素注射液 1 次 0.2g，1 日 2 次，如无不良反应，自术后第 4 天起即改为静脉滴注天麻素注射液 1 日 6mL（稀释于 5% 葡萄糖溶液 250mL 中），10 天为 1 个疗程；单纯手术组 27 例，观察治疗前后两组患者日常生活活动能力。结果显示，日常生活活动能力（ADL）评定采用改良氏指数评分标准，治疗前单纯手术组 ADL 评分值为（31.31 ±6.79）分，"手术 + 天麻"组 ADL 评分值为（29.12 ±9.34）分，两者比较无显著差异（$P > 0.05$）；治疗后单纯手术组与"手术 + 天麻"组 ADL 评分分别为（74.24 ±24.46）分和（56.95 ±18.57）分，两者比较存在显著差异（$P > 0.05$）。本研究结果表明，颅内血肿微创清除术后及时给予天麻素注射液治疗，能明显减轻脑缺血及灶周水肿，改善患者神经功能缺损状况，提高患者日常生活活动能力。

### 10. 糖尿病并发周围神经病变

徐松涛探讨血塞通联合天麻素治疗糖尿病并发周围神经病变（DPN）的疗效。方法：将 47 例 DPN 患者随机分为血塞通冻干粉联合天麻素注射液治疗组（24 例）和天麻素注射液对照组（23 例），观察患者血流变及神经传导速度变化。结果显示，治疗组总有效率为 83.33%，对照组为 52.17%；治疗组在神经传导速度及血流变化方面优于对照组（$P < 0.05$）。本研究结果表明，血塞通联合天麻素既可改善神经的缺血缺氧性病变及营

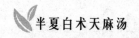

养障碍，又可促进神经轴索的再生，促进髓鞘的形成，从而促进神经功能的恢复，改善临床症状、肌电图神经传导速度及血流变指标，治疗糖尿病并发周围神经病变有明显效果。

### 11. 不良反应

天麻素注射液的不良反应轻微，少数患者可出现口鼻干燥、头昏、胃不适等症状。但由于在临床使用范围日益扩大，其不良反应报道也不断增加。如孙洪等报道天麻素注射液致过敏性药疹 1 例，蒋兆荣等报道天麻素注射液致全身过敏性皮炎 1 例，孔芳等报道静脉滴注天麻素注射液发生过敏性反应 1 例。

### （二）药理研究

#### 1. 神经保护作用

王彤宇观察天麻素注射液对于急性脑梗死患者的治疗效果及神经保护作用。方法：采用单中心病例随机对照研究，按入组顺序将 146 例患者随机分为治疗组及对照组，分别应用天麻素注射液及低分子右旋糖酐治疗。分别在治疗前、治疗后第 7 天检测血清一氧化氮（NO）、一氧化氮合酶（NOS）、超氧化物歧化酶（SOD）及丙二醛（MDA）水平，同时评价患者神经功能。结果显示，两组在治疗前血清 NO、NOS、SOD、MDA 比较差异均无统计学意义（$P > 0.05$）；治疗后第 7 天两组血清 NO、NOS、SOD 水平明显高于治疗前（$P < 0.01$），MDA 水平及 NIHSS（卒中评分量表）评分明显低于治疗前（$P < 0.01$）；治疗后第 7 天治疗组 NO、NOS、SOD 水平明显高于对照组（$P < 0.01$），MDA 水平及 NIHSS 评分明显低于对照组（$P < 0.01$）。本研究结果显示，天麻素治疗组 SOD 活性随治疗时间的延长逐渐升高，同时 MDA 的水平下降更加明显，提示天麻素可促进

SOD 的释放，降低 MDA 的产生，从而抑制脂质过氧化反应，减轻氧自由基诱导的神经细胞损伤。总之，天麻素可改变血清氧化/还原物质的比值，从而达到保护神经细胞的作用，同时明显改善患者临床神经功能。

### 2. 血管内皮细胞损伤的保护作用

龚园等观察天麻素对心肺转流（CPB）全身性血管内皮细胞（VEC）急性损伤的保护作用。方法：将 30 例心血管择期手术患者随机分为两组，观察组 CPB 过程中给予天麻素，对照组 CPB 过程中给予生理盐水，动态监测两组患者血浆可溶性血栓调节蛋白（sTM）、血管性假血友病因子（vWF）、内皮素 – 1（ET – 1）和 NO 的变化。结果显示，两组患者血浆 sTM、vWF 和 ET – 1 在 CPB 期间和术后 1 天均显著增高，NO 在 CPB 期间和术后 1 天均显著下降，对照组较观察组变化明显，且观察组各指标于术后 3 天恢复到术前水平，对照组未能恢复。本研究结果表明，体外循环可引起 VEC 损伤，而天麻素可以减轻这些损伤反应，显示出其对体外循环中 VEC 具有保护作用，并可减少体外循环导致的不良反应。

### 3. 对血压和血管活性物质的影响

张勤等报道，检测并比较老年难治性高血压患者血浆内皮素（endothelin，ET）和一氧化氮（nitricoxide，NO）含量变化，观察天麻素注射液对老年难治性高血压患者血压及血浆 ET 和 NO 含量的影响。方法：选取老年难治性高血压患者 63 例，普通高血压患者 30 例，健康人群 30 例，检测并比较其血浆 ET 和 NO 含量变化；将难治性高血压患者随机分为两组：天麻素治疗组和常规治疗组。天麻素治疗组在常规治疗的基础上加用天麻素注射液 1000mg 静脉滴注 2 个疗程，共 4 周，常规治疗组继续常规降压药物治疗，观察治疗前和每个疗程后血压的变化，并比较血浆 ET 和 NO 含量的变化。结果显示，难治性高血压患者血浆 ET 含量明显高于普通高血压者（t = 3.27，P = 0.008），NO 含量明显低于普通高血压者（t = -3.81，P = 0.002）。天麻素治疗组患者在治疗 1 个疗程后收缩压和脉压均明显下降（t = 1.85，P = 0.03；t = 1.74，P = 0.04）。天麻素治疗组随着治疗疗程的增加，ET 含量逐渐下降，但 2 个疗程结束后与治疗前相比，差异仍无统计学意义；而 NO 含量在 2 个疗程结束后明显升高，与治疗前相比，差异有统计学意义（t = -2.70，P = 0.04）。通过本研究发现，难治性高血压患者血浆 ET 和 NO 失衡较普通高血压患者更为显著，在常规降压药物的基础上加用天麻素，可以降低老年难治性高血压患者的血压，其降低收缩压的作用相对较强，所有更适用于老年患者，天麻素注射液可能是通过改善患者血管内皮功能来实现降压作用。

4. 对淀粉样前体蛋白的影响

管姝轶等观察天麻素对脑梗死患者发病后不同时间淀粉样前体蛋白（APP）变化的影响。方法：将 60 例脑梗死患者随机分成观察组 30 例和对照组 30 例，两组患者入院后都给予控制血压、脱水利尿、营养神经细胞等药物常规治疗，观察组在常规治疗的基础上再给予生理盐水或 5% 葡萄糖注射液 250mL 加天麻素注射液 6mL 静脉输注，1 日 1 次，连用 2 周，观察临床疗效和入院时、第 3 天、第 10 天的 APP 值。结果显示，治疗组基本治愈 17 例，显效 9 例，两组比较有显著性差异（P < 0.05）；APP 值组间、组内比较差异均有统计学意义（P < 0.05）。本研究结果表明，在常规治疗脑梗死的基础上，应用天

麻素治疗的血清 APP 值数值较低，临床效果更佳。

5. 对脑氧代谢的影响

汤和青等观察天麻素注射液对体外循环（CPB）期间患者脑氧代谢的影响。方法：选择 30 例二尖瓣置换的患者，随机分为两组：试验组（n＝15）和对照组（n＝15），两组患者均常规麻醉，同时试验组静脉滴注天麻素注射液（600mg），对照组静脉滴注生理盐水。分别于麻醉后 CPB 开始前鼻咽温为 36℃时（T1）、CPB 降温至 28℃升主动脉阻断 20 分钟时、心脏复跳 20 分钟时采集桡动脉和颈内静脉球部的静脉血液进行血气分析，测量动脉血乳酸浓度（AL）和颈内静脉血乳酸浓度（VL），计算出动脉血氧含量（$CaO_2$）、颈内静脉血氧含量（$CjvO_2$）、动脉 – 颈内静脉血氧含量差（$Ca-jvO_2$）及脑氧摄取率（$CMRO_2$）。结果显示，在 $T_2$ 时 $Ca-jvO_2$ 试验组明显低于对照组（$P < 0.01$），试验组的 $CMRO_2$ 亦显著低于对照组（$P < 0.05$）；而 AL 及 VL 在 $T_2$ 时对照组的含量高于试验组（$P < 0.05$）。本研究结果表明，天麻素能降低 CPB 中脑氧耗，有利于改善大脑氧供需平衡和保护 CPB 中缺血脑细胞的功能，可改善二尖瓣置换术患者 CPB 中的脑氧代谢。

6. 对缺血再灌注损伤细胞凋亡的影响

吴中亮等研究天麻素注射液对大鼠脑缺血再灌注后细胞凋亡、脑组织梗死体积的影响。方法：采用线栓法制备大鼠大脑中动脉缺血再灌注模型，原位末端移位酶标记法（TUNEL）及三苯基四氮唑（TTC）染色法分别检测凋亡细胞数目及脑梗死体积。结果显示，天麻素注射液组再灌注后 24 小时凋亡细胞数目明显低于对照组（$P < 0.05$），主要出现于大脑皮质及尾壳核

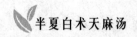

病变中心区的周围，且脑梗死体积较对照组明显缩小（$P <$ 0.05）。本研究结果表明，天麻素注射液能显著抑制缺血半暗带细胞凋亡的发生，阻止脑梗死范围进一步扩大，对大鼠脑缺血再灌注损伤具有保护作用，可能的作用机制是通过拮抗谷氨酸而阻断缺血再灌注后细胞凋亡。

——陈伟康. 天麻素注射液的药理作用与临床应用进展[J]. 海峡药学，2012，24（11）：13 – 16.

# 六、甘草

## （一）临床研究

### 1. 在肝病中的作用

甘草中含有大量的甘草酸，甘草酸有抗 HBV 作用，它对肝功能障碍有改善作用。甘草酸有影响乙肝表面抗原（HbsAg）向细胞外分泌的作用，乙肝病毒（HBV）感染细胞 HBsAg 分泌受到抑制，使肝功能障碍得到改善，从而提高疗效。田庆来等对甘草有效成分的药理研究表明：甘草酸能治疗乙型肝炎起到保肝护肝的作用，甘草甜素有延缓和降低血清转氨酶的升高。徐庆杰等对 136 例慢性乙肝患者临床试验研究发现，异甘草酸镁注射液在慢性乙型肝炎的治疗中，能显著改善患者临床症状、体征及肝功能生化指标，患者未出现任何不良反应。研究表明异甘草酸镁可安全有效地应用于慢性乙型肝炎的临床治疗中。张克以 30 例门诊乙肝患者服用甘草粉 1 个月对照表明，AST、ALT 指标和肝脏彩超肝情况都有明显的好转，提示甘草对肝脏患者治疗中有很好的辅助作用。

### 2. 抗肿瘤的作用

甘草中含有的异黄酮类物质具有植物雌激素活性，影响皮肤癌细胞、乳腺癌细胞、前列腺癌细胞等周期发生非常规的变化，抑制癌细胞的增殖，从而起到抗癌疗效。实验表明，在防治黄曲霉素 B 和二乙基亚硝胺诱发的大鼠肝癌前病变的实验中，甘草酸能抑制癌前病变的发生，对病变过程中 DNA 损伤修复起到很好的保护作用，使 DNA 修复功能接近正常水平，从而降低了 DNA 的致癌性。同时甘草次酸对能诱发的小鼠耳肿胀和马氨酸脱铵酶活性的强促癌剂 TDA 有抑制作用，从而对强致癌剂苯丙芘诱发的 DNA 损伤有一定的保护作用。

3. 抗病毒作用

甘草中的甘草酸有抗病毒作用。医药工作者就甘草酸、甘草酸作用于肝炎病毒、艾滋病毒及其他病毒做了大量研究和应用。甘草酸因为高甜度、低热量、起泡性和溶血作用很低、安全无毒和医疗保健作用较强等优点已经正式在临床上应用于抗病毒，尤其是乙肝患者。这几年在我国甘草酸制剂已经广泛应用于治疗慢性肝炎，并且取得了显著效果。甘草药理研究表明，甘草酸能影响肝细胞脂肪变性及坏死，削弱肝细胞间质炎症反应，抑制肝细胞纤维增生以及促进肝细胞再生等，且副作用少，是一种抗病毒的疗效药。

4. 抗炎作用

人们在研究甘草酸药理作用时，抗炎机理也越来越受到重视。大量研究表明，甘草酸的抗炎机理与抑制前列腺素（PGs）等介质的影响有关系，甘草酸可以抑制 AA 水解所需的磷脂酶来影响前列腺素的合成和释放。

5. 调节免疫作用

甘草酸的免疫调节作用一直受到广泛关注，甘草药理研究

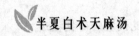 

显示甘草酸具有非特异性免疫调节，它能增强体内细胞免疫作用，而且还能选择性地增强辅助性 T 淋巴细胞的增殖能力和活性。通过实验可知，甘草酸能增加小鼠肝微粒体氧化酶的含量和活性，对自身代谢起到诱导作用，对免疫具有调节作用。

6. 对艾滋病病毒的作用

甘草酸对艾滋病病毒 HIV 有抑制作用。长期以来，对艾滋病患者治疗是抑制艾滋病病毒增殖和增强艾滋病患者机体免疫力。甘草中的甘草酸能调节增强患者免疫力，甘草中的甘草酸能抑制艾滋病病毒 HIV。Watanbe 实验研究发现，用甘草酸治疗感染HIV 病毒的小鼠，能延长它们的存活期，同时抑制了小鼠的脾和淋巴结肿大，且增强了肝细胞、脾细胞、淋巴细胞的增殖能力。

7. 在高脂血症中的应用

张克对 26 例门诊高脂血症患者观察发现，服药期间辅助甘草粉胶囊 1 个月的患者低密度脂蛋白及总胆固醇明显好转，肝功能未见明显异常。结果表明，甘草能有效地辅助高血脂患者的治疗。

8. 在消化性溃疡中的应用

张克对 22 例胃溃疡患者观察发现，服药期间辅助甘草粉胶囊 1 个月的患者幽门螺杆菌阳性率明显下降，胃部不适有明显好转。结果表明，甘草有很好的辅助消化性溃疡患者的治疗。

9. 止痛作用

由芍药、炙甘草组成的芍药甘草汤可以酸甘化阴，舒缓挛急，在解痉、镇痛方面有显著疗效。长期以来，人们以这个为基础用于镇痛、解痉的药方。王均宁在对芍药甘草汤及其制剂止痛作用的药理与临床研究中发现，甘草与芍药结合可用于治疗神经痛、血管性及血管神经性疼痛、坐骨神经痛、肋间神经痛、臂外侧神经痛、带状疱疹及后遗神经痛、肢体肌肉痛性痉挛、心绞痛、腹痛、肝区痛、骨伤科疼痛、癌症疼痛、妇产科疾病（包括妊娠腹痛、女性痛经）、急性乳腺炎。

——田武生．甘草的化学成分和临床研究概况［J］．中医临床研究，2012，4（16）：31－32．

## （二）药理研究

1. 肾上腺皮质激素样（类固醇）作用

（1）盐皮质激素样作用

甘草甜素及甘草次酸等对健康人及多种动物有促进钠水潴留的作用，这与盐皮质激素去氧皮质酮的作用相似，长期应用可出现水肿及血压升高等症状。

（2）糖皮质激素样作用

小剂量甘草素（100μg/kg）、甘草次酸等可使大鼠胸腺萎缩及肾上腺重量增加。另外还具有抗黄疸和免疫抑制、糖皮质激素可的松样作用。而在使用大剂量时糖皮质激素样作用不明显，只呈现盐皮质激素样作用。

2. 对消化系统的作用

（1）抗溃疡作用

甘草抗溃疡的主要成分是甘草次酸和总黄酮（FM100），临床应用甘草粉、甘草浸膏、甘草流浸膏、甘草次酸和FM100治疗胃溃疡均有较好的疗效作用。甘草次酸药（生胃酮）被西欧列为治疗上消化道溃疡的药物。

（2）对胃酸分泌的影响

甘草次酸和FM100有抑制胃酸分泌的作用。不仅能抑制胃

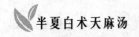

酸的分泌，还能促进溃疡的愈合。如甘草锌的抗溃疡作用与促进成纤维细胞合成纤维及基质有关。

（3）对胃肠平滑肌的解痉作用

FM100 是甘草有效的解痉成分，甘草煎剂、甘草流浸膏、FM100 及甘草素、异甘草素，对离体肠管有明显的抑制作用。若肠管处于痉挛状态时，则有明显的解痉作用，其中以黄酮中的异甘草素作用最强。

3. 抗炎作用

抗炎成分主要为甘草酸、甘草次酸、甘草黄酮类，具有糖皮质激素样作用，与保泰松或氢化可的松样的抗炎作用相当。

（1）甘草酸对大鼠腹腔巨噬细胞有选择作用，能明显降低由酵母糖及 $PGE_2$ 引起的 cAMP 升高，并可减少由酵母糖刺激巨噬细胞释放的 $PGE_2$ 量，甘草能抑制 $PGE_2$ 作用及减少内源性 $PGE_2$ 的产生。

（2）甘草次酸对大鼠棉球肉芽肿、甲醛性脚肿、糖皮下肉芽肿性炎症均有抑制作用，其抗炎效价为可的松或氢化可的松的 1/10。

（3）甘草酸及甘草次酸都具有糖皮质激素样的抗炎作用，常用于治疗皮肤病。

（4）甘草酸等成分是抗炎作用的主体，能抑制前列腺素 $E_2$（$PGE_2$），减少内源性 $PGE_2$ 的生产，这是甘草抗炎作用机理之一。

（5）甘草黄酮有抑制小鼠角叉菜胶浮肿和抑制敏感细胞释放化学介质的作用。

4. 抗病毒作用

甘草酸类化合物通过对多种病毒颗粒的直接作用和诱生干

扰素，增强天然杀伤细胞和巨噬细胞的活性等活化宿主免疫功能的间接作用，而发挥广谱抗病毒作用，是一种有发展前景的抗病毒药物。

（1）抗艾滋病毒作用

甘草酸能破坏试管内的艾滋病毒（HIV），抑制体外 HIV 的增殖作用。50% 的病灶形成抑制浓度为 0.1125mg/mL。

用甘草甜素给艾滋病毒患者连续注射 1 个月，可使部分患者血清中病毒抗原浓度降至不能测出的水平，说明甘草酸能抗 HIV 的复制。具有预防艾滋病毒作用。

（2）抗单纯性疱疹病毒的作用

甘草甜素能直接抑制肝中单纯疱疹 I 型病毒糖蛋白的合成，从而抑制了病毒的复制。甘草次酸对单纯性疱疹病毒有特异性作用。

（3）对水痘带状疱疹病毒（VZV）的作用

甘草甜素对水痘带状疱疹病毒的增殖有抑制作用。甘草酸对疱疹病毒群的 VZV 感染的人胎儿成纤维细胞病灶数有明显的抑制作用，其半数增殖抑制浓度为 0.55mg/mL。体外试验 2mg/mL 甘草甜素可使 99% 以上的 VZV 失活。

（4）有抗水泡性口炎病毒（VSV）等的活性作用

甘草多糖具有明显的抗水泡病毒（VSV）、病毒 Ⅲ 型（AdVⅢ）、单纯疱疹病毒 I 型（HSVI）和牛痘病毒（VV）的活性作用。

（5）干扰素诱导作用

静注复方甘草酸注射液（SNMC 含甘草酸 012%，半胱胺酸 011%，甘氨酸 2%），按甘草酸 20mg/kg，给 6 周龄的 DDI 小鼠注射，能诱导小鼠产生 γ-干扰素。甘草次酸也具有干扰素诱

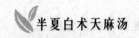

导作用。对肿瘤患者用 SNMC40mg，连续注射 10 天，发现有相当数量的干扰素，并使 NK 细胞活性增强。

（6）增强 NK 细胞的活性

甘草酸 5mg 注射于小鼠腹腔内 1 天后，对脾脏 NK 细胞的活性具有明显的增强作用，对人末梢血中的 NK 细胞活性也有类似的增强作用。

5. 抗菌作用

甘草的醇提取物及甘草次酸钠在体外对金黄色葡萄球菌、结核杆菌、大肠杆菌、阿米巴原虫及滴虫均有抑制作用。甘草次酸钠在体对外滴虫的最低有效浓度为 30～60mg/mL。甘草次酸在试管中能增加小檗碱的抑制金黄色葡萄球菌的效力。在实验治疗中，能促进实验性肺结核病灶纤维化。

6. 抗肿瘤作用

有效的抑制强致癌物质的致癌作用 。β-甘草次酸较 α-异构体更有效地抑制强致癌物质（苯并芘，黄曲霉素等）的致癌作用。研究发现，甘草甜素和甘草次酸均能诱导人血生成 γ-干扰素，能防止化学致癌物质氨基偶氮苯引起的肝损害，还可预防肝癌的发生和由化学物质引起的肝病变。甘草次酸及其衍生物 3-氧-18-α-甘草次酸对骨髓瘤有抑制作用。甘草次酸钠对小鼠移植性肿瘤有较好地抑制作用。甘草能增强细胞的解毒作用和抵抗力。甘草有抗白血病的作用。

7. 甘草成分对免疫功能的影响

（1）抗过敏反应作用

甘草甜素能抑制组胺释解剂 48/80 引起的肥大细胞脱颗粒反应，从而阻止过敏介质的释放。甘草甜素还能抑制被动皮肤过敏反应，并能拮抗组胺、乙酰胆碱及过敏慢性反应物质（SRS－A）对兔离体回肠和豚鼠离体气管的收缩作用。甘草提取物 LX 可明显降低青霉噻唑致敏豚鼠的休克发生率和死亡率。甘草多糖具有激活小鼠脾脏淋巴细胞增殖效应，是一种很有希望的免疫调节剂。

（2）对非特异免疫功能的影响

甘草酸能增强网状内皮系统的活性。

甘草 LX2mg 可抑制小鼠巨噬细胞的免疫反应。甘草有增强免疫作用，其 LH－1 对小鼠细胞免疫和抗体生成均有促进作用。

（3）对特异性免疫功能影响

甘草酸 30mg/mL 给小鼠腹腔注射，能显著增强小鼠抗体。甘草多糖对小鼠淋巴细胞有增殖作用。

（4）对免疫活性物质的影响

甘草 LX 是一种非甘草次酸的苷元糖蛋白，具有免疫抑制作用。甘草酸胺可显著抑制肺和肾 $PGE_2$ 的合成。甘草酸单胺可使脾脏 $PGE_2$ 和 cAMP 量显著增加，这可能是甘草酸类免疫调节的途径之一。

8. 解毒作用

（1）增强肝的解毒能力，有保护肝的作用

甘草流浸膏及甘草甜素对某些药物中毒、食物中毒、细菌毒素、农药中毒、体内代谢产物中毒都有一定的解毒作用。解毒机理——甘草甜素对毒物有吸收作用，甘草酸水解产生 1 个分子的甘草次酸和 2 个分子葡萄糖醛酸，而葡萄糖醛酸具有解毒作用；甘草甜素有肾上腺皮质激素样作用。综合因素作用的结果是增强肝脏的解毒作用。

甘草流浸膏及甘草酸对水合氯醛、士的宁、乌拉坦、可卡因、苯砷、升汞等毒性有较明显的解毒作用。对印防己毒素、咖啡因、乙酰胆碱、毛果云香碱、烟碱、巴比妥类等解毒作用次之。对阿托品、索佛拿、毒扁豆碱、吗啡、锑剂则无解毒作用。对肾上腺素及麻黄碱反而有轻度增加其毒性的作用。甘草酸对河豚毒、蛇毒有解毒作用。甘草酸还能解除白喉毒素、破伤风毒素的致死作用。甘草制剂配合喜树碱、农吉利碱治疗肿瘤，可降低毒性并有增加疗效作用。甘草酸铵与喜树碱、环磷酰胺合用，可增加疗效，并降低喜树碱的毒性。甘草酸钙对链霉素具有明显的解毒作用。

（2）抗氧化作用

甘草酸及甘草次酸能抑制四氯化碳（$CCl_4$）生成游离基及过氧化脂质。

9. 镇咳祛痰作用

（1）甘草黄酮、甘草次酸及其衍生物有镇咳作用。其镇咳作用是通过中枢产生的，甘草次酸胆碱盐是镇咳作用最强的成分。甘草次酸氢化琥珀酸双胆盐，其镇咳作用与可待因接近，如皮下注射$1mg/mL$就能抑制80%咳嗽发生。

（2）甘草能促进咽喉支气管的腺体分泌，具有祛痰作用。由于甘草能促进腺体分泌，稀释浓痰，使痰容易咳出，故而有祛痰作用。

10. 降脂作用及抗动脉粥样硬化作用

（1）甘草甜素能促进胆固醇含量降低，磷脂质明显下降，中性脂肪β-脂蛋白、游离脂肪酸亦有下降趋势。

（2）甘草甜素可抑制机体和血管壁的炎症反应，防止动脉粥样硬化的发生及发展。

（3）甘草酸盐有抑制磷脂酶 $A_2$ 活性的作用，而磷脂酶 $A_2$ 的活性被抑制后，可使溶酶体膜稳定而保存自身溶酶体的释放酶，修复溶酶体的机能障碍，从而防止脂质沉淀于血管壁。

（4）甘草酸盐可抑制血小板的凝集作用。

11. 抗脑缺血作用

甘草酸预先给药 20mg/mL，并连续给药 4mg/mL，1 天 2 次，能明显提高再灌注大犬 ATP 酶和 LDH 酶的活性，改善能量代谢，减轻脑水肿，促进脑功能恢复。

12. 抗利尿作用

甘草酸及其盐类对大鼠有抗利尿作用，钠排出量减少，钾排出量也轻度减少。甘草增加肾小管对钠和氯的重吸收，而呈现抗利尿作用，其作用方式与去氧皮质酮不同，可能与其直接作用于肾小管有关。

13. 对耳前庭功能有保护作用

（1）甘草酸能减轻链霉素对前庭神经的损害；甘草酸与链霉素碱基结合生成甘草酸链霉素后，不影响其抗菌活性，但能减轻链霉素对耳前庭神经的损害。

（2）甘草次酸有提高豚鼠内耳听觉功能作用。能使短声引起的耳蜗微音电位和听神经动作电位振幅增大，阈值降低。

14. 治疗老年骨质疏松症作用

甘草附子汤对老年性腰背痛，胸椎、腰椎压迫性及疲劳性骨折的疼痛都有良好的止痛作用。

15. 能引起假醛固酮增多

（1）假醛固酮增多症是由于甘草次酸引发的。如出现高血

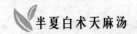

压、水肿、低血钾、低肾素、高醛固酮，应立即停止用甘草制剂。

（2）要合理应用甘草复方制剂。复方制剂中可加入利尿中药，如泽泻、茯苓等。

（3）应用高效低毒的新一代甘草制剂：如 11 - 脱氧甘草次酸，11 - 脱氧甘草萜醇衍生物，既有甘草制剂的作用，又可防止假醛固酮增多症的发生。

16. 解痉镇痛作用

（1）甘草解痉主要成分为异甘草素

甘草配芍药解痉作用更好。芍药甘草汤用于胃 X 线及直肠镜检查的解痉剂，优点多而副作用小。

（2）甘草对眼睑肌痉挛、肠肌痉挛及血液透析出现的肌痉挛均有效。

（3）FM100 和异甘草素等黄酮类化合物，对动物离体肠管痉挛有抑制作用，并能解除乙酰胆碱、氯化钡、组织胺所致的肠痉挛，具有罂粟碱样特异性的解痉能力。

（4）甘草酸及甘草次酸对平滑肌无抑制作用。

17. 抗利什曼原虫作用

甘草查尔酮 A 能有效抑制原虫对小鼠和仓鼠的感染。

18. 甘草的毒性

（1）将甘草浸膏给小鼠皮下注射 $LD_{50}$，3.6g/kg，因呼吸麻痹而死亡。

（2）将甘草酸给小鼠皮下注射 MLD，1g/kg，小鼠口服 $LD_{50}$ 为 3g/kg，静脉注射 $LD_{50}$ 为 0.683g/kg，可引起毒性反应。

（3）将甘草次酸给小鼠腹腔注射 $LD_{50}$，308mg/kg；将甘草次酸琥珀酸半酯给小鼠腹腔注射 $LD_{50}$，101mg/kg，静脉 $LD_{50}$ 为43mg/kg，可引起毒性反应。

（4）将 FM100 给小鼠腹腔注射 $LD_{50}$，760mg/kg，可引起毒性反应。

（5）甘草及制剂不能长期使用，以防甘草中毒。

——陈红．甘草药理作用概述 ［J］．海峡药学，2005，17（4）：37－41.

# 七、生姜

## （一）临床研究

### 1. 治疗风湿痛、腰腿痛

用鲜生姜制成 5% ~ 10% 注射液，进行痛点或反应结节注射，用于风湿痛、慢性腰背痛 115 例，显效 38 例，好转 56 例，有效率达 82%，尤其对风湿痛疗效更佳，有效率达 93.5%。

### 2. 治疗风寒湿痹、肩周炎

用鲜生姜汁 500mL，明亮水胶 120g，用文火同熬成膏状，摊涂于布上。用时添加细辛、肉桂细粉于膏中外敷治疗风寒湿痹，常获明显疗效。本人用生姜之复方中药热敷治疗肩周炎获效明显；亦可用老生姜 300g、细辛 90g，60 度高粱酒 100mL 浸泡，外敷治肩周炎，显效。

### 3. 治疗疟疾及急性菌痢

把鲜生姜捣烂平铺纱布上，包叠成小方块，敷穴位上并固定，治疗疟疾 40 例，除 2 例无效外，其余控制发作，血检疟原虫阴性。另外用生姜 46g，红糖 32g，共捣为糊，分 3 次服，7天为 1 个疗程。治疗急性细菌性痢疾 50 例，治愈率为 70%，好转率为70%。用药后平均5～6天症状消失。大便镜检及培养平均转阴天数分别为4.58天和3.6天。

4. 治疗风湿及类风湿关节炎

风湿和类风湿关节炎，是一种全身变态反应性疾病，有反复发作的倾向。本病的发生与溶血性链球菌感染有密切关系，而寒冷、潮湿等因素可为其诱因。用鲜生姜6g，或生姜粉2～3g，口服，连续3个月，可明显减轻疼痛，改善关节活动，减轻肿胀和晨僵，无毒副作用。亦可将鲜生姜制成注射液，辨证选穴，进行穴位注射，每穴注射药液0.4～1mL，每日1次，7天为1个疗程，间隔1周再行注射，交替使用3个疗程。共治124例，痊愈49例，显效62例，有效5例，无效8例。

5. 治疗腰麻和硬膜外麻醉术后尿潴留

鲜生姜500g，干辣椒120g，斑蝥19g，捣烂置5000mL的三角烧瓶中加75%乙醇3000mL浸泡12天，反复振摇过滤，滤液加樟脑15g，溶解备用。当患者有尿意而又排不出尿时，用棉签蘸药液在患者耻骨联合部涂擦并按摩。应用45例，患者均在5～7分钟即可自行排尿，总有效率达95%以上，反复应用仍有效且无副作用。

6. 治疗蛔虫性肠梗阻及胆道蛔虫症

用鲜生姜、蜂蜜（1∶2）组方，成人每次服用30mL，小儿酌减，每2～3小时1次。用于单纯性肠梗阻313例，痊愈309例，有效率达98.7%。生姜120g，磨碎开水淬汁并调蜂蜜120g，顿服，小儿减量，1～2次/日。临床治疗蛔虫性肠梗阻64例，总有效率为96.8%，有效驱蛔率61.5%。用去皮生姜180g捣碎取汁与生蜂蜜90g拌匀，1次顿服，小儿酌减。治胆道蛔虫所致腹痛102例，有效98例，有效率为96.1%，其中服用1剂见效96例，无效4例。

### 7. 治疗水火烫伤

用生姜捣汁，用药棉蘸汁敷于患处。烫伤轻者，敷药一次，重者以姜汁保持湿润36小时即可停药。治疗水火烫伤400例均获明显疗效，且止痛迅速，无刺激，适用面广。

### 8. 治疗斑秃

鲜生姜、墨旱莲等量，用适量95%酒精浸泡，用棉签涂于患处，治疗斑秃收到满意效果。

### 9. 治疗牙疼、面瘫

口含一片鲜生姜在牙疼处即可减轻或消除牙疼症状。这主要是由于生姜中含姜醇、姜烯、姜辣素等具有消炎镇痛作用成分。治疗面瘫可用巴豆3枚去壳，斑蝥3个去足、翅，鲜生姜6g，去皮共捣为泥，敷于患侧下关穴，治疗50例，痊愈45例，显效2例，好转1例，无效2例，疗程最长45天，最短10天。

### 10. 治疗神经性呕吐、呃逆

用生姜9g，生半夏9g。水煎服，可以治疗胃炎、胰腺炎、胆囊炎、梅尼埃综合征等各种顽固性呕吐。咀嚼鲜生姜治疗呃逆有很好的疗效。

### 11. 预防晕车

姜粉胶囊（每丸含姜粉940mg）是一种防晕药，服后可以防止晕车、晕船等且无副作用。临床上对39名有晕车史者，用新鲜生姜片贴在内关穴，固定，持续行车10小时，约400公里，结果38人没有发生晕车现象，1人出现轻度头晕、恶心。

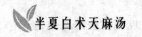 

**12. 治疗急性睾丸炎**

生姜切 0.2cm 薄片，每次用 6~9 片，外敷于患侧阴囊，盖上纱布，托起阴囊，每日更换 1 次，直到痊愈为止。临床治疗 24 例，敷后第 2 天，15 例症状减轻，5 天后 22 例痊愈。

**13. 治疗眉棱骨痛**

鲜生姜、生半夏各 40g，武火煎煮 40 分钟后频服。治眉棱骨痛 108 例，1~3 剂治愈 60 例，4~6 剂治愈 32 例，8 剂以上治愈 16 例。

——闫学红，卢建峰. 生姜的临床应用研究 ［J］. 光明中医，2009，24（11）：2198－2199.

**（二）药理研究**

**1. 抗氧化作用**

王娜等经过比较后，选用 X－5 树脂对生姜黄酮进行了提取、分析和研究。结果表明，较低浓度下（＜0.125mg/mL），生姜黄酮清除自由基的能力较强（与同标准维生素 C 相当，甚至超过维生素 C），而且未纯化的生姜黄酮抗氧化活性要强于已经纯化的生姜黄酮。倪淑华等用生姜粉喂养大鼠，观察生姜的抗氧化作用。实验分普通对照组（基础饲料配方）、高脂对照组（高脂饲料配方）、0.5% 生姜组（高脂饲料＋占饲料总量 0.5% 的生姜粉）和 1.0% 生姜组（高脂饲料＋占饲料总量 1.0% 的生姜粉）。结果显示，0.5% 生姜组和 1.0% 生姜组大鼠血清与高脂对照组大鼠血清比较，丙二醛（MDA）水平明显降低，血清硒（Se）含量和超氧化物歧化酶（SOD）、谷胱甘肽过氧化物酶（GSH－Px）活性均增高（$P < 0.01$）。这说明生姜具有非常强的抗氧化作用。张青等通过腹腔注射生姜水（100g

生姜粉溶于 150mL 蒸馏水中；100g 生姜粉溶于 200mL 蒸馏水中）对 72 只小鼠（随机分实验组及阴性对照组）分别进行负重游泳、转轮耐力及爬绳耐力实验（每项实验 24 只），并于 30 分钟后测试小鼠运动疲劳程度。结果显示，生姜水可显著延长小鼠负重游泳测试存活时间、转轮耐力时间和爬绳耐力时间（高浓度组优于低浓度组），$P < 0.05$，差异有统计学意义。说明生姜有显著的抗运动疲劳作用。

2. 抗炎作用

曾高峰等用 β 淀粉样蛋白（Aβ）制造阿尔茨海默病（AD）大鼠模型。随机分为两组，分别注射生理盐水和 Aβ25 - 35；成功后，将后者再分 5 组，即生姜提取物低、中、高组，石杉碱甲组及对照组。各组分别给予相应药物，4 周后，用 NF - KB、IL - 1β 免疫组化染色，比较大鼠炎症指标。最后得出生姜提取物在高剂量时能降低 AD 大鼠大脑中 NF - KB 和 IL - 1β 表达，也就是说，生姜提取物在高剂量时可降低炎症反应。郝锋等将 100 例活动期类风湿性关节炎患者随机平均分成两组，治疗组用隔姜灸（将生姜切成直径为 2～3cm、厚 0.2～0.3cm 的薄片，中间穿数孔，用精制艾绒 2g 制成直径为 1.5cm、高为 1.2cm 的圆锥体状艾炷。把艾炷放到姜片上，然后放在患者双侧的肾俞穴、足三里穴和阿是穴上，点燃。艾炷燃尽要换炷继续。每次每穴灸 3 个艾炷，以皮肤出现红晕不起泡为准，隔日 1 次。在此过程中，患者若感觉不适，可将姜片向上提起，或缓慢移动姜片）；对照组口服雷公藤总甙片。每组各随机分为 30 天 1 个疗程和 60 天 1 个疗程，均治疗两个疗程。最后结果显示，隔姜灸可明显降低患者关节疼痛、肿胀、压痛的个数与程度，明显缩短晨僵时间，在临床症状及症状总评分等指标上优于雷公藤

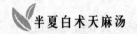

总甙片（$P < 0.05$）。

### 3. 抑菌作用

张云玲等对生姜醇提物进行了抑制幽门螺杆菌（Hp）的研究。研究表明，6 - 姜酚对体外抗 Hp 的作用很强，最小抑菌浓度为 1.00mg/mL，标准品 6 - 姜酚的最小抑菌浓度为 0.02mg/mL。机理可能是 6 - 姜酚与 Hp 生长所需酶发生了相互作用，抑制了 Hp 的生长。李静等比较了生姜和大蒜对痢疾杆菌、大肠杆菌、蜡样芽孢杆菌、金黄色葡萄球菌的抑菌作用。结果表明，大蒜对蜡样芽孢杆菌具有杀菌作用，对其他菌株表现为抑菌作用，抑菌时间长短为痢疾杆菌 > 金黄色葡萄球菌 > 大肠杆菌。生姜只在 1∶1 浓度和 1∶4 浓度时存在抑菌环，且抑菌效果与大蒜比较，有显著性差异（$P < 0.05$）。任玉锋等研究比较了生姜汁和大蒜汁对致灵武长枣病害的主要病原真菌（链格孢、粉红聚端孢、青霉属、黑根霉）的抑菌作用。结果显示，大蒜汁抑菌作用优于生姜汁，两者抑菌作用由难到易为黑根霉 > 链格孢 > 青霉属 > 粉红聚端孢。

### 4. 止吐作用

陈苗等为缓解肿瘤患者化疗后的呕吐症状，对实验组与对照组进行了比较。实验组为每次化疗药物使用前 2 小时开始咀嚼鲜生姜片 20 ~ 50g，生姜味淡后吐出姜渣，再换 1 片，直至化疗结束；对照组不咀嚼生姜片。其余治疗均相同。结果发现，咀嚼鲜生姜片配合西药治疗呕吐的效果很好，此法还具有缓解口干、预防口腔溃疡的作用，且简单易行、安全可靠。

### 5. 抗肿瘤作用

张霖等用 MTT 比色法检测 A549 细胞增殖能力、原位末端

TdT酶标记技术（TUNNEL）检测细胞凋亡的情况、光镜观察细胞的生长情况及形态学改变情况。结果发现，生姜醇提物作用于A549细胞后，与未做处理的A549细胞比较，对细胞生长具有抑制作用，并有量效关系存在，且生姜醇提物对诱导A549细胞凋亡也存在量效关系。最后得出结论：生姜醇提物具有抗肿瘤作用，可作为肺腺癌的治疗药物，其机制可能与其抗氧化及清除自由基的作用有关。

6. 降糖作用

秦燕弟等首先建立糖尿病肾损伤模型（小鼠尾静脉注射2%四氧嘧啶），而后通过灌胃给予生姜醇提物，与给予生理盐水的小鼠进行对照，14天后断头取血检测。数据显示，生姜醇提物组小鼠的血糖、血清肌酐、尿素氮含量和肾组织丙二醛明显低于生理盐水组，而超氧化物歧化酶活力指标则相反（$P <$ 0.05）。这说明生姜醇提物可降低小鼠血糖，且对糖尿病所致的肾损伤有保护作用。

7. 对胃黏膜的保护作用

丁顺等研究生姜粉对阿司匹林诱发大鼠胃黏膜损伤模型的胃黏膜保护作用。灌胃给药，实验分组为阿司匹林组、生姜粉组、阿司匹林+生姜粉组及对照组。最后结果显示，生姜粉+阿司匹林可明显改善阿司匹林引起的胃黏膜损伤，对胃黏膜有保护作用。

8. 生姜外用

黄庆亮总结多年工作经验发现，生姜外用对治疗感冒、慢性支气管炎、哮喘、风寒骨痛、关节疼痛、高血压、慢性咽炎、小儿遗尿、急性睾丸炎等都有不错的疗效。闫学红等总结了生姜的临床应用，其中外用可治疗腰麻和硬膜外麻醉术后尿潴留和烫伤、斑秃、面瘫等，效果满意。康晓利等自1995年开始采用皮肤针结合生姜外涂治疗斑秃，总有效率为98%。方法：患者取坐位，将斑秃部位进行消毒处理，经针灸治疗2~3遍后，用去表皮的生姜对准出血部位涂擦20~30分钟，以局部有热感为准。隔日1次，7次为1个疗程。潘丽英等自2009年10月至2011年5月对118例中的60例风寒感冒患者进行了背部刮痧加生姜外敷方法治疗（治疗组）。方法：患者去枕取俯卧位，背部经75%的酒精消毒及涂刮痧油后，依次按督脉、膀胱经的顺序刮痧，每处刮8~10次，以刮至部位皮肤红润充血或出现紫红色痧点、痧斑为准。刮痧完将姜汁涂在刮痧部位，将姜蓉制成小锥体放在大椎、肺俞、脾俞、胃俞、肾俞等穴上，保暖15~20分钟。其余58例作为对照组，只接受单纯背部刮痧治疗，其他要求等同治疗组。治疗1次，24小时后两组比较。结果显示：背部刮痧加生姜外敷治疗风寒感冒比单纯背部刮痧起效更快、疗效更好（$P<0.05$）。生姜还可以用于保鲜防腐，蒲雪梅等以生姜提取液和海藻酸钠为主原料制备涂膜剂，对红富士苹果进行保鲜实验；以蒸馏水和海藻酸钠单一涂膜处理为对照。在0℃下贮藏，通过对其质量损失率、硬度、呼吸强度、可滴定酸、丙二醛和可溶性固形物含量的测定，分析复合涂膜剂的保鲜效果。结果表明，生姜提取液-海藻酸钠复合涂膜处理可有效降低红富士苹果贮藏期间质量损失率及硬度的下降速度，较好地保持可溶性固形物、可滴定酸等营养物质的含量，减缓果实中丙二醛的积累，有效降低呼吸峰值（$P<0.05$），并使呼吸高峰的出现推迟15天左右。用10g/L的海藻酸钠与0.1g/mL的生姜提取液制备复合涂膜剂，对红富士苹果进行处理，在红富士苹果贮

藏 105 天后仍能保持较好的品质。

——王姝，梁翠茵. 生姜药理作用的研究进展［J］. 卫生职业教育，2014，32（22）：148 - 150.

# 八、大枣

## （二）临床研究

1. 治疗非血小板减少性紫癜。非血小板减少性紫癜，一般包括单纯性紫癜和过敏性紫癜。在用维生素 C、K 和盐酸苯海拉明或用 ACTH 等治疗无效的情况下，改用大枣煎剂内服，一般在 3 日内即显效，出血点很快消退。

2. 解除挛急。

3. 治疗癔病。

4. 辅助治疗脾胃虚弱。

5. 缓和药性

另据报道，"大枣花生汤"对急、慢性肝炎和肝硬化患者的血清转氨酶活力较高的患者有一定疗疗效。临床上，大枣用于防治营养性水肿和高血压症，也都有良效。

——王葳，张秀珍. 大枣的药理作用及其临床应用［J］. 中国野生植物，1991（01）：24 - 26.

## （二）药理研究

### 1. 增强免疫的作用

张庆等研究发现大枣中性多糖不仅对活化的和未活化的小鼠脾细胞有促进自发增殖的作用，且对具有培养反应的混合淋巴细胞有促进增殖的作用。张严英也研究证明，给小鼠应用 100% 的红枣 8 小时和 50% 的红枣 16 小时后，体内单核 - 巨噬细胞系统的吞噬功能显著提高。苗明三等研究发现大枣多糖可使气血双虚型大鼠的胸腺皮质和脾小节明显增厚、增大，胸腺皮质淋巴细胞数和脾淋巴细胞增多，从而使胸腺和脾脏萎缩情况达到好转。蔡治华等则通过对小鼠口服 80% 乙醇提取的大枣多糖 16mg/kg，研究发现小鼠脾小结内部的淋巴细胞、鞘内淋巴细胞逐渐增多，密集化，边缘区发生增厚，生发中心逐渐清晰，均表明了大枣能有效地促进小鼠脾细胞组织结构和免疫功能的改善。朱虎虎等给小鼠灌胃 100% 大枣汁，可抑制放疗引起的小鼠胸腺和脾脏的萎缩，使得胸腺皮质变厚，脾小结增大，减轻了由于放射引起的大鼠造血功能抑制，说明大枣对放疗小鼠免疫功能也具有一定的有保护作用。

2. 抑制肿瘤的作用

张庆等运用 MTT 法研究大枣中性多糖（JDP－N）对小鼠巨噬细胞分泌肿瘤坏死因子及其 mRNA 表达水平的影响。研究发现 JDP－N 无直接杀肿瘤细胞作用，但可通过免疫调节作用，平衡细胞因子和炎症介质的含量，发挥间接的抗癌作用。张仙土等通过对荷瘤 BALB/c 裸鼠注射不同剂量大枣多糖注射液，发现大枣多糖对 S－180 瘤细胞具有一定的杀伤效应，且呈剂量依赖关系。罗莉等分析了给予大枣提取物的小鼠的 DNA 片段，证实了大枣提取物可以诱导肿瘤细胞死亡。万隆等通过制作肺癌小鼠模型，研究发现大枣提取物能明显增加调控细胞增殖的信号小分子在细胞间流通，对抗了癌细胞的大量增生。

3. 抗氧化作用

大枣多糖被认为是抗氧化的主要活性成分，李雪华等以抗氧化剂维生素 C 作为比较标准，研究发现在半仿生的生理条件下，大枣多糖的清除能力依次为：活性氧＞羟基自由基＞氧自由基，结果提示大枣多糖具有抗氧化作用。亓树艳等以山东大枣为研究对象，用体外清除羟基自由基的检测方法，发现清除率高达48.5%，进一步证实了大枣多糖具有抗氧化的作用。王留等在断奶仔猪的食物中添加了大枣多糖，发现断奶仔猪血液中红细胞和白细胞数量显著提高，同时白蛋白和血红蛋白的含量都有提高，总体抗氧化能力增强。赵文恩等也通过FRAP法测定大枣枣皮红色素的抗氧化能力，实验发现枣皮红色素中含有抗氧化活性成分，且与其抗氧化活性呈一定正相关。

4. 保肝作用

郎杏彩等采用$CCl_4$复制家兔化学性肝损伤模型，并用红枣煎剂喂养一周，发现家兔的血清总蛋白和白蛋白明显增多，说明红枣有保护肝脏的作用。张钟等以$CCl_4$复制家兔肝损伤模型，研究了不同剂量的大枣多糖对肝脏保护作用，结果表明200mg/kg和400mg/kg的大枣多糖均能显著降低模型家兔的丙氨酸转氨酶活力，另有实验也发现了大枣对对乙酰氨基酚、$CCl_4$等引起的小鼠急性肝损伤的保护作用。

5. 抗过敏作用

高平等研究证明大枣具有抗过敏的作用，其机制可能是大枣可使白细胞内cAMP含量增高，故口服含有大枣的方剂，其靶细胞内的cAMP/cGMP值均明显升高。王维有等利用Elson-Morgan法进一步证明了大枣中cAMP具有良好的抗过敏活性，其透明质酸酶抑制率达96.2%。

6. 其他作用

除上述几种药理作用外，张钟等还做了大枣抗疲劳的有关实验，发现大枣具有明显的抗疲劳作用；朱虎虎等对大枣的抗疲劳作用做了相关的报道。此外，张国辉等还做了大枣发酵液延长小鼠对缺氧的耐受时间的实验，表明了大枣具有良好的抗缺氧作用。还有报道认为大枣汁对高脂血症小鼠的血脂水平具有显著的改善作用。大枣其味甘、性平，是常用的药食同源中药，具有补气健脾，养心安神的功效，在《本草纲目》早有记载，在我国的传统用药方法中，常与生姜合用。

在《金匮要略》《医宗金鉴》《本经疏证》等医学古籍中记载了大量的有关大枣的药方，足以说明大枣在我国传统中医药应用领域具有十分重要的位置。在西医学中，很多医学家和科学家应用现代科学技术对大枣当中的成分进行了大量的科学实验和分析，将大枣中含有的各个成分提取分离，并对每一个成分的药理作用进行了研究。日本学者丁宗铁博士等通过研究发现在大枣中所含的环磷酸腺苷（cAMP）浓度是其他生药的1000倍左右，这个发现，可以作为大枣在临床配伍治疗支气管哮喘的依据之一。大枣中含有大量的防止出血症的芦丁，其是临床上辅助治疗高血压、血小板减少症和败血症等疾病的活性物质。大枣中的多糖具有抑制肿瘤，在临床上具有抗癌的临床效用。由于大枣具有抗过敏作用，在临床上常被用来治疗单纯性和过敏性紫癜。此外，大枣中含有大量的维生素 C，它不仅具有抗坏血酸的作用，还可促进肠内铁的吸收和四氢叶酸的生成，在机体氧化还原代谢反应中发挥重要的调节作用；维生素 $B_2$ 是机体生物氧化不可或缺的维生素，缺乏可引起口、眼和外生殖器部位的炎症。因此，用大枣进行辅助治疗这些疾病，都可获得相对满意的效果。另外，大枣还具有延缓衰老、抗氧化、提高免疫等作用，在临床中对高血压、高胆固醇、心源性休克、糖尿病等疾病具有较好的疗效，且大枣中含有的各种氨基酸对人体的生命活动具有重大的意义，在西医学中又占有了重要的地位。

——吴国泰，何小飞，牛亭惠，等．大枣的化学成分、药理及应用［J］．中国果菜，2016，36（10）：25－28.

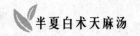

# 第八章 制剂研究

## 第一节 临床制剂

半夏白术天麻汤目前有丸剂。

**处方：** 法半夏30g、天麻180g、人参30g、炙黄芪360g、炒白术80g、苍术（米泔炙）36g、陈皮360g、茯苓126g、泽泻36g、六神曲（麸炒）69g、炒麦芽39g、黄柏54g；每100丸重6g。

**剂型：** 丸剂（水丸）

**性状：** 本品为浅黄色的水丸；味苦，微甘。

**适应证：** 健脾祛湿，化痰息风。用于脾虚聚湿生痰，眩晕，头痛，如蒙如裹，胸脘满闷。

**用法与用量：** 口服，1次6g（1袋），1日2~3次。

**不良反应：** 尚不明确。

**禁忌证：** 尚不明确。

**注意事项：** 肝肾阴虚，肝阳上亢所致的头痛、眩晕忌用。服药期间忌食生冷油腻及海鲜类食物。平素大便干燥者慎服。

**药物间相互作用：** 如与其他药物同时使用可能会发生药物相互作用，详情请咨询医师或药师。

**规格：** 6g＊10袋。

**贮藏：** 密封。

执行标准:《中华人民共和国卫生部药品标准》中药成方制剂第一册,标准编号: WS3 – B – 0058 – 89

# 第二节 白术药材中的含量测定

## 一、HPLC – DAD 波长切换法同时测定白术中白术内酯Ⅰ、Ⅱ、Ⅲ和苍术酮的含量

### (一) 供试品溶液的制备

1. 对照品溶液的制备

分别取白术内酯Ⅰ、白术内酯Ⅱ、白术内酯Ⅲ对照品约 20mg,精密称定,加甲醇溶解,制成浓度为 2.026、1.737、1.988mg/mL 的对照品溶液,作为母液;分别精密吸取各母液 0.5mL 定容至 5mL,得 202.6、173.7、198.8μg/mL 的储备液,备用。取苍术酮对照品约 5mg,精密称定,加甲醇溶解,配制成 1.196mg/mL 的对照品溶液,作为母液,备用。取上述对照品适量,配成一定浓度的混合对照品溶液,备用。

2. 供试品溶液的制备

取过 100 目筛的白术粉末约 0.5g,置 50mL 具塞锥形瓶中,精密称定,加入甲醇 20mL,称定重量,浸泡 30 分钟,超声 30 分钟,冷却至室温,加甲醇补足减失的重量,过滤,取续滤液,加甲醇定容至 25mL,过 0.45μm 微孔滤膜,取续滤液作为供试品溶液。

### (二) 色谱条件及系统适应性试验

色谱柱:Waters SunfireC$_{18}$柱(4.6mm × 250mm,5μm);流

动相：乙腈（A）－水（B）梯度洗脱，0～34min，48%A，35～46min，61%A，46.5～56.5min，88%A，57～65min，100%A；柱温：30℃；流速：1.0mL/min；进样量：10μL；检测波长：220nm（白术内酯Ⅰ、Ⅲ及苍术酮），276nm（白术内酯Ⅱ）；各成分均达到基线分析，以白术内酯Ⅰ、Ⅱ、Ⅲ及苍术酮的理论塔板数均大于10000。

## （三）线性关系考察

精密移取白术内酯Ⅰ、Ⅱ、Ⅲ对照品储备液、苍术酮对照品母液适量，加甲醇定容配制成浓度为88.24、52.11、119.30μg/mL的白术内酯Ⅰ、Ⅱ、Ⅲ混合对照品溶液。精密吸取混合对照品各20、50、100、200、400、800、1000μL，分别加甲醇定容至1mL。取浓度为2.276mg/mL的苍术酮母液25、50、100、200、300、600μL加甲醇定容至2mL。按"色谱条件"项下色谱条件，进样10μL测定，分别以峰面积Y对进样量X进行线性回归，求得回归方程。白术内酯Ⅰ $Y=5.362\times10^4X-2.79251\times10^4$（$r=1.000$）；白术内酯Ⅱ $Y=7.187\times10^4X-3.0417\times10^3$（$r=1.000$）；白术内酯Ⅲ $Y=7.187\times10^4X-3.0417\times10^3$（$r=0.9995$）；苍术酮 $Y=7.187\times10^4X-3.0417\times10^3$（$r=0.9999$）。结果表明，白术内酯Ⅰ进样量在17.6～882.4ng，白术内酯Ⅱ进样量在10.42～521.1ng，白术内酯Ⅲ进样量在23.86～1193ng，苍术酮进样量在284.5～6828ng范围内峰面积与进样量呈良好的线性关系。

## （四）精密度试验

分别精密吸取浓度为19.43、13.90、29.82、227.60μg/mL的白术内酯Ⅰ、白术内酯Ⅱ、白术内酯Ⅲ及苍术酮混合对照品溶液，按"色谱条件"项下色谱条件，连续重复进样 6 次，每次 10μL，测定峰面积，其峰面积的 RSD 分别为 0.54%、0.58%、0.67%、0.88%，均符合要求。

### （五）稳定性试验

取白术粉末（过 100 目筛）约 0.5g，精密称定，按"供试品溶液的制备"项下方法制成供试品溶液，在"色谱条件"项下色谱条件下，分别于 0、2、4、8、12、18 小时进样 10μL，测定各成分的峰面积。24 小时内白术内酯Ⅰ、Ⅱ、Ⅲ及苍术酮峰面积的 RSD 分别为 1.5%、2.1%、1.4%、1.0%，表明供试品溶液在 24 小时内稳定。

### （六）重复性试验

取同一批次的生白术粉末 6 份（批号：1，过 100 目筛），每份约 0.5g，精密称定，按照"供试品溶液的制备"项下方法制成供试品溶液，按"色谱条件"项下色谱条件，进样 10μL 测定，4 种化合物含量的 RSD 分别为 0.15%、0.96%、0.92%、1.0%。

### （七）加样回收试验

取已测含量的同一批次白术样品 6 份（批号：6，过 100 目筛），每份约 0.25g，精密称定，分别精密加入浓度分别为 11.66、52.11、129.2、153.2μg/mL 白术内酯Ⅰ、Ⅱ、Ⅲ及苍术酮的混合对照品溶液 1mL，按"供试品溶液的制备"项下方法制成供试品溶液，在"色谱条件"项下色谱条件下，进样 10μL 测定。白术内酯Ⅰ、Ⅱ、Ⅲ、苍术酮的平均加样回收率分别为 100.4%（$RSD = 1.7\%$）、99.48%（$RSD = 1.8\%$）、97.47%（$RSD = 1.8\%$）、98.90%（$RSD = 1.3\%$）。

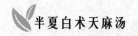

### （八）样品测定

取各批次的白术（10批），"供试品溶液的制备"项下方法制成供试品溶液，精密吸取供试品和对照品溶液，按"色谱条件"项下色谱条件进行测定，计算样品中各成分的含量，测定结果见表2。结果表明，生白术中苍术酮的含量最高，与3种内酯类成分的含量差异均较大（数量级差异超过10倍甚至达百倍以上）。

——尹华，王知青，王玲，等．HPLC－DAD波长切换法同时测定白术中白术内酯Ⅰ、Ⅱ、Ⅲ和苍术酮的含量［J］．中华中医药杂志，2013，28（1）：233－236．

## 二、平白术多糖与氨基酸提取及含量测定

### （一）测定波长的选择

精密称取一定量多糖样品置小烧杯中，加水溶解，定量转移至100mL量瓶中，加水至刻度，混匀。吸取该样品2mL于试管中，加5%苯酚水溶液1.2mL混匀，迅速加入4mL浓硫酸，振摇10分钟，在25℃水浴保温放置30分钟，取出冷却，以苯酚－硫酸溶液为空白，于400～800nm范围扫描，选择最大吸收波长488.4nm为测定波长。

### （二）标准曲线

精密称取105℃干燥至恒重的标准果糖18.70mg，加水溶解至250mL，配成74.8μg/mL的标准储备液。取10mL具塞试管，分别加上述标准液0.0、0.10、0.20、0.30、0.40、0.50、0.60、0.70mL，加水稀释至1mL，摇匀，每个试管各加5%苯酚水溶液1.2mL混匀，再迅速加入4mL浓硫酸，振摇10分钟，

在 25℃ 水浴保温放置 30 分钟。以水作空白在 488.4nm 处测定各标准液的吸收度，得回归方程 $A = 0.0983C + 0.0.0926$（$r = 0.9994$）。其在 $1 \sim 20.6\mu g/mL$ 浓度范围内呈良好的线性关系。

### （三）换算因素

测定精密称取干燥的平白术多糖 20mg，用蒸馏水溶解后定容至 100mL，作为多糖储备液。精确量取多糖储备液 0.2mL，加水至 1.0mL，按测定标准曲线同样的方法测其吸光度值。按下式计算换算因素：$f = W/CD$ 试中：W 为多糖质量（$\mu g$），$C$ 为多糖液中果糖的浓度（$\mu g/mL$），$D$ 为多糖的稀释因素，测得 $f = 1.24$。

### （四）平白术多糖、氨基酸的提取

1. 平白术多糖的提取

精密称取白术粗粉 50g 置于 1000mL 的容量瓶中，加 6 倍量 70% 的乙醇回流 2 小时。过滤，取滤渣加 8 倍蒸馏水回流 2 小时，趁热过滤。在滤渣中加 6 倍水回流 1 小时，趁热过滤。再在滤渣中加 3 倍量水回流 1 小时，趁热过滤，合并 3 次滤液，浓缩至 100mL，加无水乙醇至乙醇浓度达 85%，再用 75% 乙醇冲洗，离心，反复 6 次，去溶液取沉淀。加水溶解，用 5% Zn-SO$_4$ 4mL 和饱和 Ba（OH）$_2$ 溶液 16mL 振摇，离心去蛋白，反复 10 次。将所得溶液置于冰箱中过夜，次日取出溶解，在 8000r/min 离心 15 分钟反复 4 次。用氯仿 – 正丁醇（4：1）与溶液按 5：1 的比例混合搅拌 15 分钟离心，反复 3 次，得澄清液即白术多糖溶液。加水至 100mL 冷藏备用。

2. 平白术氨基酸的提取

称取平白术粉末 40g（过 80 目）投入装有搅拌器、温度计、回流冷凝器的三颈烧瓶中，加入6mol/L的盐酸100mL，加热水解24小时，反应温度保持在（110±1）℃。滤渣用少量稀盐酸浸泡，过滤，重复两次，收集3次滤液得水解液，加热7小时赶盐酸。在滤液中加入0.5g活性炭且维持滤液在（80~90）℃，磁力搅拌脱色30分钟重复2次，减压浓缩得到50mL橙红色的溶液，作为储备液。于4℃的冰箱中保存。

### （五）平白术多糖和氨基酸含量的测定

（1）样品多糖含量的测定

平白术多糖提取液稀释至适当倍数后，精密吸取1.0mL，按照标准曲线的方法测定吸光度，计算平白术多糖的含量。

（2）稳定性实验

取样品在8小时内测定吸收度，1次/小时。样品在4小时内稳定，RSD=1.2%。

（3）平白术氨基酸的测定条件

实验条件：L-8800型全自动氨基酸分析仪，钠型阳离子交换柱（4.6mm×60mm），分析时间35分钟，流动相柠檬酸三钠缓冲液（pH3.2~4.9），四元梯度洗脱，缓冲液流速0.4mL/min，茚三酮流速0.35mL/min，缓冲液泵压力8~11.5Pa，茚三酮泵压力0.9~1.2kPa，柱温50℃，氮气压力20kPa。

柱的衍生条件：反应液A：390g茚三酮/L丙二醇甲醚，反应液B：醋酸钠/醋酸：丙二醇甲醚（60:40）；供试品和对照品溶液进样量均为20μL。

（4）平白术氨基酸含量的测定

按上述色谱条件，使用日立L-8800AAA分析仪进行样品测定。

——陈文，李丽立，张平，等．平白术多糖与氨基酸提取及含量测定研究［J］．时珍国医国药，2007（4）：815 - 817．

## 三、高效液相色谱法测定白术挥发油中苍术酮含量

### 1. 白术挥发油的提取

取一定量的白术粉末（40 目），加 10 倍量的正己烷回流提取 3 次，1 小时/次，合并提取液，无水硫酸钠干燥除水，减压回收正己烷至无溶媒滴出，得挥发油。

### 2. 色谱条件

色谱柱：AlltimaHPC18 色谱柱（250mm × 4.6mm，5μm），流动相：甲醇 - 水（95：5）；流速：1.0mL/min；检测波长为 220nm；柱温为室温；进样量 10μL。理论塔板数以苍术酮峰计算 >5000，对称因子为 1.05，与相邻杂质峰的分离度 >2.0。

### 3. 对照品溶液的制备

精密称取苍术酮对照品 7.5mg，置 25mL 量瓶中，加无水甲醇定容，即得 0.3mg/mL 的对照品溶液。

### 4. 样品溶液的制备

取白术挥发油 0.1g，精密称定，置 50mL 量瓶中，加入无水甲醇，超声溶解，放冷，再加入无水甲醇稀释至刻度，摇匀，用 0.45μm 微孔滤膜滤过，即得。

### 5. 线性关系的考察

精密吸取对照品溶液 400、1000、1600、2200、2800、3400μL 分别置 5mL 量瓶中，加无水甲醇稀释至刻度，摇匀，分别得到浓度为 0.024、0.06、0.096、0.132、0.168、0.204mg/mL 的对照品溶液。以上 6 份对照品溶液各进样 10μL，

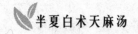 

测得峰面积，以进样量 $X$（μg）为横坐标，峰面积积分值为纵坐标，建立标准曲线，计算的回归方程为 $Y = 1.683 \times 10^3 X + 36.97$，$r = 0.9998$。结果表明，苍术酮在 $0.24 \sim 2.04$ μg 具有良好的线性关系。

6. 精密度试验

取浓度为 0.096mg/mL 对照品溶液进样 10μL，重复进样 6 次，平均峰面积为 1987，$RSD$ 为 1.7%。

7. 稳定性试验

取配制好的样品溶液分别在 0、2、4、6、8、10 小时进样 10μL，记录峰面积，结果峰面积的 $RSD$ 为 1.3%。可见样品溶液在 10 小时内稳定。

8. 重复性试验

取同一批号样品，按样品溶液的制备方法平行制备 6 份，按含量测定方法进行测定，结果苍术酮的平均含量为 304.8mg/g，$RSD$ 为 1.5%。

9. 回收率试验

采用加样回收法，取已知含量的挥发油 9 份，每份约 0.011g，精密称定，分别精密加入对照品苍术酮适量，按样品溶液制备项下操作，依法制备、进样、记录色谱图、计算回收率。

10. 样品测定

分别精密吸取对照品与样品溶液各 10μL，注入液相色谱仪，按上述色谱条件测定，记录色谱图，以外标法计算样品中苍术酮的含量。

——王峰，蔡光明，郭惠玲. 高效液相色谱法测定白术挥发油中苍术酮的含量 [J]. 中南药学，2008（3）：320 - 322.

# 第三节 半夏药材中的含量测定

## 一、半夏生物碱的含量测定

### 1. 对照品溶液的制备

精密称取在 105℃ 干燥至恒重的盐酸麻黄碱 10.4mg，置于 100mL 容量瓶中，加蒸馏水溶解并定容，摇匀，得含盐酸麻黄碱浓度为 0.104g/L 溶液。

### 2. 标准曲线的绘制

精密量取上述对照品溶液 0.20、0.35、0.50、0.65、0.80mL，分置于分液漏斗中，补加蒸馏水至 1.00mL，加入 10mL 柠檬酸－枸橼酸钠缓冲液（pH=5.40），再加 0.1% 溴麝香草酚蓝溶液 1mL，精密加入氯仿 10mL，振摇 1 分钟，放置分层 0.5 小时，分取氯仿层，以氯仿为空白对照，在 411nm 波长处测定吸光值，以浓度为横坐标，吸光值为纵坐标，求得回归方程。

### 3. 样品供试液的制备与测定

取已干燥至恒重的半夏饮片，粉碎过 60 目筛，精密称取 3 份约 1.15g，分别加浓氨水 0.5mL，氯仿 10mL，冷浸 72 小时，过滤，残渣以 10mL 氯仿分 3 次洗涤，合并滤液，80℃ 回收氯仿至干，用氯仿溶解并定容于 25mL 容量瓶中，精密取 2.5mL 置于分液漏斗中，补加氯仿至 10.0mL，依次加入柠檬酸－枸橼酸钠缓冲液（pH=5.40）10mL，0.1% 溴麝香草酚蓝溶液 1mL，振摇，静置 1 小时，取氯仿层，作为样品供试液。以氯仿为空

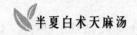

白，在 411nm 测定吸光值 A。

4. 稳定性实验

将待测样品液在波长 411nm 处进行测定，并在室温下每隔 1 小时测定 1 次，连续测定 5 次。

5. 精密度实验

取标准对照液 4.0mL，照上述方法制备标准品供试液和空白对照液，在 411nm 波长处重复测定 5 次。

6. 加样回收实验

精密称取已知生物碱含量的半夏药材样品 0.58g，精确加入浓度为 $1.3 \times 10^{-5}$ （kg/L）10m 盐酸麻黄碱对照品溶液，按"样品供试液的制备与测定"项下制备供试液和空白对照品溶液在 411nm 波长处测定样品 5 批。

——王蕾，赵永娟，张媛媛，等. 半夏生物碱含量测定及止呕研究［J］. 中国药理学通报，2005（07）：864 – 867.

## 二、RP – HPLC 法测定草酸、柠檬酸、果酸、琥珀酸含量

### （一）流动相

精密称取 1.725g 磷酸二氢铵置于 500mL 量瓶中，加入适量超纯水溶解并稀释至刻度，以磷酸调 pH 至 2.0 作为水相；另取 500mL 色谱级的甲醇作为有机相。将水相和有机相分别用 0.22μm 混合纤维树脂膜抽真空过滤、脱气后使用。

### （二）溶液配制

1. 混合对照品储备液

精密称取草酸 28.5mg、柠檬酸 61.6mg、苹果酸 13.1mg、

琥珀酸62.8mg，分别置50mL量瓶中，加适量流动相溶解并稀释至刻度，得单一成分对照品储备液；分别精密吸取草酸储备液2mL以及柠檬酸、苹果酸、琥珀酸的储备液各5mL，置25mL量瓶中，加流动相稀释至刻度，摇匀，得草酸、柠檬酸、苹果酸、琥珀酸浓度分别为45.6、246.4、52.4、251.2μg/mL的混合溶液，即得。

2. 供试品溶液

称取半夏药材粉末（过80目筛）2g，用40mL超纯水超声（300W，25kHz）提取2次，每次2小时，提取液用砂芯布什漏斗过滤，合并滤液，用超纯水定容至100mL，精密量取20mL，加浓氨水调pH为11.5，用提取液3倍量的乙酸乙酯（60mL）萃取3次，收集碱水液，以磷酸酸化至pH为2.0，再以3倍量的乙酸乙酯萃取5次，收集乙酸乙酯，旋转蒸发挥干，超纯水溶解并定容至25mL，0.22μm混合纤维树脂膜滤过，取续滤液即得。

## （三）色谱条件及系统适用性

色谱柱：Gemini – $C_{18}$（4.6mm × 250mm，5μm）；流动相：0.03mol/L磷酸二氢铵缓冲液（以磷酸调节pH = 2.0）–甲醇（97∶3）；流速：0.8mL/min；柱温：30℃；检测波长：210nm；进样量：20μL。取混合对照品溶液和供试品溶液各20μL进样，各有机酸分离度均大于2.0，拖尾因子均小于2.0，理论塔板数按草酸峰计算不低于3000。

## （四）线性关系

精密吸取混合对照品储备液0.5、2、4、6、8mL，分别置10mL量瓶中，加超纯水稀释至刻度，摇匀，即得系列对照品溶

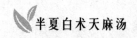

液；按照"色谱条件及系统适用性"项下色谱条件进样 $20\mu L$ 进行测定，以峰面积为纵坐标，分别以 4 种有机酸对照品溶液的质量浓度（$\mu g/mL$）为横坐标，绘制标准曲线，4 种有机酸的线性回归方程、相关系数、质量浓度线性范围。

**（五）精密度试验**

取混合对照品溶液（草酸、柠檬酸、苹果酸、琥珀酸的质量浓度分别为 9.12、49.28、10.48、$50.24\mu g/mL$），按"色谱条件及系统适用性"项下条件连续进样 6 次，测定峰面积。结果草酸、柠檬酸、苹果酸、琥珀酸峰面积的 RSD（$n=6$）分别为 0.27%、0.56%、0.49%、0.43%，精密度符合分析要求。

**（六）稳定性试验**

取半夏供试品溶液，室温下放置 0、2、4、6、8、10 小时，按"色谱条件及系统适用性"项下色谱条件分别进样测定峰面积，草酸、柠檬酸、苹果酸、琥珀酸的 RSD（$n=6$）分别为 0.31%、0.78%、0.27%、0.49%，说明稳定性符合分析要求。

**（七）重复性试验**

取半夏药材样品，按"供试品溶液"项下方法平行制备供试品溶液 6 份，分别按"色谱条件及系统适用性"项下方法进样分析，测定峰面积；结果草酸、柠檬酸、苹果酸、琥珀酸的平均含量分别为 0.037%、0.301%、0.142%、0.164%，RSD 分别为 0.57%、0.45%、0.39%、0.54%，说明重复性符合分析要求。

**（八）加样回收率试验**

称取已知含量（草酸、柠檬酸、苹果酸、琥珀酸含量分别为 0.037%、0.301%、0.142%、0.164%）的半夏粉末 9 份，每份约 1.0g，分别精密加入相当于半夏粉末中草酸、柠檬酸、苹果酸、琥珀酸含有量的约 80%、100% 和 120% 的有机酸单体对照品溶液，按照"供试品溶液"项下的方法制备供试溶液，按"色谱条件及系统适用性"项下色谱条件进样测定，计算回收率。结果，低、中、高浓度的草酸、柠檬酸、苹果酸、琥珀酸的平均回收率（n = 9）分别为 98.0%、97.4% 和 97.5%，96.9%。

——孙全，张景勋，傅亚，等. RP – HPLC 法同时测定半夏药材中 4 种有机酸的含量［J］. 药物分析杂志，2015，35（6）：1062 – 1066.

# 三、HPLC 法测定半夏中鸟苷和尿苷含量

## （一）色谱条件

色谱柱为 Hypersil ODS（5μm，4.6mm × 150mm），柱温：25℃，流动相为水 – 甲醇（95：5，V/V），检测波长 254nm，流速 1mL/min，进样量 20μL。

## （二）溶液的制备

1. 对照品溶液的制备

分别精密称取鸟苷 0.0131g 和尿苷标准品 0.0140g，置 50mL 容量瓶中，加水稀释至刻度，摇匀，得 0.26mg/mL 的鸟苷和 0.28mg/mL 尿苷对照储备液。分别精密吸取鸟苷和尿苷对照储备液各 5mL 于 EP 管中，摇匀，得核苷混合标准品溶液。

2. 供试品溶液的制备

共收集到 10 批样品分别来自四川、贵州、重庆、甘肃、云南、湖南 6 省的不同地区的半夏原药材，经重庆太极集团质检部杨修齐研究员鉴定为天南星科植物半夏 ［Pinelliaternate

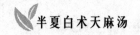 

（Thunb.）Breit〕的干燥块茎，将其在60℃烘干，打粉，过4号筛，即得本品粉末，贴上标签做好记号，备用。精密称取样品各2g，用40mL超纯水超声提取2次，每次2小时，提取液过滤后用超纯水定容至100mL，即得供试品溶液。

### （三）线性关系的考察

分别精密吸取鸟苷和尿苷混合标准品溶液0.025、0.1、0.5、1、2mL置于10mL容量瓶中，加入超纯水稀释至刻度，得到一系列不同浓度的混合标准品溶液，按照"色谱条件"项下色谱条件进行测定。

### （四）精密度实验与重复性实验

取同一标准品溶液，按"对照品溶液的制备"项下方法重复进样6次，以峰面积计算含量。按供试品配制方法平行配制6份，按"对照品溶液的制备"项下方法进样分析。

### （五）稳定性实验

精密吸取供试品溶液，分别在0、3、6、12、24、48小时，按上述色谱条件进样20μL，测定鸟苷和尿苷的峰面积。

### （六）加样回收率的考察

分别精密量取已测的半夏提取物0.25mL，共9份，置于10mL容量瓶中，按照样品中鸟苷和尿苷含量的约80%、100%和120%，分别加入鸟苷和尿苷的标准品储备液，加入超纯水稀释至刻度，摇匀，滤过，取续滤液，按"对照品溶液的制备"项下色谱条件进行测定。

### （七）不同产地半夏中鸟苷和尿苷含量分析比较

分别精密吸取"供试品溶液的制备"项下的混合标准品与

供试品溶液，按照"对照品溶液的制备"项下色谱条件进行实验，测定各个样品含量。

——张严方，张景勋，何丹，等. HPLC 法测定不同产地半夏中鸟苷和尿苷的含量［J］. 重庆医科大学学报，2017，42（3）：323－326.

# 第四节　陈皮药材中的含量测定

## 一、HPLC 法测定黄酮类化合物

### 1. 溶液配制

称取陈皮饮片约 50.0g，用粉碎机粉碎，60 目过筛，精密称取 5.0g，置 250mL 平底烧瓶中，加水 100mL，水浴加热（60℃）回流提取 1 小时，放冷，滤过，药渣加水 100mL 同样操作提取 2 次，过滤，合并过滤液，减压浓缩至 30～40mL，移至 100mL 量瓶中，加水定容，即得供试品原液。再精密量取供试品原液 4mL 置 100mL 量瓶中，加水稀释并定容，即得供试品溶液。如果需要再稀释 1 倍，进样前 0.22μm 滤膜过滤。分别精密称取对照品柚皮芦丁、橙皮苷、川陈皮素、3，5，6，7，8，3′，4′－七甲氧基黄酮、红橘素适量，配成浓度分别为 100.0，100.0，10.0，10.0，10.0mg/mL 的单一成分对照品储备液。

### 2. 色谱条件

Waters Symmetry $C_{18}$ 色谱柱（250mm×4.6mm，5μm）；流动相为 0.1% 甲酸水溶液（A）－乙腈（B），梯度洗脱（0～20

分钟，A 为 90%；20~35 分钟，A 为 90%~75%；35~50 分钟，A 为 75%~30%；50~60 分钟，A 为 30%~90%）；流速 1.0mL/min；检测波长为 300nm；柱温为 25℃，自动进样器温度为 4℃，进样量 10μL。精密量取柚皮芦丁、橙皮苷、川陈皮素、3，5，6，7，8，3′，4′-七甲氧基黄酮及红橘素的对照品储备液各 0.1，0.3，0.5，0.7，0.9mL 分别对应置 10mL 量瓶中，用流动相定容，摇匀。进样测定，记录峰面积。根据对照品浓度（C，μg/mL）和对照品峰面积（A）进行线性回归。柚皮芦丁、橙皮苷均在 1.00~9.00μg/mL 内呈良好的线性，川陈皮素、3，5，6，7，8，3′，4′-七甲氧基黄酮及红橘素均在 0.10~0.90μg/mL 内呈良好的线性。

### 3. 精密度试验

同一份供试品溶液，日内重复进样 5 次，并连续测定 5 天，记录峰面积，计算日内、日间精密度。结果柚皮芦丁、橙皮苷、川陈皮素、3，5，6，7，8，3′，4′-七甲氧基黄酮及红橘素的日内 RSD 分别为 0.16%，0.34%，0.22%，0.14%，0.28%；日间 RSD 分别为 0.22%，0.41%，0.36%，0.30%，0.43%。稳定性试验：取同一份供试品溶液，放入自动进样器中（4℃）。在 0，4，8，12，16，20，24 小时分别进样测定，记录峰面积，考察供试品溶液在 4℃ 的稳定性。结果表明，供试品溶液在 24 小时内稳定。

### 4. 重复性试验

精密称取同一批药材（45 号样品）粉末，按照"溶液配制"项下方法制备 5 份供试品溶液，进样 10μL，记录峰面积，计算柚皮芦丁、橙皮苷、川陈皮素、3，5，6，7，8，3′，4′-

七甲氧基黄酮及红橘素的含量。结果上述 5 种成分的含量平均值（n = 5）分别为 3.90，4.10，0.57，1.01，0.29mg/g；*RSD* 分别为 1.5%，1.2%，2.4%，2.8%，3.7%。

5. 回收率试验

精密称取 5 份已测知含量的 45 号样品粉末 2.5g，分别置 250mL 平底烧瓶中，加水 100mL，分别加入对照品储备液各 40μL，按"溶液配制"项下的方法制备所需溶液，进样 10μL，记录峰面积，由测得量与加入量计算回收率。结果柚皮芦丁、橙皮苷、川陈皮素、3，5，6，7，8，3′，4′ – 七甲氧基黄酮及红橘素 5 种黄酮类化合物的平均回收率（n = 5）分别为 96.8%，99.4%，93.3%，94.4%，95.8%；*RSD* 分别为 1.9%，1.4%，2.1%，2.6%，1.9%。

6. 样品测定

对购得的 60 批陈皮饮片按照"溶液配制"项下的方法制备供试品溶液。精密吸取供试品溶液及"线性关系考察"项下的对照品溶液各 10μL 进样，记录峰面积。按照外标法计算陈皮饮片中柚皮芦丁、橙皮苷、川陈皮素、3，5，6，7，8，3′，4′ – 七甲氧基黄酮及红橘素含量。

——封宇飞，张宏武，邹忠梅，等 . HPLC 法同时测定陈皮饮片中 5 种黄酮类化合物的含量 ［J］. 药物分析杂志，2009，29（1）：10 – 15.

## 二、HPLC 法测定陈皮素和橙皮苷含量

1. 色谱条件

日本岛津 HPLC，包括 LC – 20AT 高压输液泵、SPD – 20A

紫外检测器、N2010 色谱工作站，色谱柱为菲罗门（Phe - no-menex）C18 柱（4.6mm×250mm，5μm）。橙皮苷检测流动相为甲醇 - 醋酸 - 水（35：5：60），检测波长为284nm，柱温为30℃，流速为0.8mL/min；陈皮素检测流动相为0.05%磷酸 - 乙腈（45：55），检测波长为335nm，柱温为35℃，流速为0.8mL/min。

2. 溶液制备

分别精密称取橙皮苷和陈皮素对照品9.25、2.21mg，置于25mL容量瓶中，加甲醇溶解并稀释至刻度，摇匀，制得370μg/mL、88.4μg/mL的对照品溶液，备用。取样品研磨成粉，过3号筛，精密称取0.4g陈皮粉于具锥形瓶中，用70%乙醇回流提取，料液比设置为1：19，提取温度设置为77℃，提取时间为1.5小时，冷却至室温后再次精密称重，用70%乙醇补足减少的重量，摇匀，滤过，转移至容量瓶中，在30℃恒温水浴锅中挥干乙醇溶剂后用甲醇定容至刻度，0.45μm滤头过滤至EP管中备用。

3. 波长确定

分别精密吸取橙皮苷和陈皮素对照品储备液5μL注入液相仪，在200～800nm范围内进行扫描，发现橙皮苷的最大吸收波长为284nm，陈皮素的最大吸收波长为335nm，且与查阅的有关文献相一致，因此选择284nm、335nm分别作为橙皮苷、陈皮素的检测波长。

4. 线性关系考察

用移液枪精密吸取各自储备液2、5、8、10、15、20μL于1mL容量瓶中，用甲醇定容至刻度。按照"色谱条件"项下色谱条件进行测定，记录峰面积，以峰面积为纵坐标，浓度为横坐标，得到橙皮苷和陈皮素的线性方程。橙皮苷线性方程为：$Y_1 = 2.95 \times 10^6 X_1 + 3.46 \times 10^4$（$r = 0.9999$），线性范围为 $0.74 \sim 7.4\mu g/mL$；陈皮素线性方程为：$Y_2 = 5.68 \times 10^6 X_2 - 1.16 \times 10^5$（$r = 0.999$），线性范围为：$0.174 \sim 1.740\mu g/mL$。

**5. 精密度实验**

分别精密量取对照品溶液 $20\mu L$，连续进样 5 次，在色谱条件下测量峰面积，结果橙皮苷的相对标准偏差（$RSD$）为 $1.59\%$，陈皮素的相对标准偏差（$RSD$）为 $2.10\%$，符合精密度要求，表明仪器精密度良好。

**6. 稳定性实验**

分别取同一供试品溶液，分别于 0、2、4、6、8、12 小时进样 $20\mu L$，在色谱条件下测量峰面积，经计算橙皮苷的相对标准偏差（$RSD$）为 $1.73\%$，陈皮素的相对标准偏差（$RSD$）为 $1.16\%$，表明溶液在 12 小时内稳定性较好。

**7. 重复性实验**

分别取同一批次样品 5 份，按照样品制备方法制备，在色谱条件下各进样 $20\mu L$，测量峰面积，经计算橙皮苷的相对标准偏差（$RSD$）为 $1.76\%$，陈皮素的相对标准偏差（$RSD$）为 $1.84\%$，表示该方法重复性良好。

**8. 回收率实验**

分别取供试液样品 5 份，每份 $1mL$ 于 $3mL$ 容量瓶中，分别加入橙皮苷、陈皮素对照品 0.8、1、1.2mL，混合均匀后甲醇定容至刻度，按色谱条件下进样 $20\mu L$，计算加样回收率，结果橙皮苷的 $RSD$ 为 $2.02\%$，橙皮素的 $RSD$ 为 $2.12\%$。

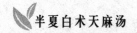

9. 含量测定

按"供试品溶液制备"项方法分别制得 3 批供试样品，按"色谱条件"项色谱条件进样 20μL，计算含量。

——仇雪. 陈皮中陈皮素和橙皮苷含量测定 [J]. 亚太传统医药，2015，11（7）：19 - 20.

# 第五节　茯苓药材中的含量测定

## 一、茯苓多糖的测定

### 1. 提取

准确称取茯苓 50g，切成碎片，加入 10 倍量的水，回流提取 3 次，每次 3 小时。合并 3 次提取液滤过，除去不溶性杂质，在 50℃温度下减压浓缩至 20mL。上清液在不断搅拌下，加入无水乙醇使乙醇终浓度分别达到 95%、70%、30%，静置 24 小时，4000rpm 离心 15 分钟，收集沉淀，用无水乙醇洗涤，再次离心收集沉淀，水复溶后在透析袋（3500Da）中透析，流水透析 24 小时，蒸馏水透析 24 小时。透析液离心除去不溶物后，收集上清液，冷冻干燥得茯苓多糖冻干品。

### 2. 溶液配制

分别精密配制 0.1mg/mL 和 0.4mg/mL 的葡萄糖标准品溶液和半乳糖醛酸标准溶液。按照倍数稀释原则分别将其稀释，得到葡萄糖标准品溶液系列浓度 0.1、0.05、0.025、0.0125、0.00625mg/mL，半乳糖醛酸标准溶液系列浓度 0.4、0.2、0.1、0.05、0.025mg/mL。

3. 标准曲线的制备

分别精密量取葡萄糖标准品溶液系列浓度各 1mL 于 10mL 具塞试管，加 6% 苯酚试剂 1.0mL 摇匀，迅速滴加浓硫酸 5.0mL，即刻摇匀，放置 5 分钟后，置沸水浴加热 15 分钟，取出冷却至室温（25℃）。以同样处理的重蒸馏水为空白对照，于 490nm 处测定吸光度值。同一浓度的标准溶液分别重复测定 3 次。以 Glc 浓度（mg/mL）为横坐标，以吸光度值为纵坐标，绘制标准曲线，计算回归方程：$Y = 0.1994X - 0.2291$，$R^2 = 0.9970$。分别精密量取葡萄糖标准品溶液系列浓度 1mL 于 10mL 具塞试管，然后加入硫酸－硼砂溶液 6mL，振摇混合，在沸水浴中煮沸 5 分钟。以冰水浴冷却至室温，分别加入 0.1mg/mL 咔唑无水乙醇溶液 0.2mL。摇匀后，在沸水与中煮沸 10 分钟。冷却摇匀后，以同样处理的重蒸馏水为空白，进行比色，于分光光度计所测得的最大吸收波长（530nm）处依次测定 OD 值。以 OD 值为纵坐标，对应的糖醛酸浓度值（mg/mL）为横坐标制作标准曲线，由所得结果建立糖醛酸浓度与吸光度的线性回归方程。回归方程为：$Y = 0.1602X + 0.1594$，$R^2 = 0.9932$。

4. 换算因子的测定

精密称取茯苓多糖 10mg，置于 100mL 容量瓶中，加水溶解并稀释至刻度。分别按标准曲线制备项下方法测定其吸光度，由回归方程计算出 6 份茯苓多糖中葡萄糖含量和平均值，再计算出换算因子 $f = W/ (C \times D) = 1.6862$，式中 $W$ 为茯苓多糖质量（mg），$C$ 为茯苓多糖溶液中葡萄糖浓度（mg/mL），$D$ 为茯苓多糖的稀释倍数。

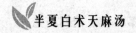

5. 精密度试验

取同一供试品溶液，重复测定 5 次，测定的吸光度见表 1，RSD 分别为 0.23% 和 0.31%，结果表明，仪器精密度良好。

6. 稳定性试验

取同一供试品溶液，按标准曲线制备项下方法，每隔 2 分钟测定 1 次，共测定 1 小时。1 小时内测定的稳定性。

7. 重现性试验

取同一批茯苓多糖 5 份，按标准曲线制备项下方法进行测定。结果表明，RSD 小于 3.25%。

8. 加样回收率试验

精密称取已知含量茯苓多糖 5 份，分别精密加入葡萄糖和半乳糖醛酸对照品适量，于最大吸收波长处测定吸收度，计算回收率，结果说明方法准确可靠。

9. 样品测定

精密称取 60℃ 干燥至恒重的 95% 醇沉茯苓多糖、70% 醇沉茯苓多糖、30% 醇沉茯苓多糖各 10mg，溶解于双蒸水中，定容至 100mL，得浓度为 0.1mg/mL 的样品溶液，取样品溶液各 1mL，按标准曲线制备项下方法操作，每个样品各平行测量 3 次，从回归方程中求出供试液中葡萄糖和半乳糖醛酸的含量，分别计算样品中总糖含量和糖醛酸含量，最终测得 95% 醇沉茯苓多糖、70% 醇沉茯苓多糖、30% 醇沉茯苓多糖中总糖平均百分含量分别为 67.96%、89.95% 和 79.16%；糖醛酸百分含量分别为 8.00%、8.91% 和 8.65%。

——方东军，赵润琴，张晓娟. 茯苓多糖的总糖含量及糖醛酸含量测定 [J]. 中医药信息，2011，28 (4)：42 - 44.

## 二、RP – HPLC 法测定茯苓三萜酸含量

1. 色谱条件

色谱柱：Kromasil C$_{18}$ 柱（250mm × 4.6mm，5μm）；流动相：乙腈（A）– 0.05% 磷酸水溶液（B），梯度洗脱（0 ~ 5min，60% A ~ 64% A；5 ~ 35min，64% A ~ 65% A；35 ~ 35.01min，65% A ~ 73% A；35.01 ~ 53min，73% A）；柱温：35℃；流速：1.0mL/min；检测波长：0 ~ 48min，241nm（去氢土莫酸、猪苓酸 C、3 – 表去氢土莫酸、去氢茯苓酸），48 ~ 55min，210nm（茯苓酸）；进样量：10μL。

2. 溶液配制

（1）混合对照品溶液制备

精密称取对照品去氢土莫酸 101.68mg，猪苓酸 C42.34mg，3 – 表去氢土莫酸 9.96mg，去氢茯苓酸 20.43mg 和茯苓酸 37.67mg，分别置于 5 个 5mL 量瓶中，分别加甲醇溶解并稀释成单一对照品储备液。分别精密量取 5 种对照品储备液 1.5mL 置于同一 10mL 量瓶中，以甲醇定容，即得去氢土莫酸质量浓度为 3.05mg/mL、猪苓酸 C 质量浓度为 1.27mg/mL、3 – 表去氢土莫酸质量浓度为 0.299mg/mL、去氢茯苓酸质量浓度为 0.613mg/mL 和茯苓酸质量浓度为 1.13mg/mL 的混合对照品溶液。

（2）供试品溶液制备

取茯苓或茯苓皮药材粗粉约 2.0g，精密称定，置具塞锥形瓶中，加入甲醇 20mL，称重，超声处理（功率 250W，频率 33Hz）20 分钟，冷却，称重，用甲醇补足重量，用微孔滤膜

（0.45μm）滤过，取续滤液进样。线性关系的考察分别精密量取混合对照品溶液 0.1、0.2、0.5、1.0、1.5、2.0mL，分别置于 10mL 量瓶中，用甲醇稀释定容，得系列对照溶液。在上述色谱条件下分析，以对照品溶液浓度（μg/mL）为横坐标（$X$），峰面积为纵坐标（$Y$），绘制标准曲线。

3. 线性关系

回归方程及浓度范围，各待测成分在浓度范围内呈良好线性关系。

4. 精密度

取混合对照品溶液，重复进样 6 次，计算去氢土莫酸、猪苓酸 C、3 - 表去氢土莫酸、去氢茯苓酸和茯苓酸峰面积的 $RSD$ 分别为 1.5%、1.8%、0.2%、1.6% 和 1.6%，表明仪器精密度良好。

5. 稳定性

取供试品溶液于室温下放置，分别在 0、2、4、6、8 和 12 小时后进样测定。结果表明，供试品溶液中去氢土莫酸、猪苓酸 C、3 - 表去氢土莫酸、去氢茯苓酸和茯苓酸在 12 小时内稳定，峰面积的 $RSD$ 分别为 2.8%、1.9%、1.8%、2.2% 和 2.2%。

6. 重复性

称取同一茯苓样品 6 份，精密称定，按本文所建立的方法制备供试品溶液，分析测定。去氢土莫酸、猪苓酸 C、3 - 表去氢土莫酸、去氢茯苓酸和茯苓酸含量（平均值）分别为 1.0、0.19、0.13、0.3 和 0.8mg·g-1；$RSD$ 分别为 2.5%、2.1%、2.2%、1.8% 和 2.6%。

7. 回收率

精密称取河北已知含量的茯苓药材 9 份，每份约 1.0g，每组 3 份，各组分别加入一定量的对照品，按本文所建立的方法操作，制成高、中、低 3 个浓度的溶液，进样分析，结果去氢土莫酸、猪苓酸 C、3 – 表去氢土莫酸、去氢茯苓酸和茯苓酸回收率的平均值（RSD）分别为 98.5%（1.9%）、99.4%（1.7%）、97.9%（1.2%）、96.7%（2.5%）和 97.9%（2.3%）。

——车爽，李清，霍艳双，等. 波长转换 RP – HPLC 法同时测定茯苓不同部位中 5 种三萜酸含量 [J]. 药学学报，2010，45（4）：494 – 497.

# 第六节 天麻药材中的含量测定

## 一、天麻素的含量测定

1. 色谱条件

色谱柱：YMC – TriartC18 色谱柱（4.6mm×250mm，5μm）；检测波长：220nm；柱温为 30℃；流动相：0.05% 磷酸水溶液（B）– 甲醇（A）梯度洗脱，0~10min，B（98%）；10~20min，98% B→95% B；20~60min，95% B→60% B；60~85 分钟，60% B 维持；流速为 0.8mL/min；进样体积：20μL。

2. 供试品及样品制备

（1）标准品

精密称取天麻素标准品适量于 10mL 容量瓶中，加流动相稀释至刻度，得到浓度为 51.2μg/L 天麻素对照品。

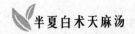

（2）供试品制备

精密称取干燥天麻样品，粉末（过三号筛）3g，加入50mL60%甲醇，50℃超声提取60分钟，补足缺失的重量，过滤，取续滤液10mL浓缩至近干，加流动相溶解后定容至25mL容量瓶中，摇匀，过0.45μm微孔滤膜，即得。

3. 标准曲线的绘制

取天麻素对照品溶液，分别稀释1、2、4、8、10后，参照"色谱条件"检测条件进行测定，以吸光度为纵坐标，浓度为横坐标，进行线性拟合，得到天麻素的线性方程是：$y = 235.5A1 - 254.3$（$r = 0.9995$），线性范围为$5.12 \sim 51.2\mu g/L$。

4. 精密度检测

取对照品溶液，对照溶液进样量10μL，连续进样6次，测定峰面积，测定吸光$RSD$为1.34%，符合标准规定，可见仪器精密度良好。

5. 重复性

精密称取同批号粉碎过筛（40目）的天麻样品6份，参考"供试品制备"处理样品后，制作供试品共6份，按照"色谱条件"检测条件进行检测，结果对应$RSD$为1.47%（<2.00%），符合标准规定，因此具有良好的重复性。

6. 稳定性试验

取样品溶液与对照品溶液，分别在0、2、4、8、16、24小时密量取20μL注入分析仪器，进样测定，两组溶液峰面积的$RSD$为1.3%（<2.0%），符合标准规定。结果表明对照品和供试品溶液至少在24小时内基本稳定。

7. 回收率实验

准确称取 6 份样品，粉碎过筛（40 目），0.5g/份，然后加相应的标准溶液，进行定容。按照"色谱条件"检测条件进行检测，得到回收率。测定结果表明：平均回收率是 102.13%，*RSD* 是 1.07%。

8. 样品中天麻素测定

参照"供试品制备"上供试品制作方法及"色谱条件"相关检测条件，对各批次样品中天麻素含量进行测定。结果：云南昭通平均天麻素含量为 0.51%，四川江油平均天麻素含量为 0.35%，贵州大方为 0.42%，甘肃康县为 0.27%。

——李钊，李维聪. 中药天麻中天麻素的含量测定［J］. 中国现代药物应用，2016，10（9）：286 - 287.

## 二、HPLC 法测定不同产地天麻中的 β - 谷甾醇含量

1. 色谱条件

色谱柱为 MD - ODSC18 柱（250mm × 4.6mm，5μm），流动相为 100% 甲醇，检测波长为 210nm，流速为 0.7mL/min，柱温为 35℃，进样量为 20μL。

2. 溶液制备

（1）对照品溶液制备

精密称取真空干燥 24 小时后 β - 谷甾醇对照品 5mg，置于 100mL 容量品中，加甲醇溶解并稀释至刻度，摇匀，既得对照品溶液。

（2）供试品溶液制备

精密称取 60℃ 干燥 24 小时后各产地天麻品种粉末 1.0g

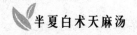

（精确到 0.0001g），加入 1.0g 硅藻土，置于 50mL 具塞试管中，加正丁醇 25mL，塞上塞子，4℃冰箱过夜，次日超声处理（功率 150w，频率 100Hz）1 小时，补充损失正丁醇，滤过，取 10mL 蒸干，残渣加甲醇溶解并转移置 10mL 容量瓶中，加甲醇至刻度，摇匀，用微孔滤膜（0.45μm）滤过，既得供试品溶液。

3. 线性关系考察

取 β–谷甾醇对照品溶液（46μg/mL），分别进样 1、2、5、10、20μL，以峰面积积分值为纵坐标，进样量（μg）为横坐标绘制标准曲线。

4. 精密度实验

取 β–谷甾醇对照品溶液，按上述色谱条件，连续进样 6 次，每次进样 20μL，记录峰面积，计算 RSD 值即计算相对标准偏差。

5. 重复性实验

取 3 号天麻样品粉末 5 份，每份 1.0g，精密称定。按照供试品溶液制备方法制备 5 份供试品溶液，进样分析，色谱条件如上述所述，测定 β–谷甾醇峰面积，计算质量分数。

6. 稳定性试验

取天麻 3 号供试品试样液，室温放置，分别于 0、2、6、12 小时和 24 小时按上述色谱条件进行进样分析，测定样品中 β–谷甾醇含量的 RSD 值。

7. 回收率实验

精密称取 60℃干燥 24 小时后 3 号天麻样品粉末 1g，共 3 份，加 1.0g 硅藻土，加入 20mL 正丁醇溶液和 5mL92μg/mL 的

β-谷甾醇标准品溶液，4℃冰箱过夜，次日超声 1 小时，过滤后，再加 25mL 正丁醇溶液，冲洗试管内残留物，超声 30 分钟，全部过滤，取 20mL 滤液蒸干，用甲醇溶解残渣，定容至 10mL。按上述色谱条件进行测定，计算天麻样品的 β-谷甾醇的回收率。

8. 不同产地天麻中 β-谷甾醇含量

取不同产地天麻粉末各 1.0g，精密称定，按"供试品溶液制备"的方法制备供试品，按上述色谱条件进行测定，计算每个样品中 β-谷甾醇含量。

——毕荣璐，孙荣飞，李德勋，等.HPLC 法测定不同产地天麻中的 β-谷甾醇含量［J］.西部林业科学，2014，43（6）：116－119.

## 三、HPLC 测定不同规格天麻中天麻苷与天麻苷元的含量

1. 色谱条件

ZORBAXEclipseXDBC18 柱（4.6mm × 150mm，5μm），流动相 0.1% 磷酸水甲醇（95：5），检测波长 220nm，柱温 25℃，流速 1mL/min。

2. 对照品溶液制备

精密称取 80℃减压干燥 1 小时的天麻苷和天麻苷元对照品，加流动相制成天麻苷为 0.4g/L、天麻苷元为 0.1g/L 的混合对照品溶液。

3. 供试品制备

参照《中国药典》（2005 年版一部）。方法：取天麻样品，

在 80℃减压干燥，粉碎，取粉末（过四号筛），约 0.8g，精密称定，置具塞锥形瓶中，精密加入 50%乙醇 50mL，称定质量，加热回流提取 3 小时，放冷再称定质量，用稀乙醇补足减失质量，滤过，取续滤液 10mL，减压浓缩至近干，残渣加流动相溶解，转移置 10mL 量瓶中，定容，摇匀，过 0.45μm 微孔滤膜，取续滤液，即得。

4. 检测波长选择

精密称取天麻苷、天麻苷元对照品，分别用甲醇制成适当质量浓度的对照品溶液；以甲醇为空白，分别在 200～400nm 进行扫描，结果天麻苷和天麻苷元均在 220，278nm 处有 2 个吸收峰，而在 220nm 的吸收最强，故选择 220nm 作为检测波长。

5. 线性关系的考察

精密移取天麻苷、天麻苷元混合对照品溶液 0.25、0.5、1.25、2.5、3.75mL 定容于 5mL 量瓶中，得不同质量浓度的混合对照品溶液，按"色谱条件"项进行测定，以峰面积 $Y$ 为纵坐标，对照品的量为横坐标分别进行线性回归。天麻苷线性回归方程为 $Y = 2392.9X - 162.93$（$r = 0.9999$），天麻苷在 20～300μg 成良好的线性关系；天麻苷元线性回归方程为 $Y = 4665X - 94.686$（$r = 0.9999$），天麻苷元在 5～75μg 成良好的线性关系。

6. 精密度试验

取天麻供试品溶液，按含量测定项下操作，连续重复进样 5 次，测定天麻中的天麻苷、天麻苷元的含量，$RSD$ 分别为 0.72%，0.60%。说明该方法准确可靠。

7. 重复性试验

取同一批号样品 5 份，每份约 0.8g，精密称重，按上述方法制备溶液，测定天麻中的天麻苷、天麻苷元的含量，*RSD* 分别为 1.05%，1.16%，表明实验方法重复性良好。

8. 稳定性试验

取同一供试品溶液，分别在 0、2、4、8、12、24、48 小时不同时间测定天麻苷、天麻苷元的含量，*RSD* 分别为 2.29%，1.45%，表明天麻样品溶液在 48 小时内保持稳定。

9. 回收率试验

取同一批号已知含量的样品 0.4g，各 6 份，分别加入天麻苷和天麻苷元对照品适量，按上述方法制备溶液并进行测定，计算。结果：天麻苷与天麻苷元的平均回收率分别为 100.78%、101.59%，*RSD* 分别为 2.77%、1.57%，表明此方法回收率较好。

10. 样品测定

取不同商品规格等级天麻样品，干燥，粉碎，过 60 目筛，取样品粉末 0.8g，精密称定，按供试品制备项操作，依法制备样品溶液；按色谱条件项色谱条件依法进行测定，计算各样品中天麻苷与天麻苷元的含量。结果天麻苷、天麻苷元的进样量与峰面积均呈良好的线性关系，平均回收率分别为 100.78%（n＝6）和 101.59%（n＝6），不同产地、商品规格的药材含量相差较大。

——任守利，刘塔斯，林丽美，等. HPLC 测定不同商品规格天麻中天麻苷与天麻苷元的含量 [J]. 中国实验方剂学杂志，2011，17（15）：55－58.

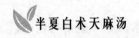

# 第七节　甘草药材中的含量测定

## 一、"一测多评"法测定甘草中 6 种有效成分含量

### (一) 方法与结果

**1. 色谱条件**

Agilent XDB – $C_{18}$ 色谱柱（4.6mm × 250mm，5μm），流动相乙腈（A）– 0.1% 磷酸水溶液（B）梯度洗脱（0 ~ 20min，90% ~ 68%B；20 ~ 45min，68% ~ 30%B；45 ~ 75min，30% ~ 5%B），流速 1.0mL/min，柱温室温，进样 10μL，检测波长（0min，275nm；32min，250nm；33.5min，300nm；34.5min，360nm；53min，280nm；55min，270nm；57.5min，265nm）。

**2. 对照品溶液的制备**

依次精密称取甘草苷、甘草素、甘草酸铵、异甘草素、甘草查尔酮 A 和甘草次酸 2.52、3.10、4.90、3.83、2.99、4.23mg，置于 25mL 量瓶中，加 70% 乙醇定容至刻度，即得混合对照品溶液。

**3. 供试品溶液的制备**

精密称取甘草药材粉碎（过三号筛）约 0.1g，精密加入 70% 乙醇 25mL，称定质量，超声处理 40 分钟，放冷，密塞，称定质量。甘草样品 HPLC70% 乙醇补足减失的质量，摇匀，滤过，取续滤液，经 0.45μm 微孔滤膜滤过，即得。

### （二）方法学考察

**1. 精密度试验**

精密量取同一供试品溶液，按色谱条件项下色谱条件连续进样 5 次，结果甘草苷、甘草素、甘草酸铵、异甘草素、甘草查尔酮 A 和甘草次酸相对峰面积的 $RSD$ 均 <3.0%，表明仪器精密度良好。

**2. 重复性试验**

精密量取同一供试品溶液 5 份，按色谱条件项下色谱条件测定，结果甘草苷、甘草素、甘草酸铵、异甘草素、甘草查尔酮 A 和甘草次酸相对峰面积的 $RSD$ 在 0.31% ~2.7%。

**3. 稳定性试验**

取同一供试品溶液，分别在 0、3、6、9、12、15、18 小时进样，按"色谱条件"项下色谱条件测定，结果甘草苷、甘草素、甘草酸铵、异甘草素、甘草查尔酮 A 和甘草次酸峰面积的 $RSD$ 在 0.85% ~3.4%，表明供试品溶液在 18 小时内基本稳定。

**4. 加样回收率试验**

精密称取已知含量的同批样品 0.1g（甘草苷、甘草素、甘草酸铵、异甘草素、甘草查尔酮 A、甘草次酸质量分数分别为 0.1629%，0.0361%，3.3021%，0.0498%，0.7633%，0.0673%），共 5 份，按 6 种成分的含量精密加入各对照品，制备供试品溶液，按色谱条件项下色谱条件测定，计算各成分的平均回收率分别为 99.78%，100.66%，101.84%，98.64%，100.64%，102.44%，RSD 分别为 1.76%，1.67%，1.03%，1.88%，1.96%，2.17%。

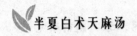 

5. 耐用性和系统适用性考察

（1）色谱柱及高效液相色谱仪考察

取"对照品溶液的制备"项的"混合对照溶液"，分别进样5次，每次 10μL，考察 2 种高效液相色谱仪和 3 种色谱柱 Kromasil－C18（4.6mm×250mm，5μm），AgilentXDB－C18（4.6mm×250mm，5μm），Dikma－C18 柱（4.6mm×250mm，5μm）。

（2）色谱峰专属性

待测组分色谱峰的定位，一般根据相对保留时间差进行定性，内标峰的保留时间已知，根据相对保留时间差，再根据色谱峰的峰形，即可正确判断出目标峰的准确峰位置，甘草酸保留时间记为 $Rt_{酸}$，甘草苷、甘草素、异甘草素、甘草查尔酮 A 及甘草次酸的相对保留时间分别为 $Rt_{酸}－Rt_{苷}$，$Rt_{酸}－Rt_{素}$，$Rt_{酸}－Rt_{异}$，$Rt_{酸}－Rt_{A}$，$Rt_{酸}－Rt_{次}$。

6. 样品测定

精密称取 10 批甘草药材粉末（过三号筛）各约 0.1g，按"供试品溶液的制备"项下方法制备供试品溶液，采用"一测多评"法及外标法测定结果："一测多评"法和外标法测得的甘草苷、甘草素、异甘草素、甘草查尔酮 A 及甘草次酸的含量相似度均为 0.9999，"一测多评"法的计算值与外标法的实测值间无显著性差异。

——刘香南，李明珠，尚晓娜，等."一测多评"法测定甘草中 6 种有效成分含量［J］．中国实验方剂学杂志，2013，19（24）：56－59.

## 二、高效凝胶色谱法测定甘草多糖分子测定

### （一）色谱条件的选择

流速的选择：根据 TSKgelG4000PWXL 凝胶色谱柱条件，柱压不应超过 4.0MPa，以右旋糖酐为试样，选择 0.5、0.6、0.7、0.8、0.9、1.0mL/min 的流速进行测试。试验结果表明，色谱峰保留时间随流速增加而减少，柱压也明显增加，分离效果也有所下降。因此选用 0.8mL/min 流速。

进样量的选择：本实验采用全量进样法，进样量 20μL。柱温的选择：选择 25、30、35、40℃进行测试，发现温度越低，溶液黏度越大，柱压越高。35℃与40℃效果相同，因此柱温选择35℃。

确定本实验色谱条件即为：TSKgelG4000PWXL 凝胶色谱柱；流动相：0.7% NaSO4 水溶液；流速 0.8mL/min；柱温：35℃；进样量：20μL。

### （二）供试品溶液制备

取甘草多糖粉末，加流动相制成 2.6mg/mL 溶液，25℃超声20 分钟，静置 2 小时使其充分溶解，摇匀，5000r/min 离心 10 分钟，上清液即作为供试品溶液。另取右旋糖酐标准品 D4 ~ D8，加入流动相配制成 3mg/mL 溶液，作为对照品溶液。

### （三）方法学考察

1. 标准曲线的制备

取对照品溶液 D4 ~ D8，按色谱条件项下色谱条件检测，依次进样，经 GPC 软件处理，以保留时间为横坐标，相对分子质量对数值为纵坐标，绘制标准曲线，得回归方程：$Y = -$

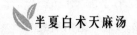 

$0.4704052X + 9.740681$；（$r = 0.9993$），表明相对分子质量在 $1 \times 10^4 \sim 1.338 \times 10^5$ 范围内线性关系良好。

**2. 精密度实验**

取同一样品，连续进样 6 次，如此重复 3 天，记录其平均分子量，并计算其 $RSD$ 值，同一天的 $RSD$ 值为日内精密度，每天的精密度分别为 1.28%（第 1 天），1.02%（第 2 天），1.22%（第 3 天）。结果表明仪器精密度良好。

**3. 重复性实验**

取同一批号样品，依供试品溶液制备项下方法制备供试品溶液，制备 6 份备用，按照上述色谱条件测定其分子量及分子量分布，记录其平均分子量。计算得 $RSD$ 为 1.50%，表明方法重复性良好。

**4. 稳定性实验**

取供试品溶液于室温下，分别在 0、2、4、6、12、24 小时进样测定，记录其平均分子量。计算得 $RSD$ 为 2.35%，表明供试品溶液于 24 小时内基本稳定。

**（四）样品测定**

将 6 批甘草多糖样品，以流动相配制成 2.6mg/mL 甘草多糖供试品溶液，放置 2 小时，摇匀，离心，取上清液，按上述色谱条件测定 6 批样品的平均分子量在 $8.0 \times 10^4 \sim 1.0 \times 10^5$ 之间，线性关系良好，精密度、重复性均良好。

——赵颖，宋新波，张丽娟，等. 高效凝胶色谱法测定甘草多糖分子量及其分子量分布［J］. 天津中医药，2015，32（1）：46 – 48.

# 第八节　生姜药材中的含量测定

## 一、高效液相色谱法测定生姜中的 6 - 姜酚

### 1. 色谱条件

液相色谱柱：μBondpakC18（3.9mm × 300mm，10μm，美国沃特斯公司）；流速：1.0mLmin；流动相：V（甲醇）：V（水）：V（冰乙酸）= 35：64：1；检测波长：280nm；进样量：5μL。

### 2. 实验方法

将干生姜制成粉末，过孔径为 0.147mm 筛，准确称取 1.0000g，置于 20mL 比色管中，加甲醇 10mL，静置浸泡 12 小时，其间超声溶解 2 ~ 3 次，每次 10 分钟，12 小时后过滤，滤液转移至 50mL 容量瓶中，残渣再浸泡两次，每次 1 小时，过滤，合并滤液至同一容量瓶中。用去离子水定容至刻度，摇匀，进样，按"色谱条件"项进行 HPLC 测定。

### 3. 流动相组成的选择

分别以 V（乙腈）：V（水）：V（冰乙酸）= 41：58：1、V（四氢呋喃）：V（水）：V（冰乙酸）= 42：57：1、V（甲醇）：V（水）：V（冰乙酸）= 55：44：1、V（甲醇）：V（乙腈）：V（水）：V（冰乙酸）= 50：5：44：1 做流动相，在同样的色谱条件下进行 HPLC 分析，结果发现，以甲醇 - 水 - 冰乙酸做流动相，6 - 姜酚可获最好分离。因此选择甲醇 - 水作流动相，同时加入冰乙酸以改善分离效果。

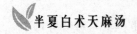 

## 4. 甲醇体积分数的选择

考察了甲醇体积分数在30%～60%范围内变化对6-姜酚分离效果的影响。结果发现，甲醇的体积分数越大，6-姜酚出峰越快，分析周期越短，但是随之而来的是，分离度也越低。所以综合考虑后，甲醇体积分数选择35%。

## 5. 冰乙酸的作用及体积分数的选择

考虑到6-姜酚的弱酸性以及酚类物质的易氧化性，在流动相中添加少量的冰乙酸。结果表明：冰乙酸的加入可以提高分离度和防止峰的拖尾，改善峰形，缩短分析周期。在流动相中分别加入体积分数0%、0.5%、0.8%、1.0%、1.5%的冰乙酸。结果发现：冰乙酸体积比在0～1.0%间变化时，对峰形及分离度的影响较显著，而当大于1.0%后，则趋于平缓。随着冰乙酸体积分数的增加，6-姜酚的保留时间缩短，分离选择性得到提高。考虑到酸度大对柱寿命的不利影响，最终选择冰乙酸的体积分数1.0%。

## 6. 流速的选择

调节流动相流速，使其分别为0.5、0.8、1.0、1.5mL/min，保持其他条件不变，进行HPLC测定。结果发现：流速小有利于组分分离，但使分离周期延长；流速大，不利于组分分离，但使分离周期缩短。综合考虑后，流速选择1.0mL/min。

## 7. 标准曲线及回归方程

实验表明，6-姜酚质量浓度在0～1.76mg/mL范围内，色谱峰面积与6-姜酚质量浓度呈线性关系，线性回归方程：$y = 5018.9\rho + 13935$，相关系数$r = 0.9999$。检出量为$1.3 \times 10^{-7}$ g/mL。

8. 样品测定

购买市售生姜（不同产地），按"实验方法"项对样品进行测定，其质量分数分别为 0.38%、0.31%、0.29%。

——张雪红，李华昌. 高效液相色谱法测定生姜中的 6 - 姜酚 [J]. 分析试验室，2005（3）：8 - 9.

## 二、生姜黄酮的提取及其抗氧化活性的测定

1. 提取过程

将生姜洗涤晾干，然后破碎，称取 25g，以一定固液比的乙醇水溶液，在一定的温度和时间下回流提取，抽滤、上柱吸附、洗脱得黄酮提取液定溶供分析用。

2. 树脂的吸附率与解吸率测定

将准备装柱用的聚酰胺新树脂，用 2 倍左右体积的乙醇浸泡 2 小时，使树脂充分溶涨后装柱，以每小时约 3 倍的体积的流速，将约 5 倍的乙醇通过树脂层，至流出液加水稀释不变混。再以每小时约 6 倍体积的流速将去离子水通过树脂层，置换出乙醇即可使用。吸附率测定方法为，准确称取经处理的树脂装柱，精密加入生姜提取液，充分吸附后，过滤，测定滤液中剩余黄酮浓度。解吸方法为取吸附饱和的树脂，精密加入 75% 的乙醇，浸泡 12 小时，过滤，测定滤液黄酮浓度，根据黄酮解吸量计算解吸率为 97.8%。

3. 黄酮类化合物含量测定

$NaNO_2$—AL（$NO_3$）$_3$—NaOH 体系络合化学吸光法，将一定标准样品液或生姜提取液置 25mL 容量瓶中，用纯水补充至 12.5mL，按文献方法处理，在波长 510nm 处进行比色测定，以

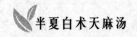

试剂作为空白。

4. 提取液黄酮的稳定性

在光照、温度、酸碱度变化时，进行吸光度分析，添加蔗糖、氯化钠溶液进行稳定性实验，确定提取液黄酮的稳定性条件。

5. 提取液黄酮的定性分析鉴定

通过对紫外吸收光谱、纸层析图谱、颜色反应等分析，可以初步判断提取液黄酮的属性。

6. 提取液黄酮的抗氧化活性的测定

将纯猪油及添加了一定量的提取液的猪油置于60℃左右的烘箱，每隔一定时间计其POV值。

——杨洋. 生姜黄酮的提取及其抗氧化活性的测定 ［J］. 中国调味品，2002（7）：18－23＋27.

## 三、高效液相色谱法测定生姜中姜黄素

1. 色谱条件

流动相为乙腈－0.02mol/L乙酸铵缓冲液（60∶40），流速为1mL/min，进样量为20μL，柱温为25℃，紫外检测器波长425nm。以保留时间定性，峰面积定量。

2. 样品处理

称取绞碎的莱芜生姜样品1.000g于25mL离心管中，加入15mL80%的乙醇溶液，涡旋混匀，于超声波振荡器中超声提取（功率为200W，温度50℃）40分钟，再以5000r/min的转速离心15分钟，移取上清液。剩余残渣同上述步骤重复提取1次，合并2次提取液，以0.45nm滤膜过滤，待测。

3. 流动相及洗脱条件的选择

参照相关文献，本研究选择乙腈－乙酸铵缓冲液（0.02mol/L，pH6.8）作为流动相，分别在体积比为10:90、20:80、30:70、40:60、50:50和60:40的条件下对姜黄素标准品进行等度洗脱（检测波长为425nm，柱温25℃）。结果发现，乙腈与乙酸铵缓冲液的体积比为10:90~40:60时姜黄素30分钟内未能出峰，体积比在50:50时姜黄素出峰时间在12分钟以后，但体积比为60:40时姜黄素能在较短时间内很好的分离，且峰形较好，整个分析过程在8分钟内完成，为提高检测效率。本研究选择乙腈与乙酸铵缓冲液体积比为60:40。

4. 柱温的选择

在"色谱条件"的条件下，25~40℃的温度范围内每隔5℃测定一次姜黄素标准品溶液，结果发现柱温对姜黄素色谱峰峰形及保留时间的影响均不显著。由于高温会影响色谱柱寿命，本研究选择柱温为25℃。通过以上试验，确定色谱条件为：流动相为乙腈－0.02mol/L乙酸铵缓冲液（60:40），流速为1mL/min，进样量为20μL，柱温为25℃，紫外检测器波长425nm。

5. 姜黄素的线性、精密度和检出

限在优化的色谱条件下，对浓度在0.1~20.0mg/L之间的姜黄素标准物质溶液进行测定。结果显示，在此浓度范围内浓度和峰面积之间有良好的线性关系。

6. 样品加标回收率的测定

称取适量样品，按线性范围加入一定量的姜黄素标准物质，按照"样品处理"中的方法处理后，进行加标回收试验，测定6次。结果可以看出，在优化的分析条件下姜黄素的平均加标

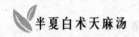

回收率为 98.2%，相对标准偏差（*RSD*）为 2.35%。测定结果准确可靠，完全满足样品的检测要求。

——曹峰，孙森，亓振，等. 高效液相色谱法快速测定莱芜生姜中的姜黄素［J］. 包装与食品机械，2014，32（3）：70 - 72 +69.

## 四、生姜中姜辣素的提取及测定

### 1. 姜粉的制备

选无腐烂、无霉变、无损伤生姜适量，将生姜洗净，削去表皮，切成薄片，自然风干，风干后至 60℃烘箱烘 8 小时，磨细过 60 目筛即得。

### 2. 粗姜辣素的提取方法

（1）提取溶剂的确定

本实验选用的溶剂分别是甲醇、无水乙醇、正丁醇。其试验基本操作如下：样品制备：在各具塞试验瓶中分别装入上述姜粉 0.5g，分别向各试验瓶加入上述 3 种溶剂 100mL，摇匀后精密称重，60℃水超声提取 30 分钟，冷至室温后称重，用相应溶剂补足失重，摇匀过滤，收集滤液密闭备用。

提取溶剂的选择：分别以上述 3 组溶剂作空白，并以相应的顺序将 3 组香草醛标准溶液及 3 组溶剂姜的提取液于紫外 200 ~ 400nm 范围扫描，得相应的吸收曲线，确定吸收波长。比较标准溶液与供试品溶液的吸收曲线，确定提取溶剂。

（2）最佳提取条件的优化

对于提取的溶剂确定后，在此基础上，根据正交试验表确定各因素的值，各试验瓶在其相应条件下作提取实验（实验方法同上），于紫外所确定的波长下，测定各瓶吸光值。比较 A 值，确定液固比、提取温度、提取时间。

（3）生姜中有效成分姜辣素的测定方法

姜辣素的定性测定方法为以香草醛作对照标准，测其吸收光谱。用紫外—可见分光光度计扫描以最佳工艺条件获得姜辣素的初提液，测定生姜中有效成分姜辣素的吸收光谱，即比较二者最大吸收波长。姜辣素类的定量分析方法为精密吸取香草醛的标准溶液 1、2、3、4、5、7、8、9mL，分别置于 10mL 容量瓶中，用相应溶剂稀释至刻度，得浓度为 2、4、6、8、10、14、16、18μg/mL 的系列标准溶液，以相应溶剂为空白，在上述确定波长处，用 1cm 比色皿测定 A 值，求出相应的回归方程。

3. 样品的测定

精密吸取样品供试液 4mL，置于 25mL 容量瓶中，用相应溶剂稀释至刻度，摇匀。同时以相应溶剂做空白，在上述确定波长处，用 1cm 比色皿测定 A 值，带入香草醛回归方程求出相应浓度 C，按下述公式计算样品中姜辣素类化合物的含量：

$$姜辣素（\%）= \frac{2.001 V_0 V_1 C}{V_2 W \times 10^6} \times 100\%。$$

式中，2.001：香草醛换算姜辣素的系数（生姜中姜酚 6，8，10 - 姜酚的混合体平均分子量为 304.46，香草醛分子量为 152.15，即 304.46/152.15 = 2.001）；

C：测定的 A 值在回归方程中求出的香草醛浓度（μg/mL）；

$V_1$：测定样品液总体积（mL）；

$V_0$：样品提取液总体积（mL）；

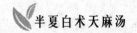

$V_2$：测定的吸取的样品供试液体积（mL）；

W：样品重（g）；

$10^6$：将 μg 换算成 g。

4. 结果

采用有机溶剂萃取法提取生姜中姜辣素，提取溶剂为无水乙醇，影响姜辣素浸提率的条件主要是提取温度、液固比、提取时间。最佳提取工艺条件为提取温度 60℃，液固比 1 : 8，提取时间 50 分钟。

——李凤华，张利民，孙淑华，等. 生姜中姜辣素的提取及测定的研究 [J]. 东北农业大学学报，2007（6）：746 - 749.

# 第九节  大枣药材中的含量测定

## 一、RP - HPLC 法测定大枣中桦木醇

1. 测定波长的选择

应用紫外分光光度计进行色谱扫描，结果在 213nm 处桦木醇成分有一个单一吸收峰，故选择测定波长为 213nm。

2. 对照品溶液的制备

精确称取桦木醇对照品 10mg 溶于 10mL 甲醇，配制成质量浓度为 1mg/mL 的对照品溶液。

3. 供试品溶液的制备

取去核大枣 20g、洗净、剪碎、干燥。70% 乙醇索氏提取 6 小时，水浴蒸干乙醇，水饱和正丁醇萃取，正丁醇饱和氨水洗涤，蒸干，甲醇溶解，得 5mL 甲醇溶液（即为 4g/mL），作为

供试品溶液。

### 4. 色谱条件

色谱柱：YWG—C18（250mm×4.6mm，10μm）；流动相：甲醇－水－磷酸（88：12：01）；检测波长：215nm；灵敏度：0.005AUFS；体积流量：1.0mL/min；柱温：35℃；进样量为20μL。桦木醇对照品及供试品色谱图面积。

### 5. 线性关系考察

取桦木醇对照品溶液0.5、1、2、4、6、8、10mL分别置于10mL量瓶中，以甲醇定容配制成50、100、200、400、600、800、1000μg/mL对照品溶液，进样20μL。以进样质量为横坐标，峰面积值为纵坐标，绘制标准曲线，得回归方程为 $Y = 553.46X + 4345.1$，$r = 0.9996$，线性范围为50～1000μg/mL。

### 6. 精密度试验

精确吸取0.6mg/mL桦木醇对照品溶液20μL，连续进样5次，测定峰面积并计算其质量分数 $RSD$ 为0.88%（n=5）。

### 7. 稳定性试验

精密吸取供试品溶液20μL，分别放置0、1、2、4、24、48小时进样，测定桦木醇峰面积并计算其质量分数 $RSD$ 为1.71%（n=5）。

### 8. 重现性试验

称取同一批样品5份，按"供试品溶液的制备"项下制备试品溶液，进样20μL，测峰面积并计算其质量分数 $RSD$ 为1.49%（n=5）。

### 9. 加样回收率试验

精确称取含桦木醇135.10μg/mg样品6份，各取1.6g分别

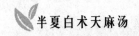
精密加入桦木醇对照品 100μg，制备供试品溶液，按色谱条件测定，结果桦木醇的平均回收率为 101.87%，*RSD* 为 0.34%（n=6）。

10. 样品测定

取 4 批大枣，按"供试品溶液的制备"项下制备供试品溶液，精密吸取对照品溶液和供试品溶液各 20μL 进样，按上述色谱条件测定，根据外标法计算桦木醇的质量分数。

——李明，李明润，高向耘，等. RP–HPLC 法测定大枣中桦木醇 ［J］. 中草药，2006（2）：285–286.

## 二、分光光度法测定大枣中总黄酮含量

1. 样品溶液的制备

大枣打粉过 40 目筛，精确称取 5.0g，与 150mL 60% 乙醇溶液倒入四颈瓶中，加入搅拌子，放入微波合成仪中，设定参数（功率 600W；70℃；10min）提取，待仪器停止后取出进行抽滤，定容至 250mL。

2. 标准溶液的制备

精确称取芦丁标准品 10mg，用无水乙醇溶解，用 60% 乙醇定容于 100mL 容量瓶中。

3. 测定波长的选择

取标准溶液 1mL，置于 25mL 容量瓶中，加入 0.6mL 5% NaNO2，摇匀，放置 6 分钟后加入 1mL 10% Al（$NO_3$）$_3$，放置 6 分钟，再加入 10mL 4% NaOH 溶液，混匀，用 60% 乙醇稀释至刻度，同时作空白对照，15 分钟后测定波长 400~600nm 区段的吸光度，得知最大吸收在 510nm，因此选定波长为 510nm。

## 4. 标准曲线的建立

分别取 0、1.0、2.0、3.0、4.0、5.0mL 标准液于 25mL 容量瓶中，各加入 0.6mL 5% $NaNO_2$，摇匀，放置 6 分钟后加入 1mL 10% $Al(NO_3)_3$，放置 6 分钟，再加入 10mL 4% NaOH 溶液，混匀，用 60% 乙醇稀释至刻度，静置 15 分钟，以试剂空白为参比于 510nm 处测其吸光度，得到回归方程为：$A = 11.83c + 0.0169$（$r = 0.9994$）式中 A 为吸光度，$c$ 为溶液中芦丁的浓度（mg/mL），线性关系良好。

## 5. 精密度考察

精密移取标准溶液 5 份 1mL，按标准曲线项下操作测定其吸光度，$RSD$ 为 0.81%（n = 5），说明精密度良好。

## 6. 重现性考察

精密移取样品溶液 5 份 1mL，按标准曲线项下操作进行测定其吸光度，$RSD$ 为 1.23%（n = 5），说明重现性良好。

## 7. 总黄酮含量测定

准确吸取样品溶液 1mL，共 5 份，测定样品溶液中总黄酮的浓度为 0.047mg/mL，$RSD$ 为 0.17%（n = 5），并通过计算得出红枣中总黄酮含量为 2.35mg/g。

## 8. 回收率实验

移取已知总黄酮含量的样品溶液 1mL，加入标准溶液，按标准曲线项下操作测定吸光度，带入回归方程，计算加样回收率。可知，平均回收率为 102.46%，$RSD$ 为 2.91%（n = 5）。

——沈广志，郭强，何志鹏. 分光光度法测定大枣中总黄酮含量 [J]. 微量元素与健康研究，2011，28（4）：26 – 27.

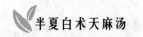 

## 三、分光光度法测定大枣中的维生素 C 含量

1. 对照品溶液的制备

维生素 C 原料经乙醇二次重结晶，真空度 60mmHg，50℃干燥至恒重，符合《中华人民共和国药典》2005 年版规定，碘量法测定含量为 999.70g/kg。精密称取已纯化并干燥的维生素 C10mg，置于 100mL 容量瓶中，蒸馏水定容、摇匀，配制成 100μg/mL 的维生素 C 水溶液。

2. 供试品溶液的制备

称取去核鲜枣 10.00g，置乳钵中，加少量 1.2mol/L 乙酸溶液，研碎，过滤，用 1.2mol/L 乙酸溶液反复洗涤滤渣及乳钵后，得滤液再离心，将离心后的滤液全部转移至 200mL 容量瓶，用蒸馏水定容。

3. 标准曲线绘制

分别精密移取 100μg/mL 维生素 C 标准溶液 2.0、2.5、3.0、3.5、4.0mL 于 25mL 容量瓶中，各加入 5mL pH = 6 的乙酸 - 乙酸钠缓冲溶液，摇匀，随之加入 2.0mL 0.003mol/L 硫酸铁铵溶液，摇匀后，再加 1.5mL 1mol/L 2，4 - 二硝基苯肼溶液，摇匀，最后用蒸馏水定容到 25mL。立即置于 37℃ 水浴锅中，恒温反应 2 小时。冷却后，在 Agilent8453 型紫外可见分光光度计上于波长 490nm 处测定吸光度。

4. 试验条件

（1）酸度的影响

以乙酸和乙酸钠配成一系列酸度的缓冲液，余下同标准曲线项操作，结果表明，缓冲液的 pH 值在 5.0～6.8 范围内脎的

最大吸收峰均在490nm处，吸光度最大且恒定。本实验选用pH
=6的乙酸－乙酸钠缓冲溶液。

（2）乙酸－乙酸钠缓冲溶液的用量

同标准曲线项操作，加入3~9mL pH＝6的乙酸－乙酸钠
缓冲溶液时，脎的吸光度基本保持不变，本实验选用5mL。

（3）硫酸铁铵用量

同标准曲线项操作，改变硫酸铁铵用量，其用量分别为
1.0、1.5、2.0、2.5、3.0mL。结果表明，硫酸铁铵加入量以
2.0mL为宜。（在1.5~2.5mL范围内，吸光度保持稳定）

（4）2，4－二硝基苯肼溶液用量：同标准曲线项操作，2，
4－二硝基苯肼用量分别为0.5、1.0、1.5、2.0、2.5mL。结果
表明，加入量以1.5mL为宜。（在1.0~2.0mL范围内，吸光度
保持稳定）

（5）成脎的反应温度

当温度低于30℃时反应不完全。温度上升到37℃时，吸光
度趋于最大，37℃以后，吸光度趋于稳定。

（6）成脎的反应时间

在1.0、1.5、2.0、2.5、3.0小时末，脎的吸收光度分别
为0.4831、0.5026、0.6081、0.6080、0.6081。结果表明，反
应2小时末脎的吸光度达到最大值并且比较稳定。

（7）共存物质的干扰影响

对于9.6μg/mL的维生素C量，下列共存离子或物质
（mg）不干扰（相对误差≤5%）：蔗糖（12.0）；葡萄糖
（6.0）；果糖（4.0）；蛋白质（5.0）；$Ca^{2+}$、$Mg^{2+}$、$K^+$、$Na^+$
（4.0）；天冬氨酸、苏氨酸、酪氨酸（8.0）；维生素 $B_2$
（1.0）；烟酰胺（2.0）；山楂酸（1.1）；环磷酸腺苷（2.5）；

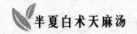 

柠檬酸 (0.9)；酒石酸 (2.1)。

5. 精密度试验

精密移取对照品溶液 6 份，每份 2.5mL，按标准曲线项操作测定吸光度，$RSD$ 为 0.09%（n＝6），说明精密度良好。

6. 重现性试验

精密移取供试品溶液 6 份，每份 1.5mL 于 25mL 容量瓶中，以下操作按标准曲线项测定吸光度并计算含量，结果 $RSD$ 为 0.23%（n＝6），说明重现性良好。

7. 稳定性试验

精密移取对照品溶液 2.5mL，按标准曲线项操作，每隔 0.5 小时测定 1 次吸光度，结果其 $RSD$ 为 0.2%（n＝6），脎至少在 2.5 小时内稳定。

8. 回收率试验

采用加样回收法。取供试液 0.2mL 于 25mL 容量瓶中，再分别精密加入对照品 100μg、200μg、300μg，余下按标准曲线下操作。

9. 大枣中维生素 C 含量测定

精密移取 1.5mL 供试品溶液于 25mL 容量瓶中，共 6 份，以下操作同标准曲线项，测定脎的吸光度，经测定脎的平均吸光度为 0.6353，$RSD$＝0.23%（n＝6）。把平均吸光度代入回归方程 $A = 0.07632c - 0.4527$，得 $c = 14.256μg/mL$，则大枣中含维生素 C4.752mg/g。

10. 结果比较

用分光光度法与传统的碘量法分别测定大枣中维生素 C 的

含量并相比较，结果基本一致，均值相对误差为 0.593%。

——袁叶飞，甄汉深，欧贤红.分光光度法测定大枣中的维生素 C 含量 [J].安徽中医学院学报，2006（2）：40 - 42.

## 四、HPLC 法测定大枣环磷酸腺苷含量

### 1. 色谱条件的选择

根据文献资料和我们前期研究结果确定环磷酸腺苷 HPLC 测定方法的色谱条件为 MGC18（4.6mm×250mm，5μm）色谱柱，检测波长 254nm，柱温：30℃；流动相为 0.05mol/LKH2PO4 - 甲醇，流速 1mL/min，梯度洗脱。

### 2. 含量测定

（1）线性范围考察

精密称取环磷酸腺苷对照品 10.2mg，用超纯水溶解并定容到 100mL 制备成 102mg/L 对照品储备液，再稀释配制成 50.00、25.00、12.50、6.25、3.12、1.56mg/L 系列标准溶液。取上述各标准溶液 10.0μL 注入高效色谱仪，平行进样按色谱条件测定环磷酸腺苷峰面积，以进样量为横坐标（$X$），平均峰面积为纵坐标（$Y$），进行回归分析绘制标准工作曲线并确定环磷酸腺苷含量测定的线性范围。

（2）样品供试液的制备

大枣药材先在 -20℃ 中冷冻，再粉碎成末，精密称取大枣样品粉末 1g，加水约 20mL，超声 30 分，过滤，定容到 25mL，过 0.45μm 微孔滤膜进样，分析色谱图。

（3）最低检测限和最低定量限

取上述标准曲线最低浓度点的标准品不断稀释进样，用样

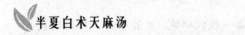

品测出的信号与空白样品测出的信号进行比较，计算环磷酸腺苷最低检测限和最低定量限。

（4）精密度试验

取浓度为 4.08mg/L 的环磷酸腺苷对照品溶液，重复进样 6 次，每次进样 10.0μL，测定环磷酸腺苷峰面积。

（5）重复性试验

精密称取大枣样品，按照"样品供试液的制备"项下平行制备样品供试液 6 份，分别进样 25.0μL，测定环磷酸腺苷峰面积，并计算出样品中 c–AMP 含量。

（6）稳定性试验

将"重复性试验"项下新制备的样品供试液 1 份，在室温下放置，于 0、3、6、9、12 小时分别进样 25.0μL，测定环磷酸腺苷峰面积。

（7）加样回收率试验

称取已知环磷酸腺苷含量的样品 6 份，每份 0.4g，精密称定，分别加入环磷酸腺苷 102mg/L 对照品储备液 0.4mL，制备样品供试液，分别进样 25.0μL，测定环磷酸腺苷峰面积。

（8）样品含量测定

称取不同地域的大枣样品按照"样品供试液的制备"项下平行制备样品供试液，分别进样 25.0μL，测定环磷酸腺苷峰面积，并计算样品中 c–AMP 含量。结果环磷酸腺苷（c–AMP）在 15.6～500.0ng 范围内呈良好的线性关系（r=1.000），平均回收率为 100.35%±1.58%，RSD 为 1.58%。

——郜文，丁兆毅，徐菲，等. HPLC 法测定大枣环磷酸腺苷（c–AMP）的含量［J］. 首都医科大学学报，2011，32（3）：375–378.

# 第九章　名医经验

## 第一节　马云枝运用半夏白术天麻汤治疗帕金森病验案 1 则

席某，男，56 岁，以"双手颤抖，行走迟缓 2 年"为主诉于 2001 年 3 月 5 日来我院就诊。患者为厨师，于 1999 年发现右手时有颤抖，后来病情进行性加重，以至于不能够正常工作。就诊时症见：双手颤抖，舌颤，行走困难，头晕乏力，语声低微不利，口角流涎，大便偏干，小便正常。查体：表情呆滞，面具脸，面色暗滞，形体肥胖，双手震颤，舌颤，行走时小碎步前倾，慌张步态。神经系统其他检查无阳性体征发现。舌体胖大、暗红、苔薄腻，脉沉弦。心电图、头颅 CT 检查均正常。诊断：震颤麻痹（颤证）。辨证：气虚血瘀痰阻。治法：健脾益气，化痰通络，息风止颤。方药：党参 30g，白术 15g，茯苓 15g，半夏 15g，陈皮 15g，石菖蒲 20g，郁金 15g，红花 10g，僵蚕 15g，全蝎 10g，珍珠母 30g，炙甘草 6g。10 剂，1 日 1 剂。3 月 15 日复诊，口角流涎、双手震颤减轻，患者精神较佳，上方续服 10 剂。4 月 6 日再诊时，患者症状已明显缓解，遂以上方为基础加减调治半年，患者手颤已明显减少，口角流涎消失，舌苔腻变为薄白苔，已能够独立吃饭、系扣子、穿衣等。

**按语：**该患者除常见的表情呆滞、面具脸、手颤、舌颤、

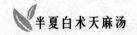

慌张步态等主症外，还有形体肥胖、语声低微不利、口角流涎之兼症，舌脉可见舌体胖大、暗红、苔薄腻，脉沉弦，故中医辨证属气虚血瘀痰阻型。以四君子汤合二陈汤以健脾益气化痰为主要治则，佐僵蚕、全蝎以搜风剔络，因面色暗滞、舌质暗红有瘀滞之象取郁金、红花以理气活血，珍珠母以镇肝息风，共奏健脾益气、化痰通络、息风止颤之效。综观全方药证相应，故而收效。

——沈晓明．马云枝治疗帕金森病经验［J］．中医杂志，2004（1）：14－15.

## 第二节　闫咏梅运用半夏白术天麻汤治疗疑难杂症 2 则

### 一、椎－基底动脉供血不足

吴某，男，40 岁。头晕 1 月。患者 1 月前无明显诱因出现头晕，无视物旋转及一过性黑蒙，伴头昏，偶有胸闷、心慌、耳鸣症状，自觉心烦，胸膈满闷不适，恶心欲吐。转颈头晕明显，二便正常。纳差多寐，舌红，舌体胖大，边有齿痕，苔黄厚腻，脉弦滑。血压 130/90mmHg，既往有高血压病史，高脂血症、颈椎病史。西医诊断：椎－基底动脉供血不足；中医诊断：眩晕。辨证：痰郁化火，上扰清窍。治宜清热化痰息风，理气和胃。方用半夏白术天麻汤加减。半夏 10g，白术 12g，天麻 12g，陈皮 12g，茯苓 12g，葛根 20g，黄连 8g，竹茹 10g，瓜蒌 10g，枳实 8g，蔓荆子 10g，甘草 6g，7 剂，1 剂/日，水煎400mL，分早晚两次空腹温服。另口服脂必泰胶囊 1 粒，2 次/

日，以健脾和胃，消痰化瘀，调节血脂。二诊，头晕诸症减轻，仍纳呆食少腹胀，舌红，苔白厚腻，脉弦滑。上方去黄连，加砂仁7g以芳香和胃；神曲15g，莱菔子12g健脾化痰，降气消食；白芍12g以泻肝，守方续服半月后纳食正常，精神佳，未再出现头晕，血压稳定。嘱清淡饮食，适当运动，调畅情志。

**按语：** 患者有颈椎病病史，嘱其注意锻炼肩颈部肌肉，避免长时间伏案工作。《丹溪心法·头眩》中强调"无痰则不作眩"，提出了痰水致眩学说。脾失健运，水湿内停，聚湿生痰，痰阻中焦，清阳不升，头窍失养，发为眩晕；痰浊内阻，心阳不振，气机不畅，可见胸膈痞满；痰郁化热，痰火内扰，故心烦、心悸；胃失和降而恶心欲吐；痰浊内阻，清阳不振而多寐、头昏、耳鸣。予半夏白术天麻汤祛风化痰，健脾和胃，加黄连、竹茹以清化痰热；蔓荆子以清利头目；瓜蒌清肺化痰，理气宽胸；枳实以行气化痰消积。

## 二、短暂性脑缺血发作

王某，女，58岁。左侧肢体一过性麻木无力伴头晕1周。1周内反复出现3次短暂性脑缺血发作（TIA），发作时左侧肢体麻木无力，持物不能，站立不稳，言语略含糊，伴头晕，持续约30分钟症状好转，二便正常，纳差，舌暗，苔白腻，脉弦滑。血压120/90mmHg。既往有高血压病史，高脂血症病史，颈动脉硬化并斑块形成病史。颅脑CT未见异常。血脂偏高。西医诊断：短暂性脑缺血发作；中医诊断：中风先兆。辨证：风痰内阻，上蒙清窍。治宜祛风通络，健脾化痰。方用半夏白术天麻汤加减。半夏10g，白术12g，天麻12g，陈皮12g，茯苓12g，远志7g，石菖蒲12g，桑枝12g，鸡血藤15g，丹参20g，水蛭 4g，枸杞子 15g，牛膝 12g。7 剂，1 剂／日，水煎 400mL，分早晚两次空腹温服；另口服阿托伐他汀钙 20mg，1 次／日，以稳定斑块调节血脂；阿司匹林肠溶片 100mg，口服，1 次／日，以抗血小板聚集。二诊，未再出现 ITA，头晕较前减轻，偶有恶心欲呕，胸闷症状。上方加瓜蒌 12g，砂仁 6g，化痰和胃，宽中理气。坚持服药 1 月，上症未再出现，肢体活动灵活，言语流利。随访 2 年未复发。嘱其清淡饮食，适当锻炼，坚持服用阿托伐他汀钙及阿司匹林肠溶片。

**按语：** 肝风夹痰，横窜经络，血脉瘀阻，气血不能濡养机体，发为本病。结合舌脉，乃风痰内阻之证，予半夏白术天麻汤以祛风化痰，健脾化湿。加远志、菖蒲以化痰开窍；桑枝、丹参、鸡血藤以活血通络；枸杞、牛膝以滋补肝肾；水蛭以祛风通络。中风病位在脑，涉及心、肝、肾。病理基础为肝肾阴虚，其病机为阴阳失调，气机逆乱，上冲于脑。因此在临床辨证的过程中可配伍滋补肝肾之品以扶正。本证乃风痰内阻，上蒙清窍所致之中风先兆，为西医之短暂性脑缺血发作。患者神志清，表现为反复一过性肢体活动障碍，在治疗过程中需密切观察病情变化，以防止病情进一步进展。

——海英，闫咏梅. 闫咏梅教授应用半夏白术天麻汤经验 [J]. 中西医结合心血管病电子杂志，2016，4（19）：197-198.

# 第三节 洪杰斐运用半夏白术天麻汤治疗 肾功能不全氮质血症验案 1 则

郑某，男，41 岁。患者于 1990 年 10 月 16 日以夜尿 10 多年，眩晕、呕吐 2 天入院。该患者于 10 多年前开始出现夜尿多，但一直无其他症状。入院前 10 天，开始自觉疲倦、乏力，2 天前又出现眩晕、胸闷、恶心，食入即吐，呕吐物为胃内容物，带痰涎，纳呆，无恶寒发热，眩晕发作时无天旋地转感，体查 15/10kPa。慢性病容，面色萎黄，双下肢无浮肿，舌质淡，苔白腻，脉细滑。入院后同位素肾扫描提示双侧肾功能明显损害，CT 检查示右肾发育不良，肾功能受损，左肾盂向外旋转，功能受损。尿素氮 27.4mmol/L，二氧化碳结合为 16mmol/L。中医辨证为痰浊中阻、蒙蔽清阳，治以燥湿化痰、健脾和胃。方用半夏白术天麻汤加味。处方：半夏 10g，白术 10g，天麻 10g，橘红 6g，竹茹 10g，茯苓 15g，黄芩 10g，炙甘草 10g，红枣 10g。服药 3 剂后，精神转佳，恶心呕吐消失，已能进食，头晕减轻。再进 4 剂，头晕消失，精神佳，无恶心呕吐，胃纳正常。之后服参苓白术散 6 剂以善其后。复查同位素，左肾功能已正常。CT 复查右肾发育不良，左肾肾盂向外旋转，功能正常。尿素氮 18.1mmol/L，二氧化碳结合力 20mmol/L。病情好转出院。5 个月后随访，患者面色红润，体重增加，已恢复工作。

**按语：**肾功能不全氮质血症的中医治疗中，今人多温补脾肾、活血化瘀。但笔者认为，在肾功能明显损害的病例，由于肺、脾、肾三脏功能受损，致水液运行障碍，或凝结成痰，或泛溢肌肤而为水肿。而痰既是病理产物，又是致病因素。治疗上宜燥湿化痰，再健脾利湿或温补脾肾。如是方能体现中医"急则治标，缓则治本"之原则。本例患者有 10 多年夜尿病史，乃肾气虚所致。肾虚则肾主水的功能失调，水液停留，可凝结成痰饮，因而出现头晕、目眩、恶心、呕吐痰涎等痰浊中阻、蒙蔽清阳之表现。本例的治疗，在于抓住主要矛盾，化痰燥湿，消除其病理产物，打断恶性循环，从而达到治疗目的。方中橘红、半夏祛痰化湿，白术健脾，天麻息风，是标本兼顾之法；茯苓利湿，使停留于中焦之痰湿从小便而出，竹茹清化痰浊，除烦止呕，合奏燥湿化痰之功。临床上，当一些慢性病、疑难杂症用其他方法治疗难以奏效时，从痰论治常获满意疗效。肾功能不全氮质血症作为一种病程长、难治愈的疾病，从痰论治不失为一种另辟蹊径的尝试。

——洪杰斐. 半夏白术天麻汤治疗肾功能不全氮质血症1例 [J]. 中医药研究，1994（6）：18.

# 第四节　涂晋文运用半夏白术天麻汤经验

## 一、高血压病眩晕

高血压病属中医学"眩晕""头痛"范畴。其临床可表现为头昏、头晕、头痛、目眩等。《丹溪心法·头眩》："头眩，痰夹气虚并火，治痰为主，夹补气药及降火药。无痰则不作眩，痰因火动，又有湿痰者，有火痰者。"虞抟在《医学正传》中提出"血瘀致眩"之说。涂教授认为，高血压病初期，多为肝气郁结，进而肝郁化火，再而肝火上炎、肝阳上亢；中期痰浊、血瘀为主要病理产物，人体津血同源，二者互为因果，互相转化，痰浊阻遏，升降失常，痰火气逆，上犯清窍，瘀血停着，痹阻清窍；后期肝肾阴虚、肝风内动，气血亏虚、清窍失养，肾精亏虚、脑髓失充。涂教授在临床上发现痰浊湿盛之高血压病患者占多数，并且趋于年轻化，这些患者常常血脂偏高。现代人偏食肥甘厚味，工作压力大，脾失健运，痰湿内生，凝为浊脂，积聚血脉，血行不畅，血滞成瘀，痰瘀互结血脉。治疗上以中西医结合治疗为佳，在半夏白术天麻汤加减基础上配合西医降压药治疗，不仅能使血压尽快降到正常水平，而且还能改善血管微环境，降低高血压伴高脂血症患者的血脂。涂教授临床论治之时，以半夏白术天麻汤为基础方，可加善治风痰之品如胆南星、白附子、白僵蚕等配伍使用；肝阳上亢者，加龙骨、牡蛎、石决明等平肝潜阳之品；脉络瘀阻者，可选川芎、丹参、红花、桃仁、赤芍、三七等；肝肾亏虚者，可选枸杞、山药、山茱萸等。

## 二、偏头痛

偏头痛属于中医"偏头风""脑风""首风"等范畴。其病因有外感与内伤之分，而以内伤居多，外感多为诱发因素。风、痰、瘀是头痛的三大致病因素，它们常常夹杂致病，互相转化。内风是偏头痛的致病主因，痰浊是发病的主要病机，瘀血是头痛的发病关键。而痰是贯穿和连接风、瘀的关键环节，治疗中应重在化痰，并兼祛风、化瘀。涂教授认为现代人工作学习压力大，生活节奏快，容易导致情志失调、睡眠障碍、饮食失节等，而"痰"又与这些因素密切相关。治疗上提出以"顺气为先，分导次之"，亦所谓"善治痰者，不治痰而治气，气顺则一身之津液亦随气而顺矣"。临证之时，主要从风痰瘀论治，运用半夏白术天麻汤加减，息风化痰，活血止痛，标本兼治，并审证求因，因人而异，随症加减。痰浊重者，加竹茹、石菖蒲、胆南星等；情志睡眠失调者，加郁金、香附、柴胡、佛手、黄连、栀子、酸枣仁、柏子仁、远志、合欢皮等。涂教授善用虫类药物以及引经药，头痛日久，久病入络，非虫类药不能搜风透络，正如叶天士所说："风邪留于经络，须以虫蚁收剔"，可用僵蚕、全蝎、地龙等虫类药搜风化痰通络，搜剔络道痰瘀，以达止痛目的。同时根据经络循行特点，巧用羌活、防风、蔓荆子、川芎、白芷、知母、葛根、柴胡、黄芩、吴茱萸、藁本、细辛、苍术等引经药，引诸药直达病所。

## 三、癫痫

癫痫是多种原因导致的脑部神经元高度同步化异常放电所致的临床综合征，临床表现具有发作性、短暂性、重复性和刻板性的特点。癫痫病因复杂，甚至有些都找不到病因，其发病机理至今尚未能完全了解，在西医学中为难治性疾病。对其病因病机的认识涂教授认为痰邪作祟为癫痫发病的主要原因，并且强调痫病之痰具有胶固难化、深遏潜伏、随风气而聚散的特点。《医学纲目·癫痫》记载"癫痫者，痰邪逆上也"，提出痰邪上逆为癫痫的主要发病机制。涂教授认为瘀血是癫痫发病的又一重要因素，痰瘀在很大程度上贯穿于癫痫发展过程的始终，痰瘀互结使癫痫症状反复发作，病情缠绵难愈，符合中医学"怪病多痰""久病多瘀"的特点。临床上癫痫患者多存在痰浊与瘀血互结为患，因此涂教授在辨证施治的基础上化痰祛瘀贯穿治疗始终。临证常用半夏白术天麻汤合定痫丸加减。选用丹参、桃仁、赤芍、当归、川芎、三七等药物以开瘀利窍，无不获效。同时涂教授还善用搜风通络之虫类药物，如全蝎、蜈蚣、地龙、僵蚕、蝉蜕等以搜风化痰、祛瘀通络。

## 四、脑梗死

脑梗死属中医"中风"范畴，病理因素主要为风、火、

痰、气、瘀，病机为阴阳失调，气血逆乱，上犯于脑，神明失
用。涂教授认为，痰浊、瘀血阻滞经脉、脑络是脑梗死发病的
重要病因，瘀血贯穿于中风的各期，而痰浊又常与瘀血互结上
扰脑络经脉。风火相煽、痰湿内盛、瘀血阻滞、气血逆乱，易
形成痰、瘀、火互结之实证。涂教授认为在急性脑梗死治疗中，
在西医治疗的基础上联合半夏白术天麻汤加味，治疗风痰瘀互
阻型缺血性中风急性期具有良好疗效，且未发现明显不良反应。
而化痰开窍，活血化瘀，平肝息风是首选治法，涂教授在半夏
白术天麻汤的基础上，选用石菖蒲、竹沥、胆南星、瓜蒌等清
化热痰，同时应用当归、赤芍、川芎、丹参、丹皮、桃仁等活
血化瘀；生大黄、芒硝、枳实、瓜蒌、火麻仁、郁李仁、肉苁
蓉等通腑泻下。涂教授还指出，"毒邪"是脑梗死发病的重要
病理因素之一。毒邪产生的原因与痰瘀之邪密切相关，三者胶
固缠绵，易形成痰毒、瘀毒胶结壅塞脑络。涂教授认为可用半
夏白术天麻汤加胆南星、大黄、竹沥等祛除痰毒，加丹皮、赤
芍、生地、大黄、蒲黄等祛除瘀毒。

## 五、特发性面神经麻痹

特发性面神经麻痹亦称为面神经炎或贝尔麻痹，是因茎乳
孔内面神经非特异性炎症所致的周围性面瘫，属中医"面瘫"
"口眼㖞斜""卒口僻""吊线风"等范畴。多数人认为本病基
本病机为人体正气不足，络脉空虚，风邪乘虚侵袭太阳经脉，
致使气血闭阻，筋脉失养，肌肉弛缓不收，而发生口眼㖞斜。
涂教授认为，正气不足，风痰阻络是其发病的重要原因。风属
阳邪，其性善行而数变，具有向外、向上发散的作用，故风邪
易袭人体的高位。素体正虚，脾失健运，或偏嗜厚味，痰浊内

生，或气郁痰阻，痰动生风；或风袭痰动，风痰互结，壅滞络脉，上扰面部，即发生口僻。或病久迁延不愈，或失治误治，导致瘀血壅塞脉络，或痰瘀互结，气血循行不畅，以致阳明血瘀，筋脉拘急，形成口僻。涂教授指出祛风化痰、活血通络为其基本治则。常选用半夏白术天麻汤合牵正散加减，加羌活、防风、细辛、白芷辛散经络之风邪，其中半夏、白术、茯苓、僵蚕、禹白附消经络之痰，加川芎、生地、玄参、丹参、赤芍活血祛经络之瘀，寓有"治风先治血，血行风自灭"之意。方中聚祛风、化痰、活血、通络之法，既辛散侵入经络之风邪，从外引出，又消除滞留经络之痰凝，还能化痹阻经络之瘀，使经络通畅，则"口僻"自愈。

——张蓓蓓，陈俊，丁砚兵，等．涂晋文运用半夏白术天麻汤经验举隅［J］．江苏中医药，2016，48（07）：24－25＋28.

## 第五节　薛莎运用半夏白术天麻汤治疗眩晕病经验

### 一、注重辨证

薛师认为，中医学关于眩晕病发病机理的认识，有"无痰不作眩""无虚不作眩""诸风掉眩，皆属于肝"之论，但综合其临床表现，总以脾虚生湿，聚而成痰，上扰清窍，清阳不振，虚痰相伴作祟为病机。故以健脾祛湿、化痰定眩为治疗大法。薛师喜选半夏白术天麻汤加减治疗。薛师认为，半夏白术天麻汤具有健脾祛湿、化痰息风作用，可改善人体内环境，对由高血压病、颈椎病、脑梗死等，引起的眩晕症，均有改善脑供血及升阳定眩功效。同时，临床常依不同病因灵活选用川芎嗪注射液、脑活素针、天麻素注射液等，中西医结合方法治疗，疗效更佳。

## 二、适症加减

薛师认为，虚痰相伴作为眩晕病主要机理，以半夏白术天麻汤治疗为基础，临床还需辨证加减。若血虚血瘀者，加川芎、丹参；有颈椎病并上肢发麻者，加葛根；头痛者，加白芷、吴茱萸、川芎；睡眠欠佳者，加酸枣仁汤；湿邪明显者，可酌加五苓散；兼食欲差者，用焦三仙健胃消食等；眩晕持续不缓解者，可用苯海拉明片或苯海拉明针治疗。总之，薛师强调适症加减，应不拘中西药物。

## 三、辅以外治

中西医外治法也为薛师临床治疗眩晕病必备的辅助疗法。她常选健脾胜湿、祛风通络类中药碾末醋调成膏，穴位贴敷颈部周围及脾经穴位，如大椎、百劳、足三里等，以远近取穴结合，标本兼治。同时，加用有温热功效的红外线、微波等理疗仪辅助治疗，以促进药物吸收。

## 四、综合防治

采用中医治疗同时，薛师还强调卫生宣教。要求患者低盐低脂饮食，注意休息。必要时，要求氧气吸入。行外治法时，严格掌握治疗时间及温度，一般穴位贴敷，依个人体质及形体胖瘦控制在2～4小时之间；微波及红外线治疗可定时于15～25分钟，并随时观察局部皮肤变化。忌食香蕉、皮蛋等助湿生热之品，嘱患者应避风寒，注意颈部保暖，适当活动及保持正确姿势等。薛师认为，眩晕病因病机复杂，单一的治疗方法常常难以奏效，只要辨证明确，灵活采取各种疗法，标本兼治，常可去除沉疴，彰显中西医结合之优势。

## 五、病案举隅

### 病案1

应某，女，62岁。2008年10月13日因头晕2天入院。2天前无明显原因出现头晕，视物旋转，平静时发作，活动后加重，呈阵发性，伴左耳耳鸣，听力下降，双手掌麻木，恶心呕吐，无胸闷胸痛、意识障碍等症，素有高血压病史。BP：160/90mmHg，最高达210/100mmHg。舌红苔薄白，脉细弦。中医诊断：眩晕（痰浊上扰证）。西医诊断：颈椎病（椎－基底动脉供血不足）；梅尼埃综合征；原发性高血压3级极高危。薛师以半夏白术天麻汤加减治疗：法半夏6g，天麻6g，茯苓10g，白术10g，橘红6g，甘草6g，大枣10g，生姜3g，泽泻10g，猪苓10g，桂枝6g，葛根15g，升麻6g，磁石30g，麦芽15g，建曲10g，焦山楂10g。水煎服，每日2次。同时，用川芎嗪注射液320mg，配入0.9%氯化钠注射液250mL中，静脉注射，每天1次。艾灸双百劳穴。10月20日：头晕缓解，仍耳鸣，听力无明显改善，守上方加葛根15g，泽泻10g，枸杞子10g，菊花20g。7剂，病体大好。

### 病案2

张某，男，81岁。2008年11月17日。因头晕5天入院。5天前无明显原因突发头晕，起床时明显，伴双下肢乏力，行走欠稳，无视物旋转，头痛呕吐，肢体瘫软，睡眠差，头感沉重，鼻塞，口干，流清涕。舌红、苔白厚根部微黄，脉弦。中医诊断：眩晕（肝阳上亢型）。西医诊断：脑梗死；颈椎病（椎动脉供血不足）；冠心病缺血性心肌病心律失常；原发性高血压3级（极高危）。薛师以半夏白术天麻汤：法半夏6g，天麻6g，茯苓20g，白术30g，橘红6g，甘草6g，大枣10g，生姜3g，枳实6g，柏子仁10g，葛根30g，白芷6g，车前子10g，酸枣仁10g，川芎6g，陈皮6g，知母10g，黄连6g，吴茱萸3g，7剂。并用川芎嗪注射液240mg，配入0.9%氯化钠注射液250mL中，静脉注射，每天1次；天麻素注射液0.6g，配入0.9%氯化钠注射液100mL与脑活素针180mg配入0.9%氯化钠注射液250mL中，交替使用。同时，艾灸双侧足三里穴，并用中药自制膏药穴位贴敷大椎加双百劳穴，红外线照射治疗颈部。以上法治疗周余，眩晕若失。

——李雪松，张维丽. 薛莎运用半夏白术天麻汤治疗眩晕病的经验［J］. 湖北中医杂志，2009，31（12）：28-29.

## 第六节　李爱萍运用半夏白术天麻汤治疗功能性低热验案1则

陈某，女，62岁，农民，自述感冒后1年，一直低热，体温在37.5℃左右，多处就诊，诊为功能性发热，输液及清热中西药无效。就诊时值春夏之交，患者仍身着棉袄，汗出较多，诉头晕头沉头痛，身困乏力，精神萎靡，多梦易醒，查其舌质暗，苔白厚腻略黄，脉滑略数，应属痰湿阻滞，已有化热迹象，治则：燥湿化痰，清热开窍。处方：半夏15g，白术15g，天麻15g，茯苓30g，节菖蒲15g，郁金15g，橘红18g，胆南星6g，

竹茹 6g，黄连 15g，草果 15g，知母 15g，生姜 4 片为引，日 1
剂，水煎服。服 10 剂后体温降至正常，仍身困乏力，继服 10
剂以巩固疗效，后随访未复发。

**按语：**功能性发热一般起病较缓，病程绵长，西药治疗效
果不佳，而中医多按气虚、血虚、阴虚等内伤发热论治。而该
患者虽然病程较长，但正气不虚，究其症状，体征及舌苔脉象，
以邪实为主，属痰湿阻滞化热之象，故应用半夏白术天麻汤加
清热化痰之品，能取得较好的效果。

——李爱萍，周浩．半夏白术天麻汤加减治验举隅［J］．
河南中医，2009，29（11）：1120.

## 第七节　黄俊卿运用半夏白术天麻
## 汤治疗耳鸣验案 1 则

患者李某，男，30 岁，主诉：头晕伴耳鸣 2 周。现病史：
2 周前患者无明显诱因出现中耳炎，在当地诊所静脉点滴抗生
素，效差，后出现头晕耳鸣。CT 示：膜迷路积水。刻诊：头
晕、如坐舟船，口苦，耳鸣，小便可，大便干。舌红，苔厚，
脉滑涩。中医诊断：眩晕证属风痰上扰。治以化痰息风，疏肝
解郁。给予半夏白术天麻汤加减。具体方药如下：法半夏 18g，
麸炒白术 20g，天麻 18g，炒车前子 20g（包煎），泽泻 20g，柴
胡 15g，黄芩 15g，枳实 12g，白芍 20g，生姜 6g，大枣 6g，炙
甘草 9g，7 剂。水煎温服，日 1 剂，7 剂毕，自诉症状完全消
失，临床治愈。

**按语：**该患者头晕、耳鸣，从中医经络上属于足少阳胆经
寻行部位，且符合伤寒论少阳经辨证特点，故用柴胡、黄芩和

解少阳，另舌脉可知患者素有脾虚，日久生湿化痰，加车前子、泽泻、枳实为降浊气。西医学认为梅尼埃病为膜迷路积水所致，车前子、泽泻具有利水渗湿作用，故临床疗效确切。

——李丰雨，黄俊卿．黄俊卿教授运用半夏白术天麻汤经验举隅［J］．中国民族民间医药，2017，26（12）：86-87.

# 第八节　樊幼林运用半夏白术天麻汤治疗中心性视网膜炎验案 1 则

某男，42 岁。发病时眼不红不痛，表面看不出有病，自觉症状是视物模糊，如在云雾中视物，眼前似有纱幕遮盖，视物发暗，觉得视野中央有一块薄薄的黑影，黑影可大可小，有时视物变形，病眼视物较小。在发病期 3 天中，患者外用病毒眼药水，口服抗生素，肌苷 100mg，1 日 3 次，三磷腺苷 20mg，日 3 次，应用 5% 葡萄糖 500mL 加维生素 C 2.0g，静脉注射 3 天，不显效。转我处就医，以半夏白术天麻汤主方（陈皮 10g，制半夏 10g，茯苓 10g，炙甘草 6g，白术 10g，天麻 20g）加野菊花 15g、蔓荆子 15g、生地 15g、麦冬 10g、当归 10g、白芍 10g。每日 1 剂，每日 3 次，5 天后眼部症状、体征消失而愈。

**按语：** 中心性视网膜炎在中医学中属于"视瞻有色"，其病因病机系为脾虚湿停，湿热内蕴，浊气上蒸清窍，引起眼底水肿渗出、出血。中药半夏白术天麻汤为治湿痰，化痰息风，健脾祛湿之主方。湿痰之证，多由脾失健运，湿邪凝聚，气机阻滞，郁积而成。以半夏白术天麻汤为基本方治疗本病，意在健脾化湿，理气和中。方中以白术燥湿利水，治痰饮眩悸；天麻平肝息风，主治肝风内动；陈皮行气开郁化痰散结，理气健脾；茯苓渗湿健脾，脾运则湿去，痰无由生，以增强半夏化痰之力，燥湿化痰的功效。加蔓荆子、野菊花疏散风热，清利头目，主治目赤多泪，明暗不明。

——樊幼林. 半夏白术天麻汤加减治疗中心性视网膜炎 [J]. 四川中医，2008（1）：109－110.

## 第九节　邓元龙运用半夏白术天麻汤治疗顽症 3 则

### 一、急性一氧化碳中毒迟发脑病

患者，男，50 岁，2007 年 3 月 22 日初诊。主诉：一氧化碳中毒 1 个月，昏迷清醒后再次出现神志模糊、沉默发呆、迷途半个月。患者 1 个月前因一氧化碳中毒急诊入某医院抢救，昏迷 2 天后苏醒，治疗 7 天后仅余轻微头晕、纳差乏力之症状，半个月前出现发呆、沉默寡言、记忆力下降、迷途，遂再次入院，诊断为急性一氧化碳中毒迟发脑病，经高压氧、促进脑细胞代谢药物等治疗，病情无起色。现症：头晕头重，缄默少语，纳差，时有恶心，伴神志模糊，表情淡漠，反应迟钝，有静止震颤，肌张力增高，病理征未引出，舌质淡胖，苔白腻，脉濡缓。西医诊断：急性一氧化碳中毒迟发脑病。中医诊断：呆病，证属痰湿上蒙清窍。治宜燥湿化痰，开窍醒神，息风止痉。给予半夏白术天麻汤加减，处方：半夏 9g，白术 15g，天麻 15g，茯苓 15g，橘红 12g，石菖蒲 10g，远志 10g，郁金 15g，胆南星 6g，益智仁 15g，僵蚕 10g，甘草 6g，生姜 1 片，大枣 2 枚。每日1剂，水煎，早、晚分服。服药5剂，患者已能回答简单问题，眼球活动灵活。继服10剂，患者清醒，已能自行就诊、自己述说病情，反应灵活，无肌颤，肌张力正常，仅有头昏头沉、纳差。上方去僵蚕，加砂仁10g。服药10剂，临床症状消失，病愈。随访至今，未复发。

**按语：** 急性一氧化碳中毒迟发性脑病是指部分一氧化碳中毒的患者在急性期意识障碍恢复正常后，经过一段时间的假愈期，突然出现以痴呆、精神症状和锥体外系症状为主的脑功能障碍。该病属中医学"呆病""健忘"等范畴。中医学认为，一氧化碳中毒导致秽浊毒气伤及气血，闭阻清窍，元神失养而出现神志不清。本例患者中毒初始虽经治疗神志清醒，但气机逆乱较久，痰浊内生，痰蒙清窍，再次出现精神神经症状。风痰蒙蔽清阳，则头晕头重、发呆；痰浊中阻，浊阴不降，气机不利，则恶心；脾阳不振，则少食、表情淡漠；而舌质淡胖、苔白腻、脉濡缓，皆为痰浊内蕴之象。笔者针对本例的病因病机，认为治疗立法用药关键在一个"痰"字，宜从痰论治。故给予半夏白术天麻汤燥湿化痰息风，同时加远志、郁金、胆南星、石菖蒲化痰通阳、开窍醒神，益智仁除呆，僵蚕助天麻息风止痉治肌颤。服药15剂后，患者诸症明显好转，无肌颤，仅有头昏头沉、纳差。去僵蚕，加砂仁以助姜、枣调和脾胃，使痰湿除、气血畅、神志清。

## 二、睡眠呼吸暂停低通气综合征

患者，女，45岁，2011年10月15日初诊。主诉：夜间打鼾、呼吸暂停、白天头晕3年，加重伴睡中多次憋醒10天。患者近3年夜间打鼾，时断时续，偶有睡眠中憋醒，白天头晕，于某医院耳鼻喉科就诊，经检查确诊为阻塞型呼吸睡眠暂停低通气综合征，且与肥胖有关，经西医综合治疗曾有好转，近10天睡则打鼾，鼾声如雷，喉间痰鸣，反复出现呼吸暂停，每晚憋醒 5~7 次，伴心慌气短、汗出，甚至不敢入睡，白天头晕乏力，头痛烦闷，嗜睡，严重影响生活。现症：头晕明显，精神萎靡，无耳鸣、耳聋、眼花等，形体肥胖，体质量指数为 $30.5kg/m^2$，血压 120/70mmHg（1mmHg = 0.133kPa），心率 80 次/分，舌体胖大、边有齿痕，苔白腻，脉弦滑。心电图检查提示窦性心律。颅多普勒检查提示脑动脉及椎－基底动脉血管均未见明显异常。西医诊断：呼吸睡眠暂停低通气综合征。中医诊断：鼾证，证属脾虚湿困、痰浊内阻。治宜健脾利湿，宣肺理气，化痰通窍。给予半夏白术天麻汤合三子养亲汤化裁，处方：橘红10g，半夏9g，茯苓15g，天麻15g，白术15g，白芥子6g，苏子10g，莱菔子10g，川贝母10g，石菖蒲12g，郁金15g，胆南星6g，远志10g，甘草6g。每日1剂，水煎，早、晚分服。服药7剂，患者夜间打鼾声音减小，喉间痰鸣减轻，呼吸暂停减少，偶有憋醒，头晕头痛明显好转，舌白微腻，脉滑。继服7剂，患者夜间打鼾及喉间痰鸣明显减轻，偶有呼吸暂停，但未再出现憋醒，头晕头痛消失，精神好转，舌淡苔白，脉缓。给予香砂六君子丸，每次6g，每日3次，口服；并嘱患者加强锻炼，合理饮食，减肥。随访2个月，患者体质量指数为 $27.2kg/m^2$，病情稳定。

**按语：**睡眠呼吸暂停低通气综合征是指各种原因导致睡眠状态下反复出现呼吸暂停和（或）低通气、高碳酸血症、睡眠中断，从而使机体发生一系列病理生理改变的临床综合征。肥胖人群睡眠呼吸暂停低通气综合征的患病率明显增高，多由于

肥胖患者咽旁间隙脂肪堆积、咽壁顺应性明显减低导致上气道
形态改变，咽部气道变狭窄，在吸气相因为物理作用使上气道
塌陷的危险性增加，睡眠时上气道肌肉对低氧和二氧化碳的刺
激反应性降低而发生呼吸暂停低通气综合征。中医学认为，呼
吸暂停低通气综合征主要病机是本虚表实，痰湿内生，脾失健
运，肺气不利；痰湿是主要致病因素，痰阻于内可导致或加重
气血的运行失常，继而引起气滞，也可导致肺气不利而发为本
病。本例患者形体肥胖，脾虚湿盛，痰浊内阻，气道受阻，则
喉间痰鸣、打鼾、呼吸暂停、甚至睡中憋醒；风痰入脑，则眩
晕头痛、神疲嗜睡；痰扰于心，则心慌气短、汗出、烦闷；而
舌体胖大、边有齿痕及苔白腻、脉弦滑，皆为脾虚湿困、痰浊
内阻之象。笔者采用半夏白术天麻汤燥湿化痰，三子养亲汤降
肺气、化痰浊、利气道，加川贝母、石菖蒲、郁金、胆南星、
远志以化心、脑、肺部之痰。治疗 14 天后，患者各种临床症状
明显好转，舌淡，苔白，脉缓，表明痰湿已去大半，但脾虚仍
存。故给予香砂六君子丸健脾利湿以固根本，并嘱患者注意调
理生活以善后。

## 三、脑震荡后遗症

患者，男，18 岁，1996 年 7 月 3 日初诊。主诉：外伤致短
暂昏迷清醒后头晕头痛 2 个月。患者 2 个月前因头部外伤导致
多处头皮血肿，昏迷不醒，经本院抢救后神志清醒，外伤渐愈
合，但头痛头晕持续不减轻，加之工作之事一波三折，头脑整
日昏昏沉沉，不思饮食，彻夜不眠，随时间推移，病情反而加
重，严重影响生活学习。现症：头晕头沉，头痛如蒙，纳差失
眠，不思饮食，身体困重，舌质暗红，苔黄腻，脉弦滑数。西

医诊断：脑震荡后遗症。中医诊断：损伤眩晕，证属痰火上扰、瘀血阻窍。治宜清热化痰，活血通窍，解郁安神。给予半夏白术天麻汤合通窍活血汤加减，处方：半夏10g，白术12g，天麻15g，茯神30g，橘红12g，桃仁10g，红花10g，赤芍15g，川芎10g，合欢皮30g，琥珀3g（冲服），郁金15g，黄连5g，石菖蒲12g，远志10g，胆南星8g，甘草6g。每日1剂，水煎，早、晚分服。服药7剂，患者头痛头晕明显减轻，精神好转，失眠减轻，饮食增加。效不更方，继服7剂，患者仅有轻微头痛头晕，纳、眠正常，舌质暗红，苔白、微腻，脉弦滑。上方减琥珀、黄连。继服10剂，诸症消失。随访至今，未复发。

**按语：** 正常机体脑干网状结构的非特异性上行激动作用是通过丘脑内侧、下丘脑和大脑皮层传递的，这也是通过刺激作用使大脑皮质处于清醒或兴奋状态，当此系统遭受损伤时，就会出现脑功能紊乱征象。中医学认为，头部内含脑髓、为精气神明之所在，卒受暴力，则气闭壅塞，九窍不通，神明失司；血随气行，气闭则血凝为瘀。本例患者先有头部损伤，瘀血阻滞，上扰清窍，清气不能上升，浊阴不能下降，升降失司，神明被扰，则神志不清；后有忧思恼怒，所欲不遂，气机郁滞，酿湿成痰，痰瘀互结，上扰清窍，则头昏头沉、失眠；痰湿阻滞气机，脾胃功能失常，则不思饮食、身体困重；而舌质暗红、苔黄腻、脉弦滑数，皆为痰、湿、瘀血日久化热之象。笔者采用半夏白术天麻汤合通窍活血汤燥湿化痰、活血通络，加郁金、菖蒲代替麝香开窍醒神，赤芍、川芎加强行气活血之效，黄连清热泻火，胆南星、合欢皮、琥珀、远志燥湿化痰、解郁安神。诸药合用，切中病机，热势去，睡眠好。减黄连、琥珀，调理近月余，病愈。

——邓元龙. 半夏白术天麻汤治疗顽症举隅 [J]. 中医研究，2012，25（5）：49－51.

## 第十节　吕崇山运用半夏白术天麻汤治疗三叉神经痛验案 1 则

葛某，女，46 岁，2000 年 4 月 19 日初诊。因反复右侧面部刀割样剧烈疼痛半年，加重 5 天来诊。患者因右侧面部剧烈疼痛而用手掌按擦面部就诊。5 天来，每天发作 2～3 次，每次发作约 30 秒至 1 分钟。发作时右侧面部疼痛如针刺刀割，疼痛常因讲话、洗脸而诱发，十分痛苦。右侧面部皮肤粗糙，偶有麻木感，舌质紫暗，舌体胖有齿痕，舌苔白厚腻，脉弦滑。西医神经内科诊为原发性三叉神经痛，给予针灸理疗及三叉神经封闭治疗，疗效不明显，后每服卡马西平疼痛减轻，但仍不能使症状完全缓解而转中医诊治。中医辨证：风痰夹瘀血阻络，不通则痛。治应化痰息风，通络止痛。方用半夏白术天麻汤加减。处方：半夏、白术、天麻、白僵蚕各 12g，地龙、桃仁、川芎各 10g，茯苓、白芍各 20g，橘红、甘草、红花、全蝎、蜈蚣、蔓荆子、白附子各 6g。水煎，日服 1 剂，连服 14 剂，病即告愈。患者颇感意外，要求继服 14 剂。随访半年未复发。

**按语：**三叉神经痛多以风寒外袭、肝胆郁热、阴虚风动、瘀血阻滞立论。本例疼痛如针刺刀割，伴面部皮肤粗糙麻木，舌质紫暗，舌体胖有齿痕，舌苔白厚腻，脉弦滑。此乃风痰夹瘀血阻滞经络，不通则痛。治宜化痰息风，活血通络止痛。方

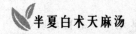
用半夏白术天麻汤配白僵蚕、白附子健脾化痰息风，地龙、桃仁、川芎、红花、全蝎、蜈蚣搜风活血，通络止痛，芍药配甘草缓急止痛，蔓荆子清利头目。全方化痰息风，活血通络，通则不痛而病自除。

——吕崇山．半夏白术天麻汤治疗难治病举隅［J］．北京中医药大学学报（中医临床版），2003（2）：53-54.